U0382955

手足头耳反射区使用指南

时素华 编著

大医生

SPM 南方出版传媒
广东科技出版社 | 全国优秀出版社
·广州·

图书在版编目(CIP)数据

手足头耳反射区使用指南 / 时素华编著. —广州：广东科技出版社，2016.8

ISBN 978-7-5359-6576-9

Ⅰ. ①手… Ⅱ. ①时… Ⅲ. ①按摩疗法（中医）—指南 Ⅳ. ①R244.1-62

中国版本图书馆CIP数据核字（2016）第190195号

手足头耳反射区使用指南

Shou Zu Tou Er Fanshequ Shiyong Zhinan

责任编辑：赵 杰 李 莎

封面设计：瑞雅书业 · 付世林

责任校对：黄慧怡 蒋鸣亚 梁小帆

责任印制：吴华莲

出版发行：广东科技出版社

（广州市环市东路水荫路11号 邮政编码：510075）

http：//www.gdstp.com.cn

E-mail：gdkjyxb@gdstp.com.cn（营销中心）

E-mail：gdkjzbb@gdstp.com.cn（总编办）

经 销：广东新华发行集团股份有限公司

排 版：瑞雅书业 · 许瑶瑶

印 刷：北京市梨园彩印厂

（北京市通州区梨园镇大马庄村 邮政编码：101121）

规 格：787mm × 1 092mm 1/16 印张15 字数360千

版 次：2016年8月第1版

2016年8月第1次印刷

定 价：39.80元

如发现因印装质量问题影响阅读，请与承印厂联系调换。

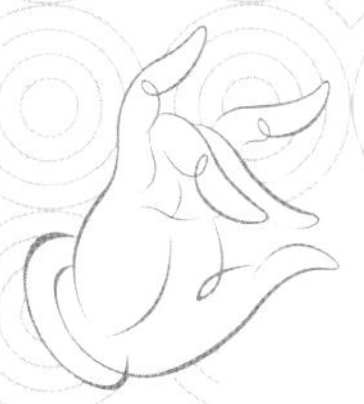

目录

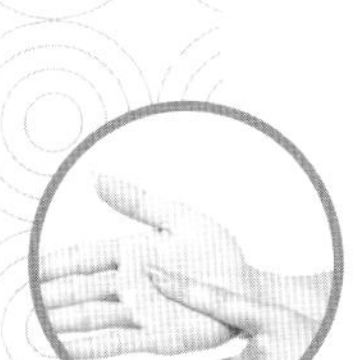

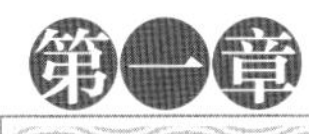

第一章 认识手，让健康握在手中

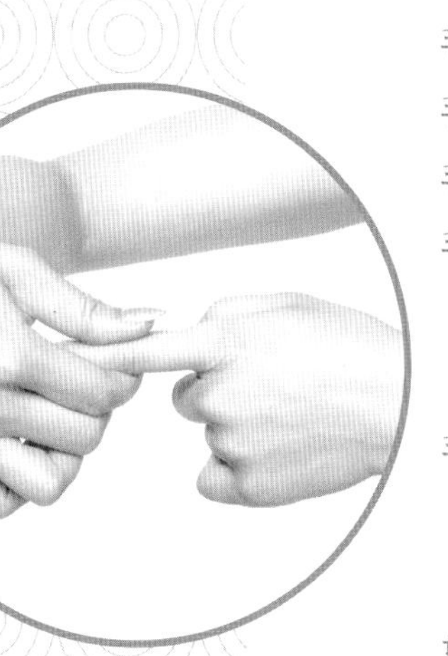

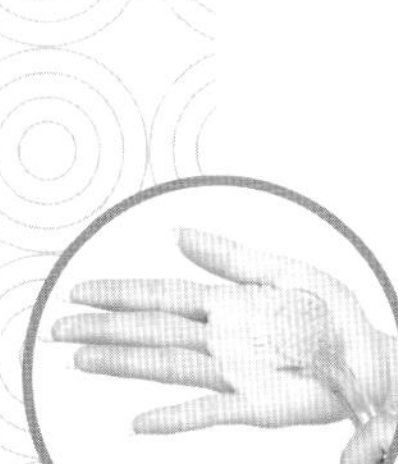

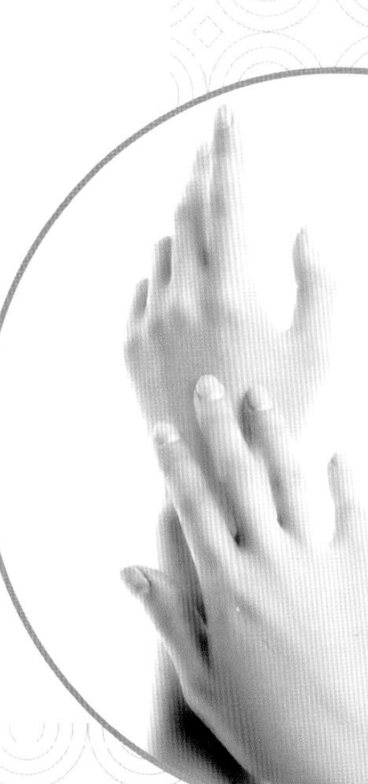

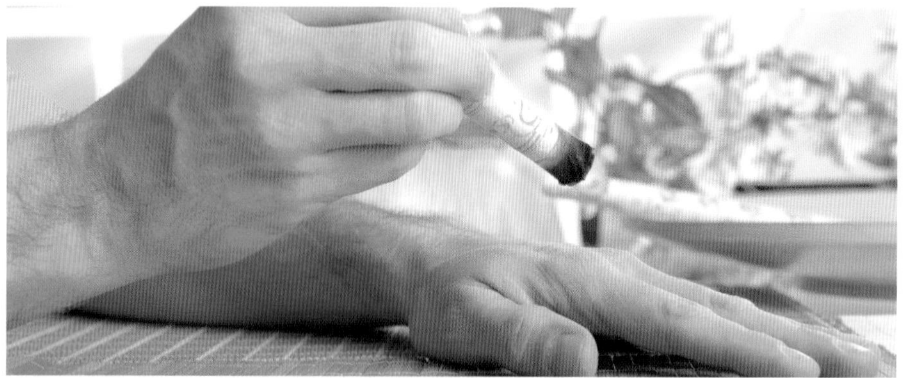

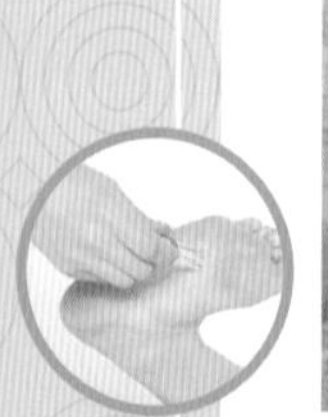

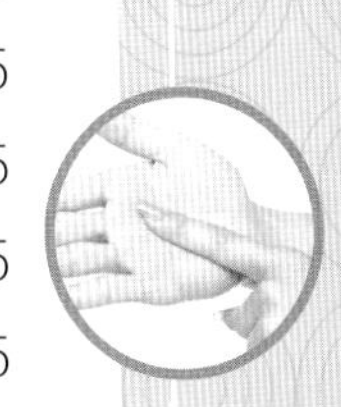

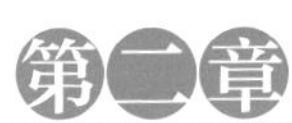

第二章 认识足，掌握足底保健

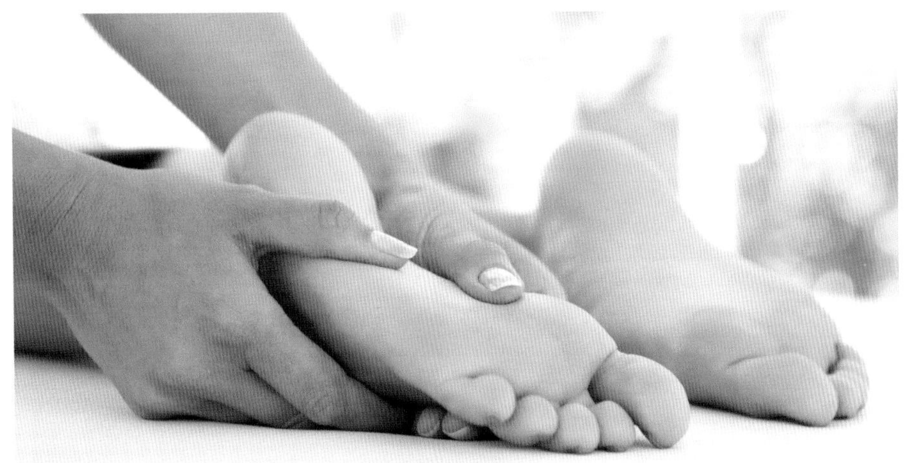

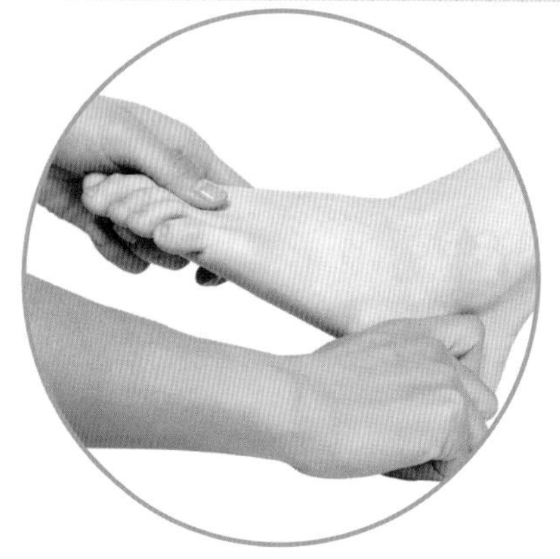

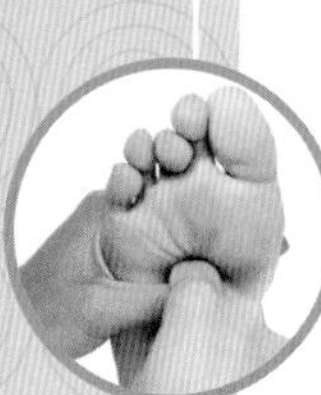

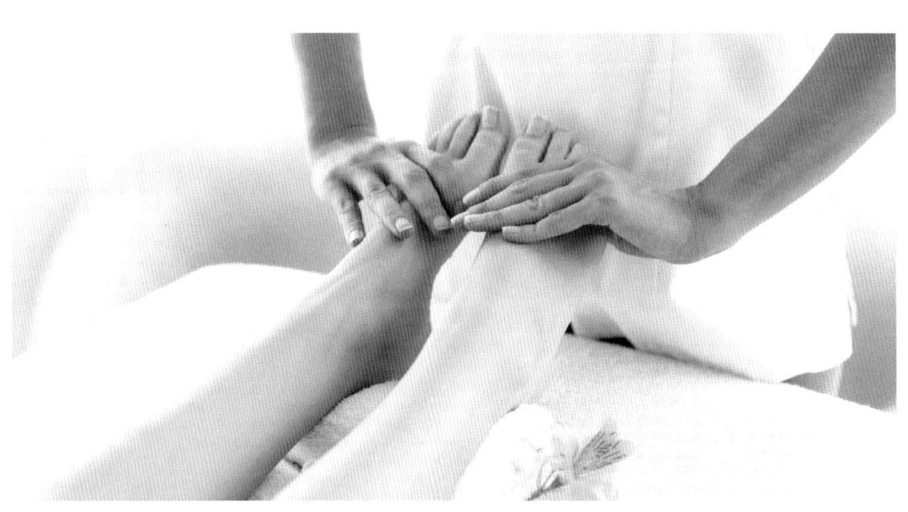

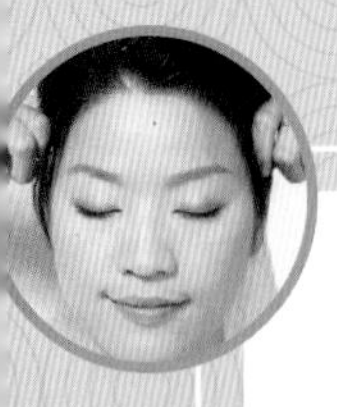

第二章

认识头，健康从头开始

第四章 认识耳，美好从耳聪开始

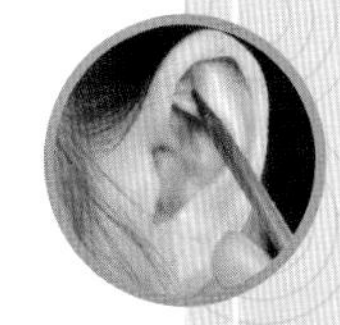

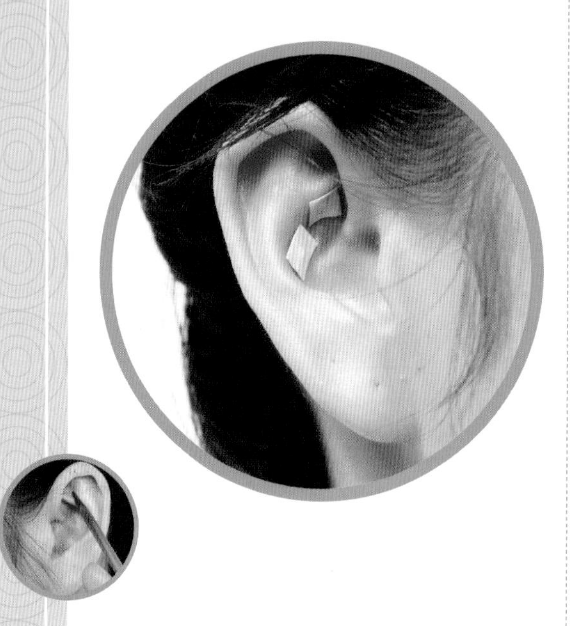

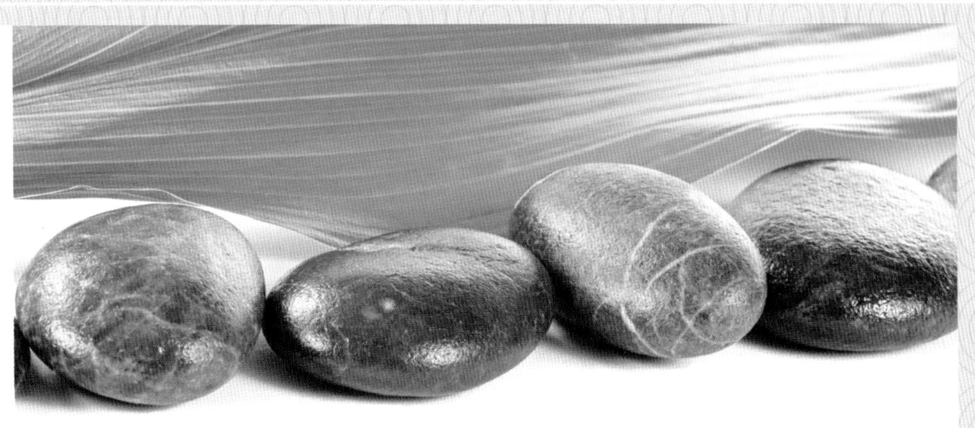

第五章

认识手足头耳按摩，做好日常保健

第六章

手足头耳按摩，缓解治疗常见病症

编者公告

本书旨在为广大读者提供养生保健的相关知识，并非医疗手册。本书所提供的信息只能帮助读者树立自我保健的决心，不能代替医生的治疗处方。如果您怀疑自己身患疾病，建议您接受必要的医学治疗。

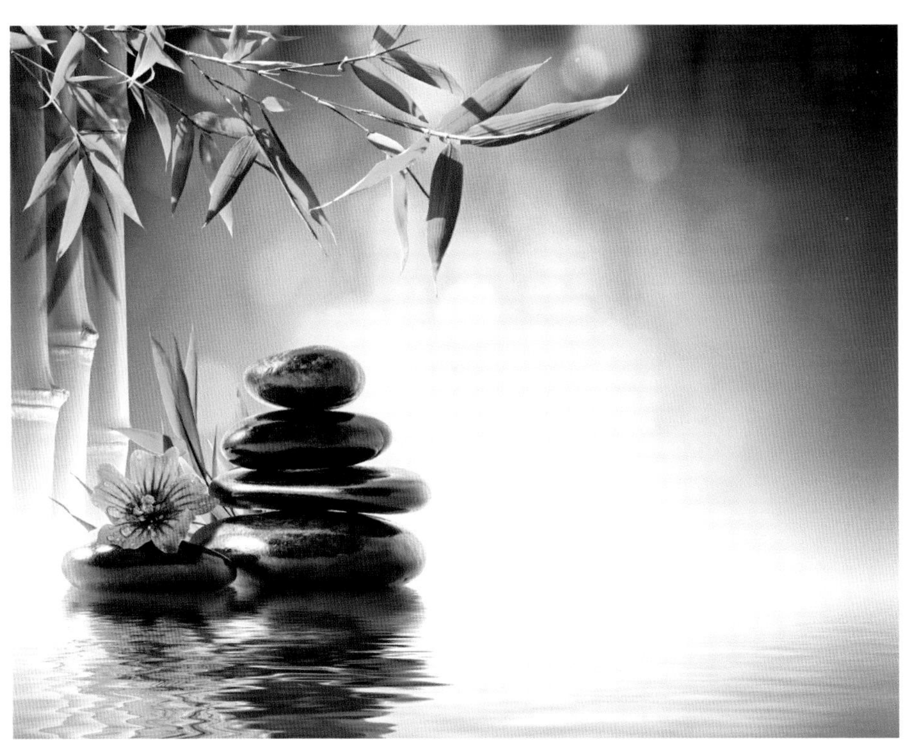

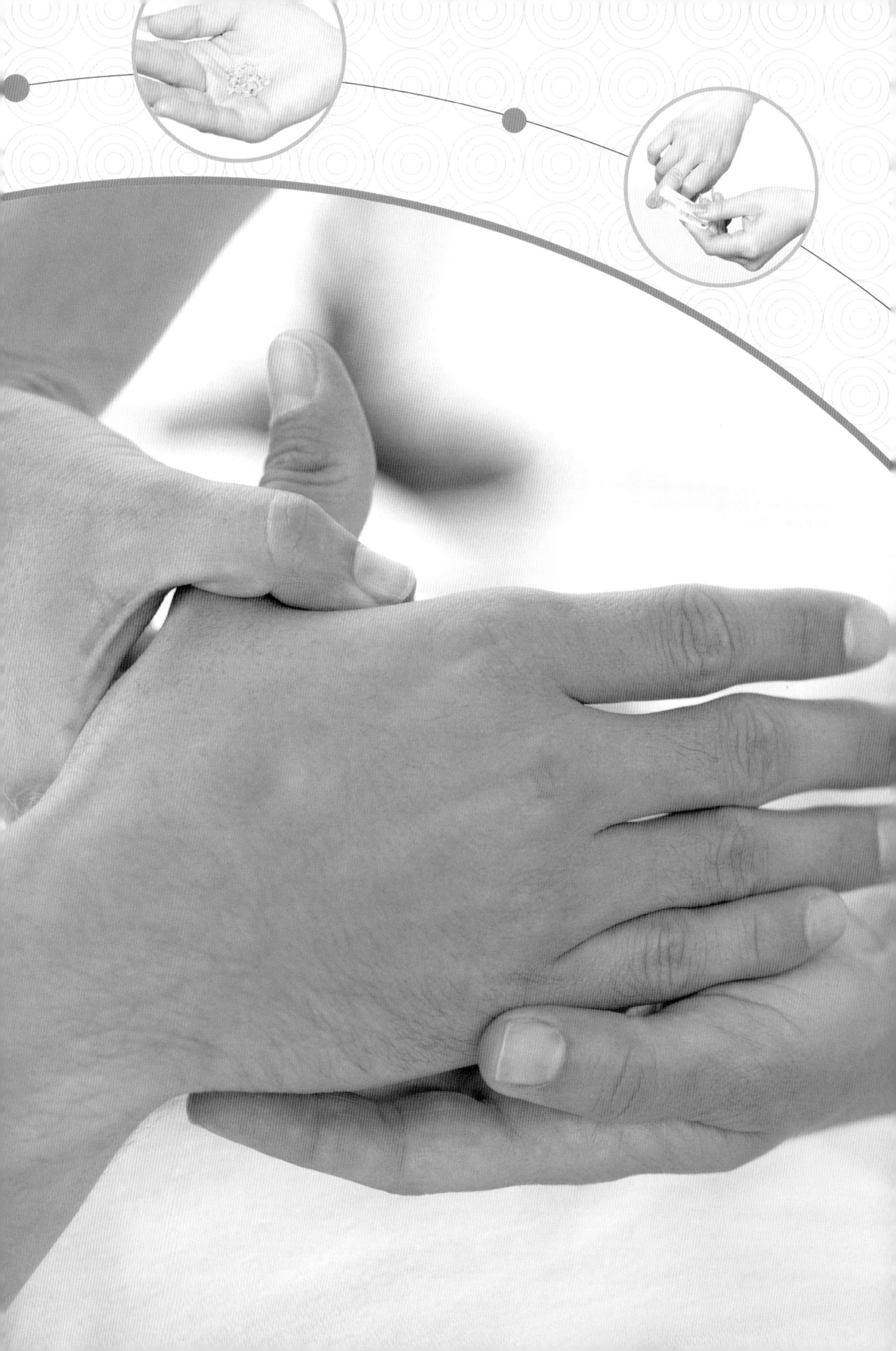

第一章

认识手，让健康握在手中

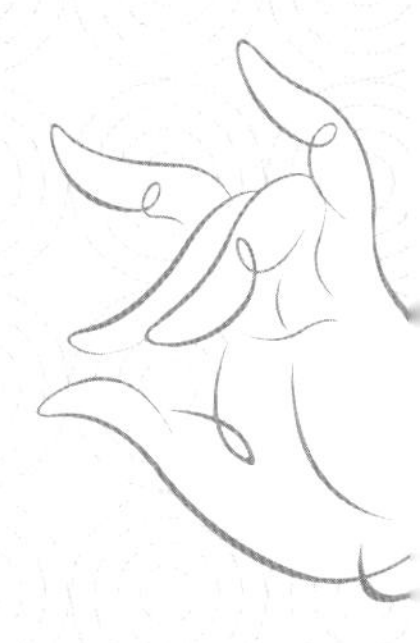

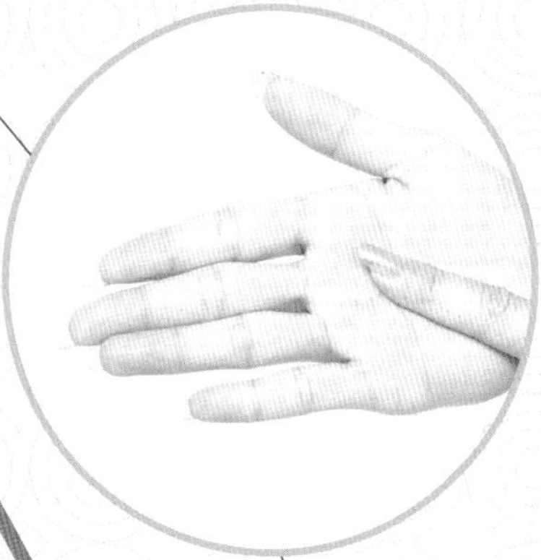

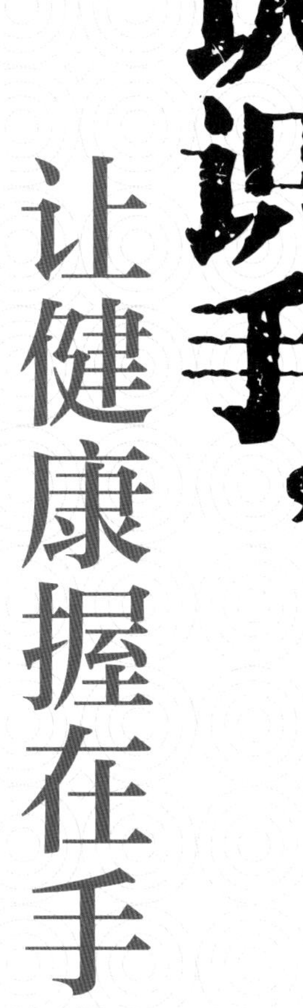

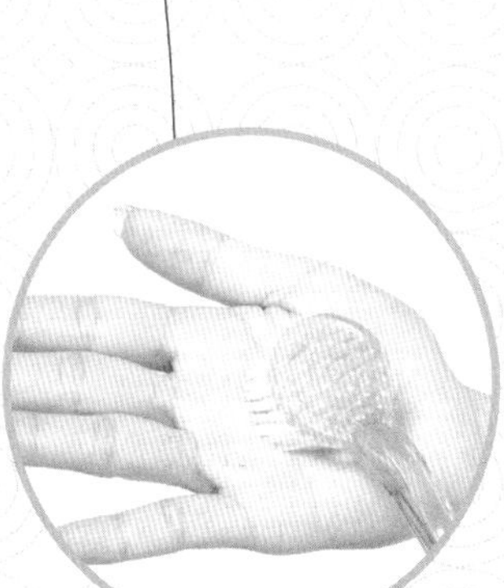

左手掌反射区示意图

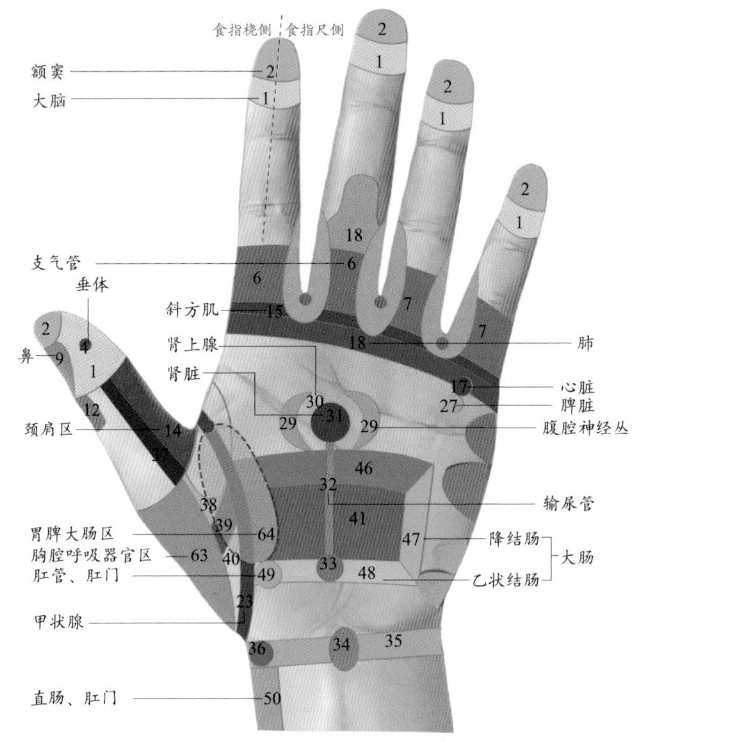

右手掌反射区示意图

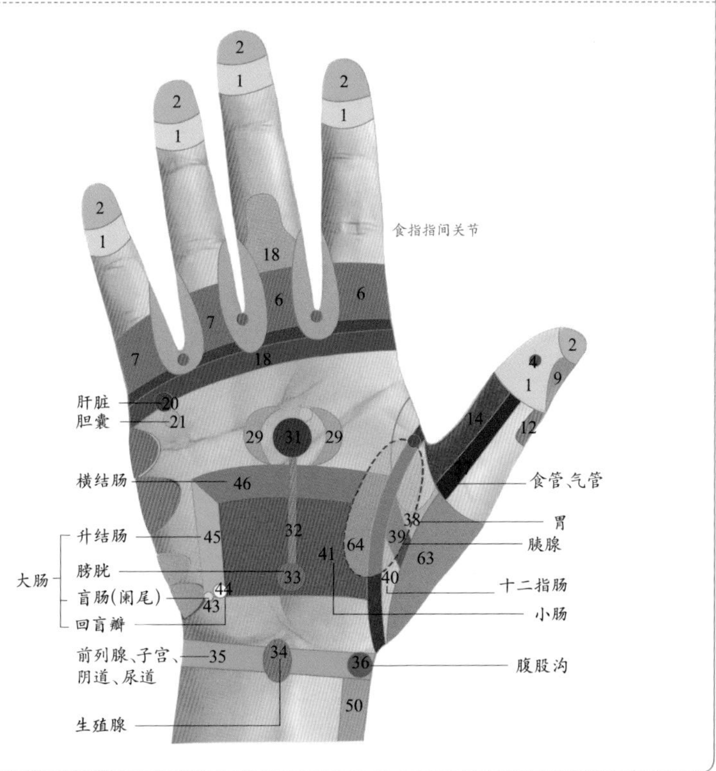

左手掌反射区示意图

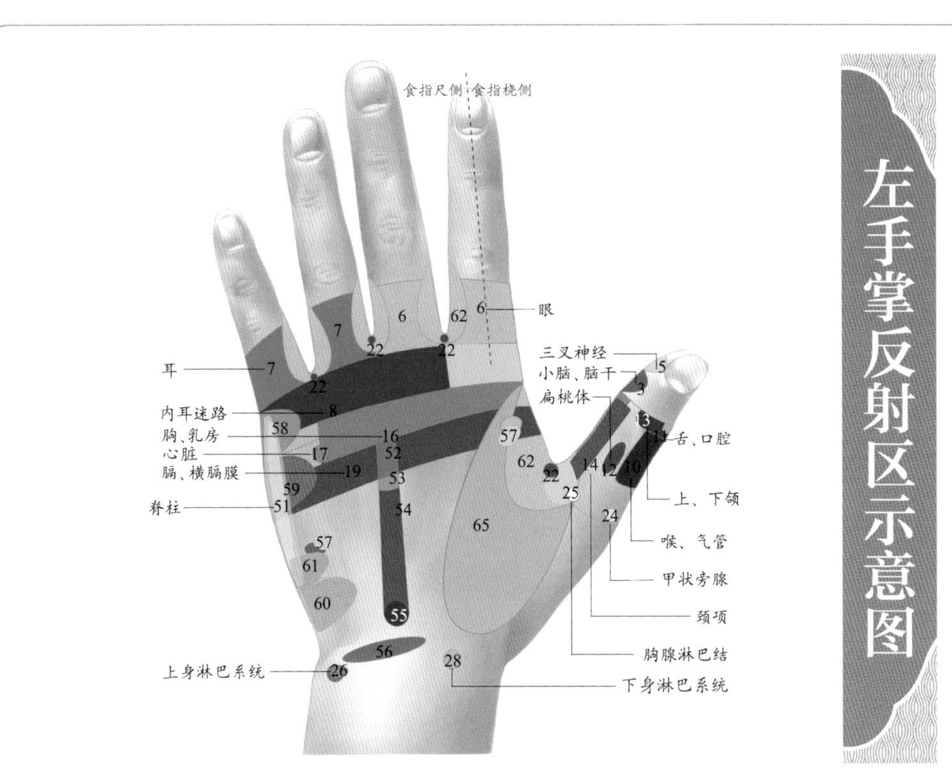

右手掌反射区示意图

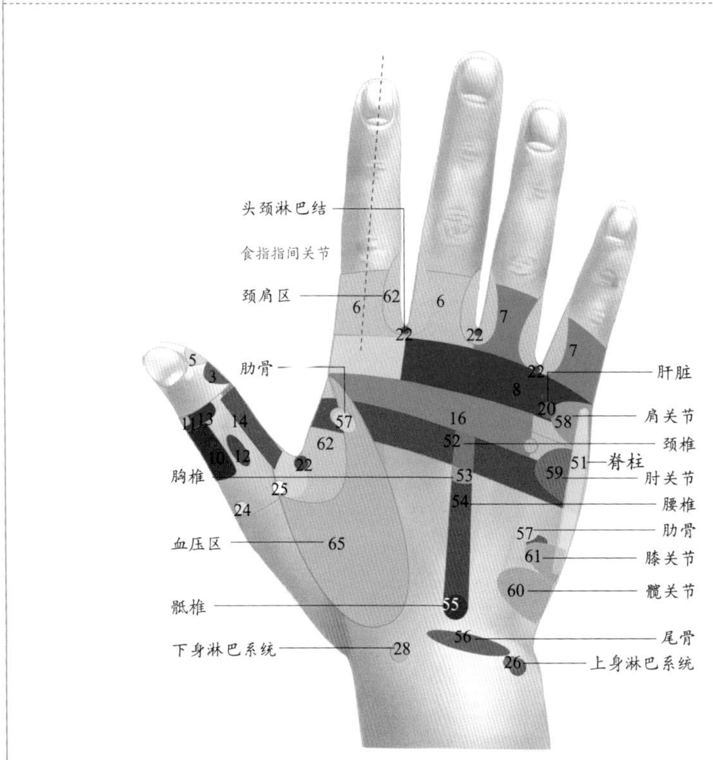

手针穴位图1

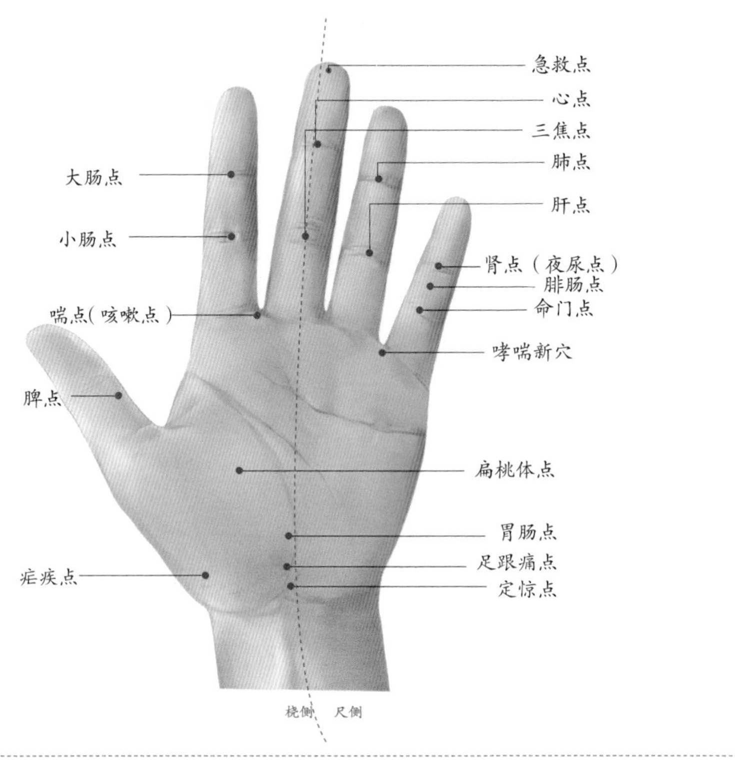

手针穴位图2

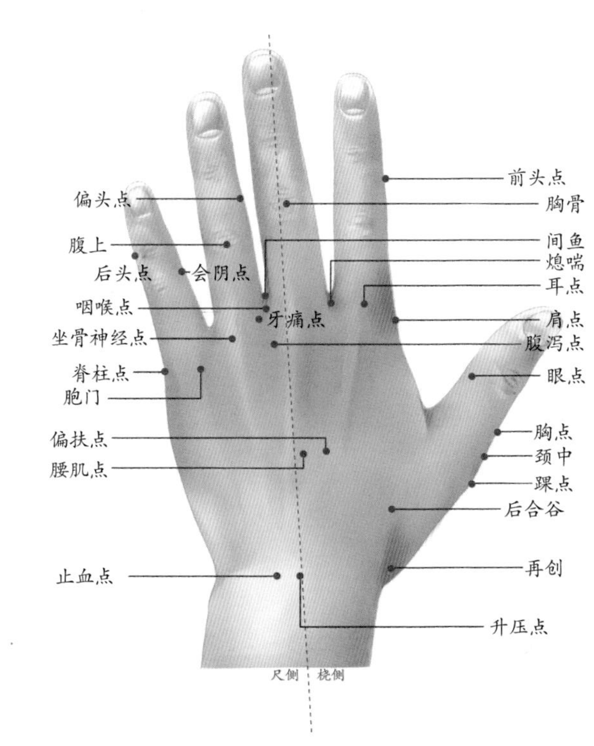

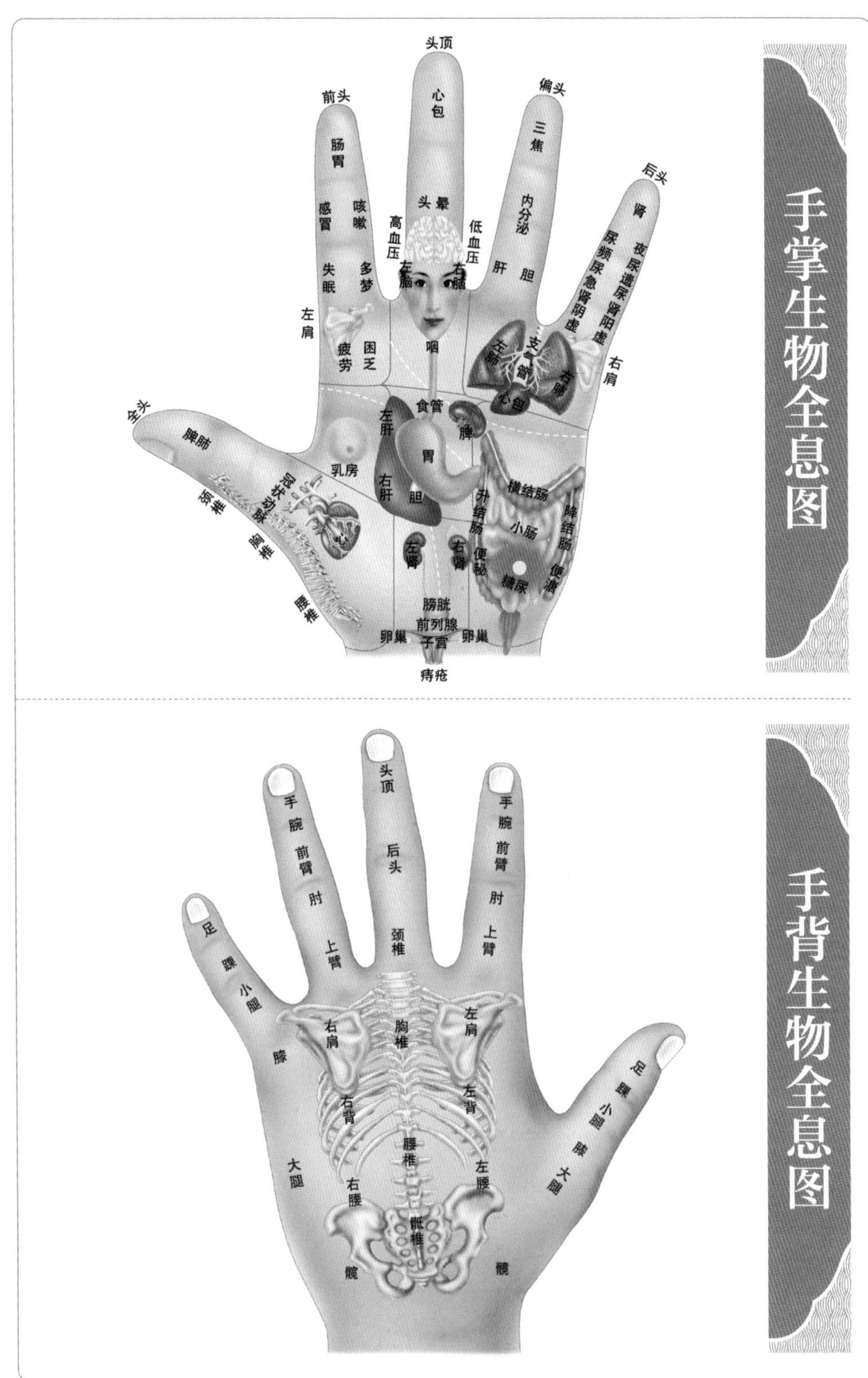
手掌生物全息图
头顶
心包
头晕
前头
肠胃
感冒
咳嗽
失眠
多梦
高血压
低血压
左脑
右脑
偏头
三焦
内分泌
肝
胆
后头
肾
夜尿遗尿
肾阳虚
尿频尿急
肾阴虚
左肩
右肩
疲劳
困乏
咽
左肺
支气管
右肺
心包
全头
脾肺
食管
左肝
脾
胃
右肝
胆
乳房
冠状动脉
心
颈椎
胸椎
腰椎
横结肠
升结肠
降结肠
小肠
左肾
右肾
便秘
便溏
糖尿
膀胱
前列腺
子宫
卵巢
卵巢
痔疮
手背生物全息图
头顶
后头
颈椎
手腕
前臂
肘
上臂
手腕
前臂
肘
上臂
足
踝
小腿
膝
右肩
胸椎
左肩
右背
左背
腰椎
大腿
右腰
左腰
骶椎
髋
髋
足
踝
小腿
膝
大腿

手部按摩为什么能祛病

早在2000多年前，我国古典医学著作《黄帝内经》就认为人体局部与整体是辩证统一的，各司其职，有着不同的生理功能，共同维持着人的生命。而手作为人体的重要部分，由54块骨及多个关节、肌肉、韧带组成。手部有极为丰富的毛细血管网和末梢神经，其中包括340多个穴位，70多个反射区。手三阴经从胸走至手，手三阳经从手走至头，脏腑、组织、器官的生理变化都能够反映到手部，因此，人们常称手为“第二大脑”“又一心脏”及“女人的第二面孔”。

手部按摩的作用

根据中医的整体学说和生物全息律学说，脏腑、组织、器官的生理变化都能反映到手部。经常活动和按摩双手，不但能调节全身功能，还可强化脑功能，延缓衰老。这在保健强身中具有重要作用。经常活动双手和按摩双手可起到防病治病及保健作用。经常摩擦按揉双手，可改善人体全身血液循环，使循环系统畅通，防治高血脂、动脉硬化等多种心脑血管疾病。

经常按摩双手之大小鱼际，可以宣肺止咳、理脾调肝、明目益智、促进心脏功能正常；按揉五指可以防治脑动脉硬化。

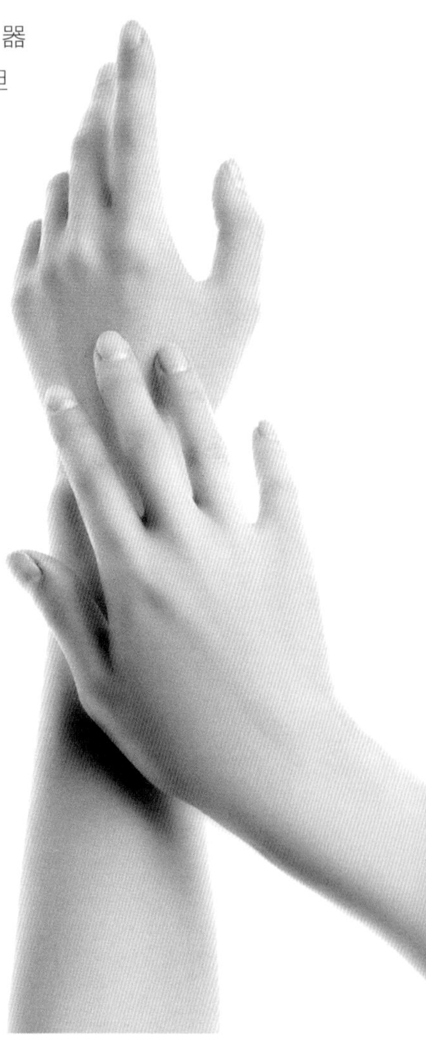

手部按摩是一种自然疗法

手部诊断按摩疗法是运用物理方式（手或按摩器具）刺激双手反射区，调节人体各脏腑、组织、器官的生理功能。手部诊断按摩疗法有很多种方式，其中按压是较适合大众的。按压可以随时随地进行，所以它具有简单、直观，易学、易掌握、易操作，无毒副作用，不受时间、地点、环境设备等条件限制的优点，适合各阶层人士广泛采用。

医者运用各种手法技巧，在患者手部反射区反复按摩刺激，能发挥平衡阴阳、行气活血、化瘀止痛、祛风散寒、清脑宁神、开通闭塞、软坚散结、祛邪扶正的作用。

手部按摩的注意事项

按摩禁忌

◎女性在妊娠期不宜按摩。

◎手部皮肤损伤及患皮肤疾病，如湿疹、烫伤以及一些开放性伤口的患者，不可进行按摩。

◎急性软组织损伤导致的局部组织肿胀，如踝关节扭伤、韧带拉伤、急性期24小时内等的患者，不可按摩。

◎各种容易引起出血的疾病，如血友病、白血病等的患者不宜按摩。

◎各种骨折和关节脱位患者不宜按摩。

◎有严重精神病，心、肝、脾、肺、肾功能不全的患者不宜按摩。

◎各种急症，如胃穿孔、急性中毒等患者不宜按摩。

注意事项

◎按摩前要用热水洗手，以保证手的清洁卫生；必要时修剪指甲；同时，将有碍操作的物品，如手表、戒指等，预先摘掉。

◎应避免在过饥、过饱或过度疲劳时做保健按摩，饭前饭后1小时内不做按摩。

◎患有诊断不明的疾病，慎用按摩。

◎自我保健按摩每日1～2次，每次20～30分钟，可在晨起前或晚上临睡前进行。

◎按摩时，要根据被按摩者的年龄、体质、性别选择不同的按摩手法和力度。具体地说，老人、儿童、女性用力要轻，青壮年用力要重；体格瘦弱者用力要轻，体格强壮者用力要大一些。

◎按摩时，一定要选择对双方都合适的姿势，同时要根据年龄和体质区别对待。老年人、体质较弱者多选择卧位或坐位，如果进行头部按摩、颈部按摩，还可以选择有靠背的座位；对于婴幼儿，可采取家长抱坐的姿势进行操作；自我按摩时，要选择自己容易施力的姿势，以免产生疲劳感或损伤自己。

◎一般来说，对慢性疾病进行治疗的按摩宜早，因为此时病比较轻，容易治疗。但是，对于急性的扭挫伤，并伴有出血的，应观察24～48小时，待情况稳定后再进行按摩。

◎腰部肾区不宜用重手法，以免损伤肾脏。

◎被按摩者在大怒、大喜、大悲、大恐的情况下，不能立即按摩，待其平静后方可进行按摩。

望手诊病

望手掌形态诊病

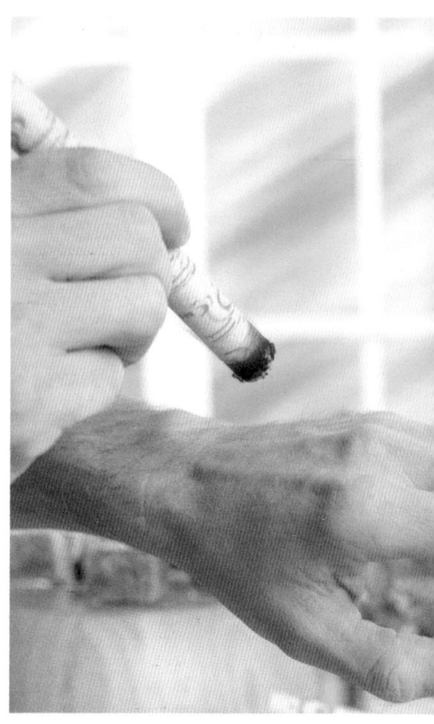

◎大鱼际处青筋突起，提示脾胃虚寒，可能患腹泻等疾病。

◎手掌的肾反射区有明显压痛，可能容易出现泌尿生殖系统疾病。

◎手掌肌肉厚而无力，弹性差，多容易疲劳，精力欠佳。

◎手掌软薄而无力，多精力衰退，体弱多病。

◎手掌硬直而瘦者，多消化系统功能减退。

望手掌色泽、纹理诊病

◎手掌面颜色不均，有红白花斑，提示可能有咳喘、胸闷、咳痰等呼吸系统疾病。

◎手掌面青色，多为寒证、痛证，出现在大鱼际中部提示可能有腹痛或腹泻；若出现在大鱼际下部则可能为腰腿痛或风湿。

◎手掌面红色，则可能有口臭、咽干、多食善饥等内热证。

◎手掌面紫色，多为瘀血的表现，若紫色出现在劳宫穴处，多提示可能有冠心病、动脉硬化、糖尿病等。

◎手掌面黄色，多提示可能有肝胆系统疾病。

◎手掌面咖啡色或暗黑色，多提示可能有肾病、恶性肿瘤等危重病症。

望手指诊病

◎手指比较肥胖，甚至指关节的肌肉也见突起的人，容易疲劳，可能患高血脂、脂肪肝等疾病。

◎手指形如鼓槌，指端较粗，指根较细的称为杵状指，多见于先天性心脏病或肺气肿病患者。若只两拇指出现杵状指，可能为痛风患者。

◎手指呈汤匙状，多见于心脑血管疾病、高血压和糖尿病等患者。

◎手指呈圆锥形，多见于胸部疾病患者。

◎手指细长如竹节的人，体质较弱，可能患消化系统疾病。
◎拇指顶端近指甲处出现透明硬蚕样圆点，提示可能有痔疮病。
◎拇指下大鱼际处青紫色，提示可能有肺脏疾病。
◎手指指腹颜色暗红或青紫色，提示可能末梢循环不好，血液回流不畅，多有心脏疾病。

望指甲诊病

正常人的指甲甲身光泽、圆润，指甲大小适中，和手指的长短宽窄相称，指甲长度应达到指节的一半，甲身长宽的比例应为4：3。指甲形状应该略弯曲，弧度和缓。如有异常，说明脏腑功能可能出现异常。

◎如果指甲失去光泽，多见于结核、慢性肠胃炎等消耗性疾病患者。
◎指甲偏白，多见于营养不良或贫血患者。
◎指甲呈暗红色，多见于心脏病、脑血栓患者。
◎若指甲呈青紫色或有瘀血点，多见于冠心病、心绞痛患者。
◎指甲上有少量白点，通常是缺钙、缺硅或者寄生虫病的表现；若白点数量比较多，则可能是神经衰弱的征兆，也提示可能有阳痿、早泄等性功能低下病症。
◎指甲上若出现黄色细点，则提示可能患上了消化系统的疾病。
◎指甲上出现黑色斑点要格外小心，轻者只是操劳过度、营养不良，重者可能是胃下垂、胃癌、子宫癌的先兆。
◎指甲硬脆容易出现裂痕，多见于甲状腺功能低下、维生素A、B族维生素缺乏等症患者，也可能患有肺气肿或缺铁性贫血等病症。

望健康圈诊病

指甲根部的淡色弧形圈称为半月甲，又称健康圈，它的颜色以乳白色为最佳。

◎健康圈如果太小则血压可能太低。
◎完全看不到半月甲的人，大多有贫血或者神经衰弱等症状。
◎健康圈发青，提示呼吸系统有问题，容易患心血管疾病。
◎健康圈发蓝，则可能是血液循环不畅的表现。
◎健康圈发红，提示可能出现心力衰竭。
◎健康圈越少精力越差，从中医来看为阳虚体质，阳虚则内寒，身体手脚都较怕冷，因此这类人群应注意保暖。

手部按摩的常用工具

圆珠笔

可用圆珠笔略尖的一端以适度的力点压穴位，日常工作中使用比较方便（图①）。

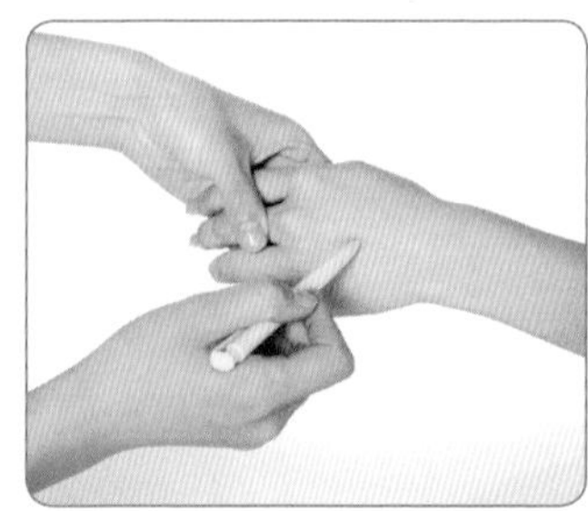
① 用圆珠笔点压穴位

梳子

用梳子进行按摩，可同时刺激多个穴位，可做快速敲打，以疏通血液循环，缓解疲劳（图②）。也可按住不动，停留1～2分钟，持续刺激穴位。用梳子手柄部尖端，以适度的力点压穴位，用于关节附近穴位，能够增强刺激强度，加快疗效。

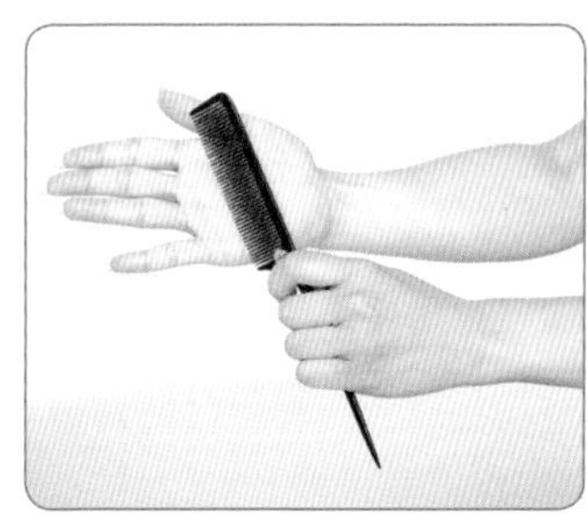
② 用梳子齿刺激多个穴位

牙签

可单用一支牙签的圆钝端点按穴位，以增强其渗透力（图③）。也可将牙签绑成一束，对穴位进行按摩，增强按摩效果。可以将牙签尖的和圆的部分分开应用，刺激不同的部位。

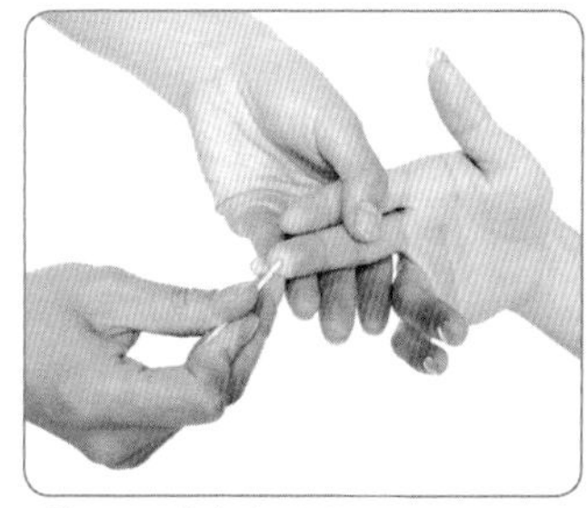
③ 用牙签点按穴位

夹子

用夹子夹住穴位或疼痛部位，可达到同捏法一样的治疗效果。应避免在同一部位夹过长时间（图④）。

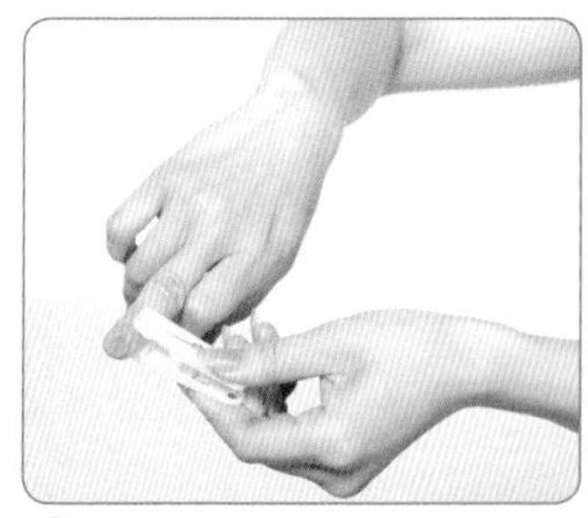
④ 用夹子夹住穴位

木槌

肩背部、大腿等区域较大的部位，用木槌击打，可以缓解疲劳，疏通筋骨。力度应由轻到重，不可用暴力。

网球

用手掌夹住网球，在掌心来回做运动，可以达到刺激穴位的目的。也可选用其他适合的球类代替。

电吹风

电吹风吹出的热风可以代替热敷和艾灸的效果。但一定要距离皮肤15厘米左右，以免烫伤，可沿经脉走向吹（图⑤）。

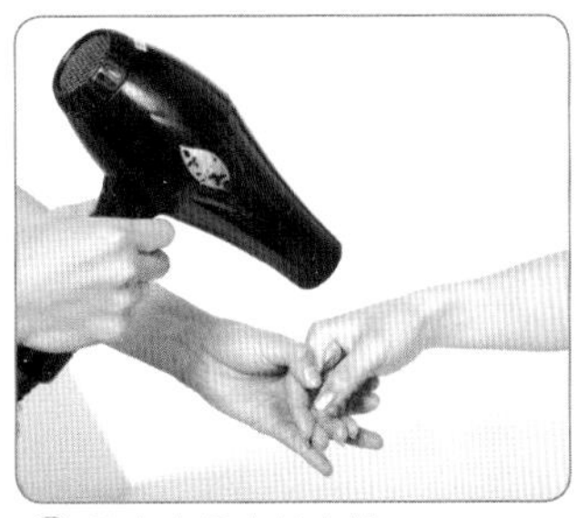
⑤ 用电吹风吹热穴位

热水袋

与电吹风相比，热水袋安全方便，但是移动性较弱。把热水袋用毛巾包好，放于疼痛部位可缓解疼痛（图⑥）。

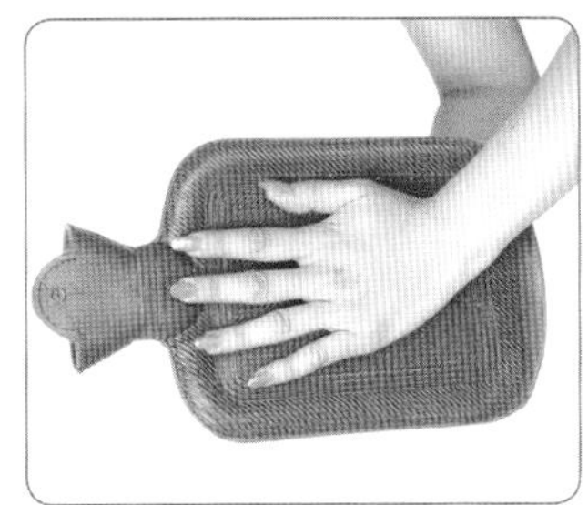
⑥ 热水袋热敷穴位

冰块

因扭挫伤或擦伤导致发热时，或者严重的手部疼痛时，冷敷比热敷效果要好些，用冰袋、冷毛巾皆可。

米粒

将米粒用胶布固定在疼痛部位，可以随时随地做按摩。用王不留行子代替米粒效果会更好（图⑦）。

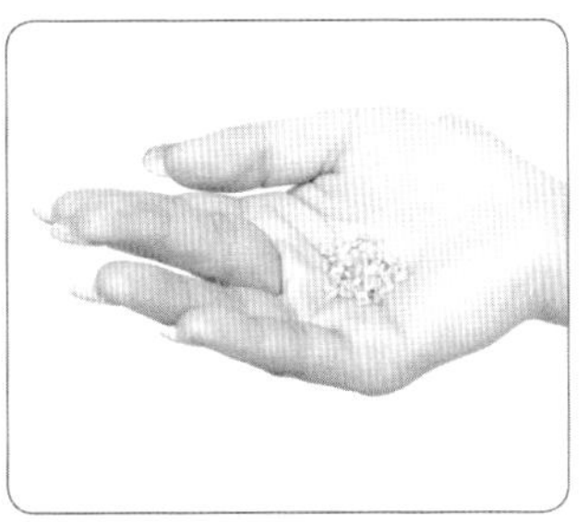
⑦ 用米粒按摩

木棍

选一根表面光滑的木棍，将木棍放在地上，手放于木棍上来回滚动，可以刺激手掌穴位，达到按摩的效果。

软毛刷

用软毛刷对手掌进行按摩，可刺激大面积反射区（图⑧）。

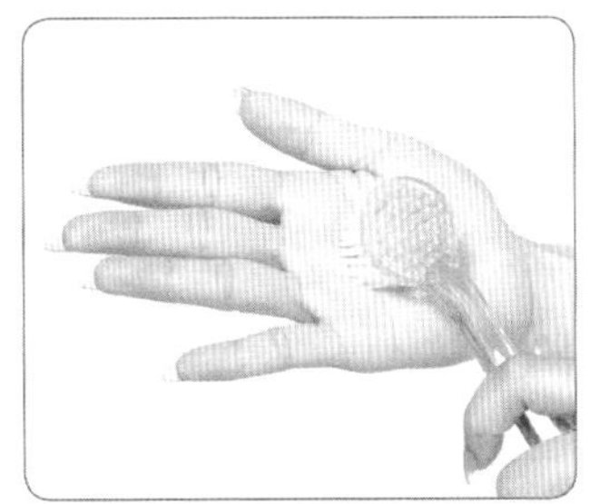
⑧ 用软毛刷刺激反射区

铅笔

选一支较长的铅笔，两手掌夹紧铅笔来回搓动，可以对手掌多个反射区同时按摩，随时都可应用，可用圆珠笔、钢笔、筷子代替铅笔（图⑨）。

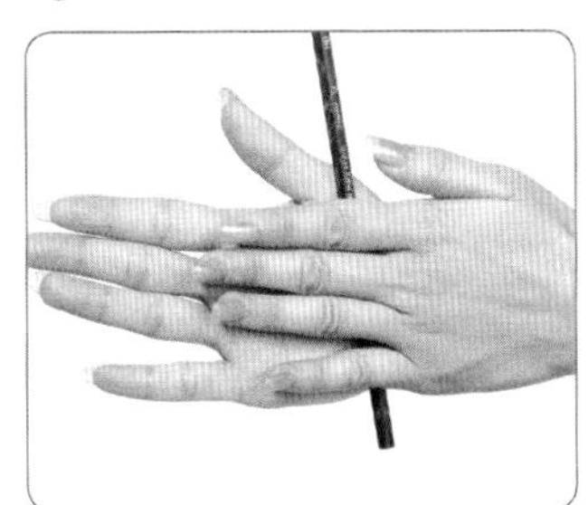
⑨ 用铅笔按摩反射区

手部常用的按摩方法

擦法

定义 以指腹、掌根或大小鱼际，紧贴皮肤做快速往返的直线运动，使之产生一定热量的方法称擦法。

操作要领 操作时要做到轻而不浮、重而不滞，力度适中平稳，以不使皮肤起皱为宜。

应用部位 顺手部骨骼分布的穴位。

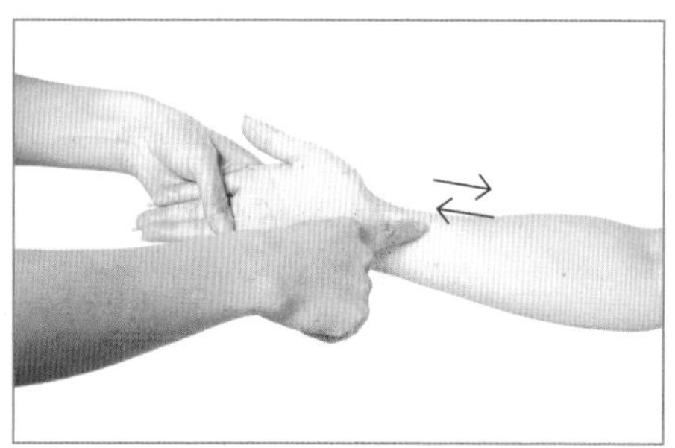

推法

定义 用指掌、手掌或掌根、大鱼际、小鱼际、单指、多指置于一定部位，进行单向直线推移称为推法。

操作要领 指掌或鱼际紧贴体表，平稳、持续、缓慢地进行单向直线移动。

应用部位 手部纵向长线穴位或沿手指各侧推动。

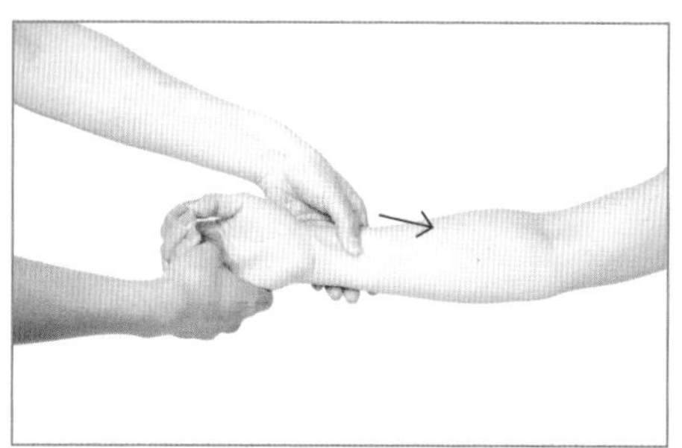

按法

定义 以手指尖端或指腹平压于手部穴位上，逐渐用力加压的手法叫按法。常与点法、揉法配合应用。

操作要领 垂直按压，固定不移，由轻到重，稳而持续，忌用暴力。

应用部位 手部较平坦的穴位。

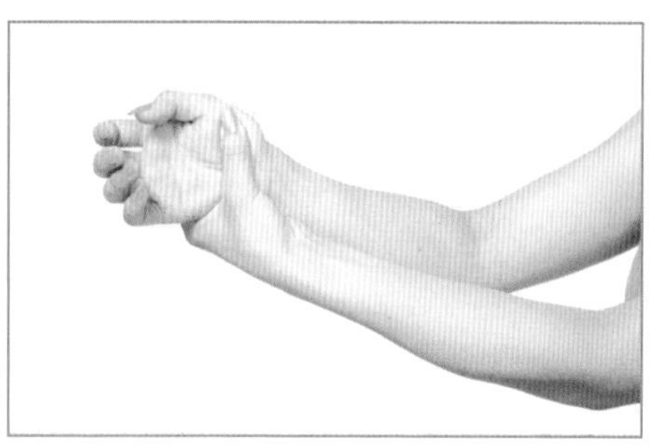

摩法

定义 以指腹或掌贴于手部穴位，有节律地做环形摩擦的手法称摩法。

操作要领 摩动时用力均匀，动作轻柔。指摩宜轻快，掌摩稍重缓。

应用部位 多用于手部较开阔的部位及其他手法的结束放松调整。

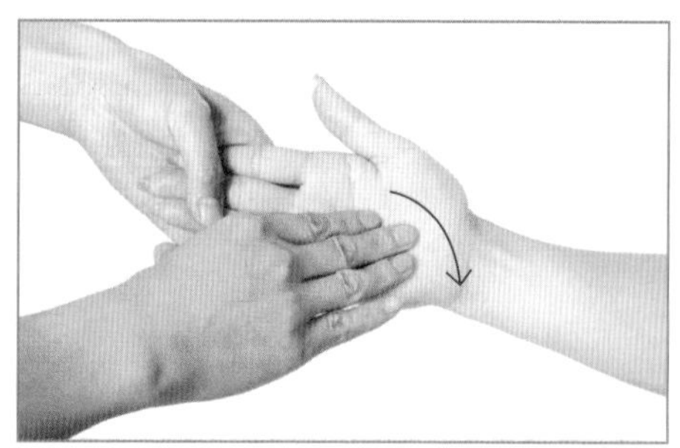

点法

定义 用指端、肘尖或屈曲指关节突起部位按压手部穴位的方法称为点法。常与按法、揉法配合应用。

操作要领 点压准确，不可滑动，操作持久有力，力度由轻到重，逐渐渗透至肌肉深层，以有酸麻胀痛感为宜。

应用部位 要求力度大而区域较小的穴位。

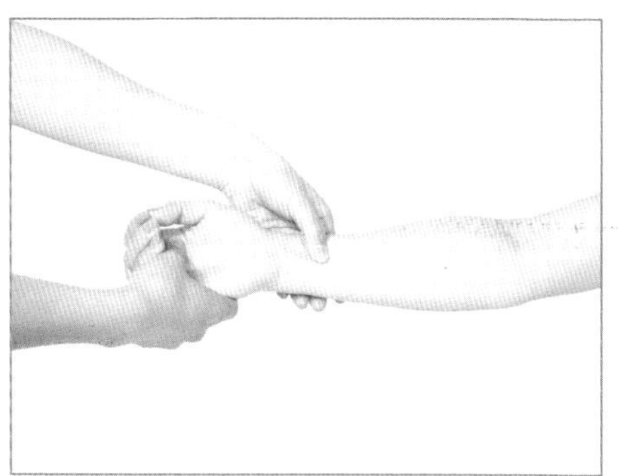

摇转法

定义 使手部指关节、腕关节做被动均匀的环形运动的手法，称为摇转法。

操作要领 一手固定关节，一手进行环形操作，切忌单方向用力，以免损伤关节。可先用拔伸法、捻法以放松关节。

应用部位 手部各关节。

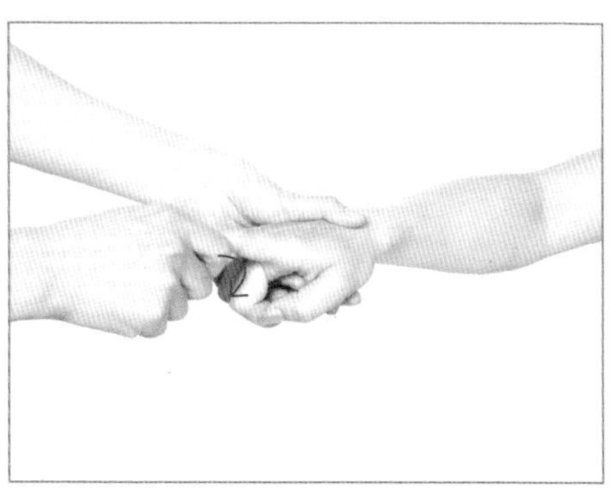

抖法

定义 用双手握住被按摩者的腕部做上下左右的小幅度摆动，使波动感上传至肩肘部。

操作要领 操作时，按摩者腰部要稍向前弯曲，被按摩者上肢要放松，并将肢体向外伸展。抖动速度约10秒完成1次，反复做6～7次即可。

应用部位 此法多用于上肢疾病。

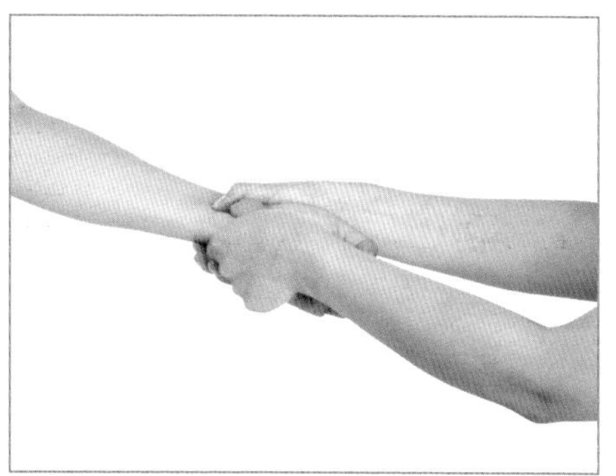

捻法

定义 以两个手指对捏住施治部位，相对用力做搓揉动作的手法称捻法。

操作要领 操作时频率要快，力度适中，要做到轻而不浮、重而不滞。

应用部位 应用于小关节处。多用于关节病症。

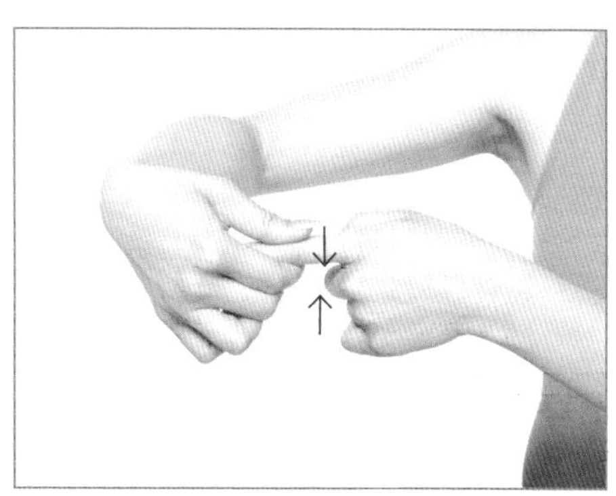

压法

定义 所谓“压”的手法，是普遍使用的穴位刺激法，就是利用容易施力的大拇指或食指、中指长时间按压穴位。

操作要领 注意指压时要配合独特的呼吸法，即指压时呼气，停压时吸气。

应用部位 用于手部平坦的区域，多用于慢性病的治疗。

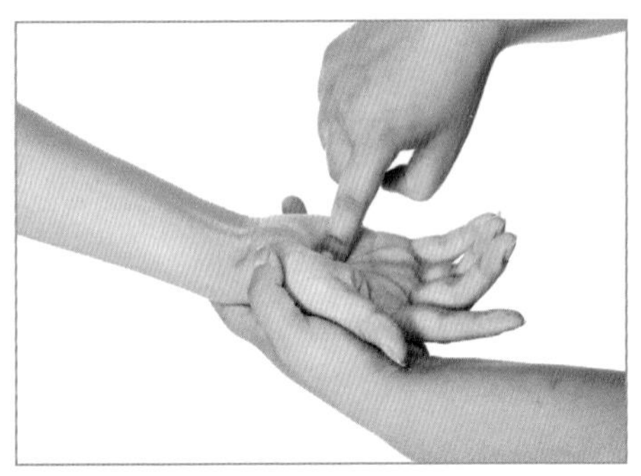

理法

定义 用双手拇指或单手拇指、中指、食指沿经络循行部位，或指腱等处施以夹持捋理的方法。操作时按摩者将食指、中指屈曲如钩状，双手夹住被按摩者一指，从指根部向指尖方向捋顺。

操作要领 一松一紧，循序移动，松紧适中。

应用部位 双手手指从指根部到指尖。

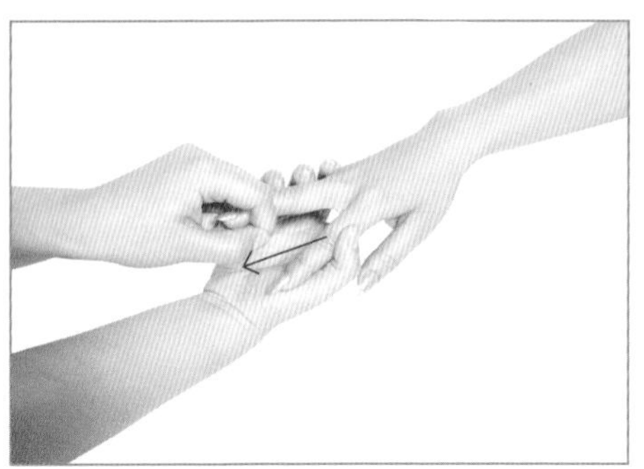

拔伸法

定义 沿肢体纵轴方向，在关节两端用力做相反方向的牵拉、牵引动作，使关节间隙增大的手法称拔伸法。

操作要领 操作时两手协调用力，沿关节纵轴方向牵拉，切忌强拉硬牵、强求关节出现弹响声。

应用部位 手部各关节处。

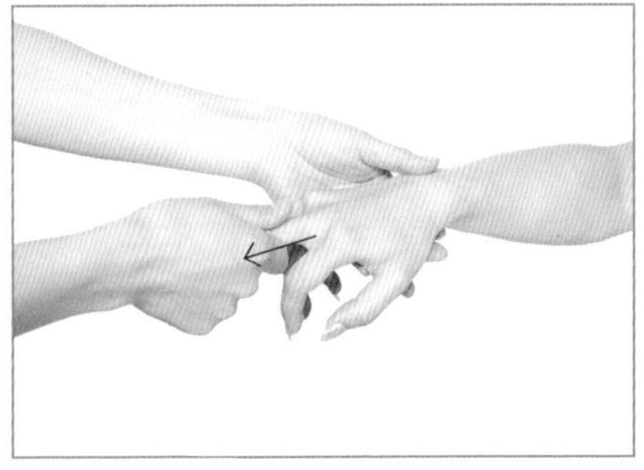

掐法

定义 以指端甲缘重按穴位，而不刺破皮肤的方法称掐法。又称切法、爪法，是手部按摩手法中刺激最强的一种方法。

操作要领 为强刺激法，手指垂直用力掐手部穴位，用力由轻到重，时间要短，避免掐破皮肤。

应用部位 多用于关节处和指端穴位。

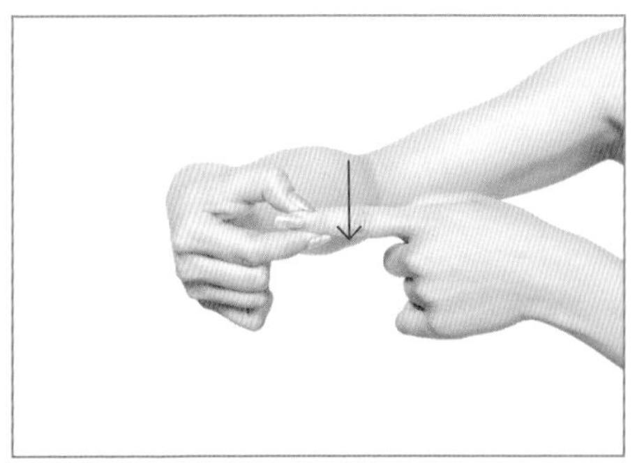

搓揉法

定义 搓揉法包括指搓揉法和掌搓揉法。指搓揉法是用手指腹和手掌贴附在施治部位，轻柔缓和地旋转搓揉的方法；掌搓揉法是用手掌大鱼际或掌根部，附着于治疗的部位，做环旋揉动的方法。

操作要领 操作时要求指掌紧贴体表，用力稳健，速度缓慢均匀，保持在同一层次上推动。推行的方向沿手部的骨骼方向施行。

应用部位 一般用于手部纵向长线实施，或沿指向各侧施行。

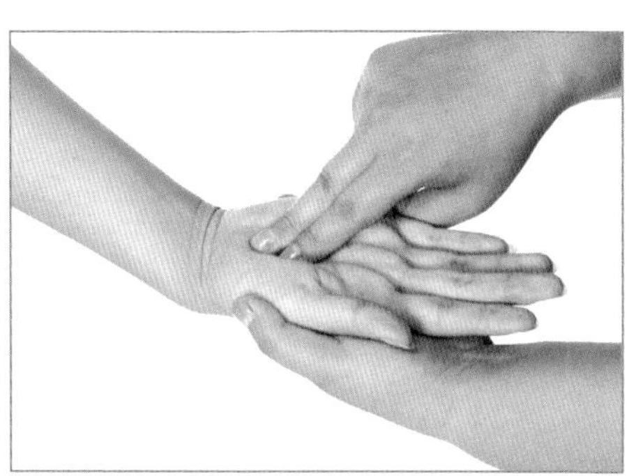

揉法

定义 以拇指或中指指腹按于手部穴位，腕关节放松，用前臂的运动带动腕关节和手指，做轻柔缓和的旋转揉动的手法叫揉法。常与按法、点法配合应用。

操作要领 指、掌皮肤与穴位处的皮肤相对位置不变，同时做有节律、速度均匀的环形运动，用力轻柔、和缓，由轻到重。

应用部位 应用范围广泛，适用于多数穴位。

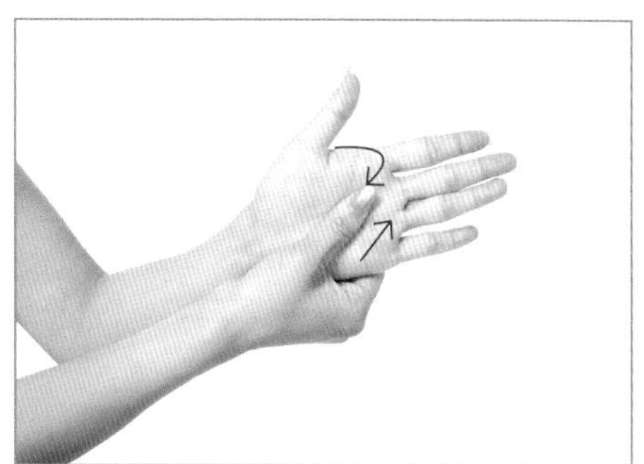

手部按摩小窍门

◎按摩前做些小运动，如下所示：

1.对搓双手1～2分钟至有温热感。

2.顺时针方向和逆时针方向旋转腕关节1～2分钟。

3.搓摩十指，每指各10次。

4.五指展开，然后紧握双拳、展开双拳、收拳交替进行5～10次，要有节奏感，逐渐加快频率。

◎结束时手法由重到轻，避免以重手法突然结束，不能忽快忽慢。

手部经穴之手掌穴位对应图

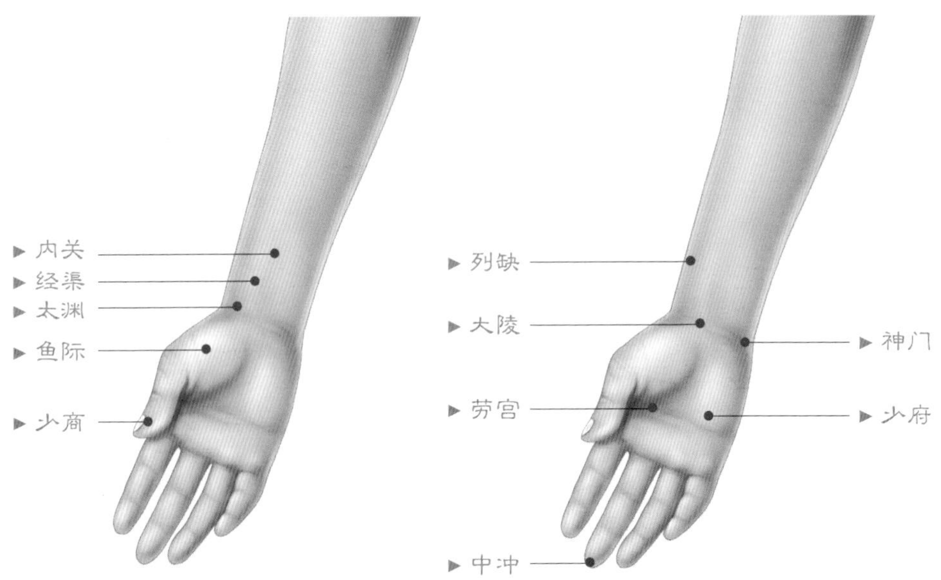

少商

定位 属手太阴肺经，在手拇指末节桡侧，距指甲角0.1寸。

主治 肺部疾病、咳嗽咳痰、咽喉肿痛、发热、声音嘶哑、鼻出血、中风昏迷、癫狂、小儿惊风抽搐、手指肿胀、麻木、中暑呕吐。

按摩方法 掐法或用牙签、火柴等点压。

鱼际

定位 属手太阴肺经，约在第1掌骨中点桡侧，赤白肉际处。

主治 支气管炎、咳嗽、哮喘、咯血、咽喉肿痛、发热等疾病。

按摩方法 用拇指指腹或尖的梳子柄点按此穴位。

太渊

定位 属手太阴肺经，在腕掌侧横纹桡侧，桡动脉搏动处。

主治 无脉症（动脉炎）、咳嗽、气喘、咽喉肿痛、胸痛、腕痛、疲劳等。

按摩方法 用拇指指腹或尖的梳子柄点按此穴位，注意不可重按脉搏跳动处。

经渠

定位 属手太阴肺经，在前臂掌面桡侧缘，桡骨茎突与桡动脉之间的凹陷处，腕横纹上1寸。

主治 咳嗽、气喘、咽喉肿痛、胸部胀满、胸背痛、掌中热、无脉症。

按摩方法 拇指端掐法或尖的梳子柄点按此穴位，注意不可重按脉搏跳动处。

内关

定位 属手厥阴心包经，在前臂掌侧，腕掌侧横纹上2寸，两肌腱之间。

主治 一切心胸胃病，如心痛、心悸、心律不齐、胸闷、胃痛、呕吐、呃逆、眩晕、失眠、偏头痛、肘臂挛痛等疾病。

按摩方法 指腹按揉、拿捏或用圆珠笔较尖的一端点按此穴位。

大陵

定位 属手厥阴心包经，在前臂掌侧，腕掌侧横纹上，两肌腱之间。

主治 心痛、心悸、胃痛、呕吐、手腕麻痛等。

按摩方法 拇指端点按，按揉或放一圆豆于穴位上，持续按压圆豆进而按压穴位。

劳宫

定位 属手厥阴心包经，在掌区，第2掌骨、第3掌骨之间偏于第3掌骨，握拳屈指时中指尖处。

主治 口疮、口臭、鼻出血、癫痫、中风昏迷、中暑、手指麻木、高血压等。

按摩方法 拇指点按、掐法或手握健身球按摩穴位。

中冲

定位 属手厥阴心包经，在中指尖端中央。

主治 中风昏迷、休克、中暑、小儿惊风、热病、心烦、心痛、舌僵、颈痛等疾病。

按摩方法 拇指端掐法或用牙签、火柴等点压。

神门

定位 属手少阴心经，在腕前区，腕掌侧横纹尺侧端，尺侧腕屈肌腱的桡侧凹陷处。

主治 神经衰弱、失眠、健忘、痴呆、精神分裂症、心痛、心烦、惊悸等疾病。

按摩方法 指端点按、按揉。

少府

定位 属手少阴心经，在手掌面，第4掌骨、第5掌骨之间，握拳时小指尖处。

主治 心悸、胸痛、小指挛痛、掌中热、心律不齐、肋间神经痛、臂神经痛等。

按摩方法 拇指端点按、按揉或用力握拳手小指着重用力点按此穴。

列缺

定位 属手太阴肺经，在前臂桡侧缘，桡骨茎突上方，腕横纹上1.5寸，肱桡肌与拇长展肌腱之间。

主治 外感头痛、颈椎病、落枕、咳喘、咽喉肿痛、口眼歪斜、牙痛等疾病。

按摩方法 指腹端按压或用牙签、火柴等点压。

手部经穴之手背穴位对应图

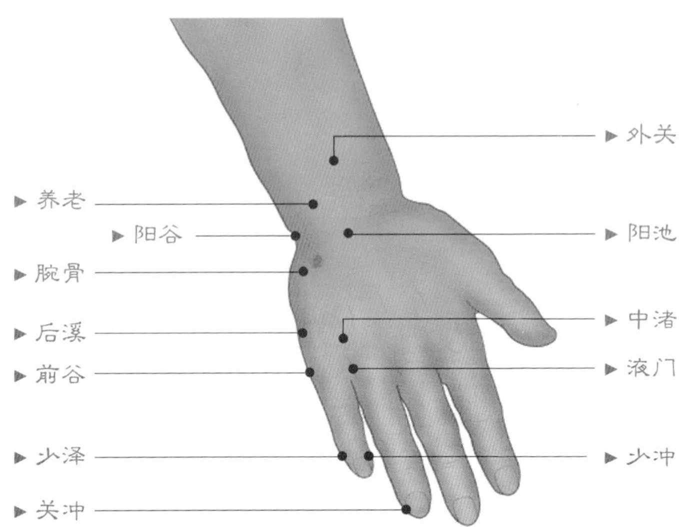

少泽

定位 属手太阳小肠经，在手小指末节尺侧，距指甲角侧旁0.1寸（指寸）。

主治 头痛、耳鸣、耳聋、乳痛、产后乳少、热病、中风昏迷等。

按摩方法 拇指甲掐法或用牙签、火柴等点压。

前谷

定位 属手太阳小肠经，在手指，第5掌指关节尺侧，掌指横纹头赤白肉际凹陷处。

主治 头痛、目痛、耳鸣、颈项痛、落枕、肩周炎、产妇乳少等。

按摩方法 拇指腹点按、按揉。

后溪

定位 属手太阳小肠经，在手内侧，第5掌指关节尺侧的远侧，掌指横纹头赤白肉际凹陷处。

主治 头项强痛、腰背痛、落枕、肩周炎、黄疸、耳鸣、中风、产妇无乳。

按摩方法 拇指腹点按、按揉。

腕骨

定位 属手太阳小肠经，在手内侧，第5掌骨基底与三角骨之间赤白肉际凹陷中。

主治 头项强痛、口舌生疮、耳鸣、目视不明、黄疸、糖尿病、热病、指挛腕痛等疾病。

按摩方法 用手指指腹或圆珠笔端按压。

阳谷

定位 属手太阳小肠经，在腕后区，手腕的尺侧，尺骨茎突与三角骨之间的凹陷中。

主治 头痛、目眩、耳鸣耳聋、热病、精神分裂症、臂腕外侧疼痛等。

按摩方法 用手指指腹或圆珠笔端按压。

养老

定位 属手太阳小肠经，在前臂背面尺侧，尺骨茎突近端桡侧凹陷中。

主治 急性腰扭伤、落枕、头痛、面痛、目视不明、肩臂酸痛、颈项强痛等。

按摩方法 手指端点按、掐法或用牙签、火柴等点压。

外关

定位 属手少阳三焦经，前臂背侧，腕背横纹上2寸，尺骨与桡骨之间。

主治 手指麻疼、不能屈伸，肩痛，头痛，目赤肿痛，耳鸣，耳聋，热病，胸胁痛，高血压，偏瘫，小儿麻痹后遗症等。

按摩方法 指腹按揉、拿捏或用圆珠笔较尖的一端点按此穴位。

阳池

定位 属手少阳三焦经，在腕部，腕背侧横纹上，指总伸肌腱的尺侧缘凹陷处。

主治 耳聋，目赤肿痛，腕关节红肿、不能屈伸，糖尿病等。

按摩方法 手指端点按、掐法、按揉或用牙签、火柴等点压。

中渚

定位 属手少阳三焦经，在手背处，无名指本节的后方，第4掌骨、第5掌骨间凹陷处。

主治 目赤、头痛、耳鸣、耳聋、咽喉肿痛、肘臂肩背疼痛、指麻、糖尿病等。

按摩方法 拇指或食指点按，也可用牙签等点按。

液门

定位 属手少阳三焦经，在手背部，第4指、第5指间，指蹼缘后方赤白肉际处。

主治 头痛、发热无汗、目红肿、咽喉肿痛。

按摩方法 拇指、食指夹持穴位进行捻揉，或用小夹子夹住此穴，一松一夹刺激穴位。

关冲

定位 属手少阳三焦经，位于无名指末节尺侧，指甲根角旁0.1寸（指寸）。

主治 突然昏迷、中暑、不省人事、目赤、咽喉肿痛、耳聋耳鸣、发热无汗等。

按摩方法 掐法或用牙签点穴。

少冲

定位 属手少阴心经，在手小指末节桡侧，距指甲根角旁0.1寸（指寸）。

主治 心悸、心痛、休克、小儿惊厥、癫狂、热病、胸胁痛等疾病。

按摩方法 掐法或用牙签、火柴等点压。

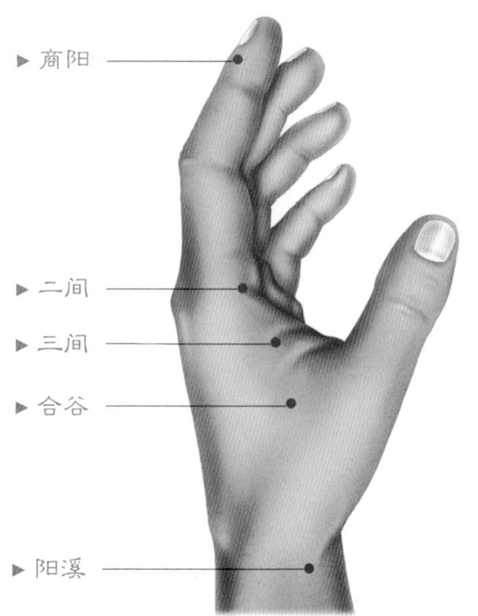

阳溪

定位 属手阳明大肠经，在腕背横纹桡侧，手拇指向上翘起时，在拇短伸肌腱与拇长伸肌腱之间的凹陷处。

主治 目红肿痛、头痛、牙痛、咽喉肿痛、手腕部疼痛、热病、心烦。

按摩方法 食指点按或用牙签点压穴位。

合谷

定位 属手阳明大肠经，位于手背第1掌骨、第2掌骨之间，第2掌骨桡侧中点处。

主治 牙痛、头痛、咽喉肿痛、目赤肿痛、腹部疼痛、胃痛、高血压、眩晕、鼻出血、耳鸣耳聋、牙关紧闭、便秘、痢疾、月经不调、痛经、闭经、滞产、乳少、皮肤瘙痒、荨麻疹等。

按摩方法 以拇指指腹按压。

二间

定位 属手阳明大肠经，微握拳，在食指第2掌指关节前，桡侧凹陷处。

主治 手指及手背肿痛、食指屈伸不利、咽喉肿痛、牙痛、目痛红肿、热病、鼻出血等。

按摩方法 用手指指腹或圆珠笔端、牙签按压穴位。

三间

定位 属手阳明大肠经，微握拳，在食指第2掌指关节后，桡侧凹陷处。

主治 手指及手背肿痛、食指屈伸不利、目痛、牙痛、咽喉肿痛、身热、胸闷等。

按摩方法 用手指指腹端或圆珠笔端、牙签按压穴位。

商阳

定位 属手阳明大肠经，在手食指末节桡侧，距指甲角0.1寸。

主治 晕厥、中风昏迷、热病、牙痛、咽喉肿痛、耳聋、手指麻木等。

按摩方法 拇指指甲掐法或用牙签、火柴等点压刺激穴位。

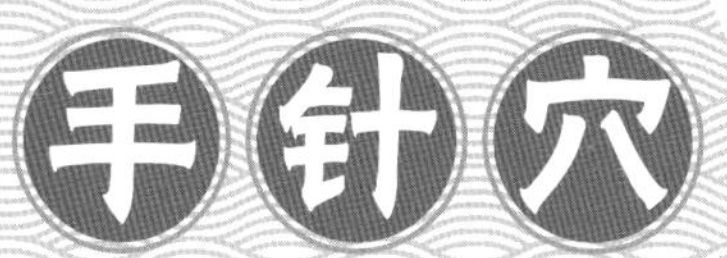

手针穴之手掌穴位对应图

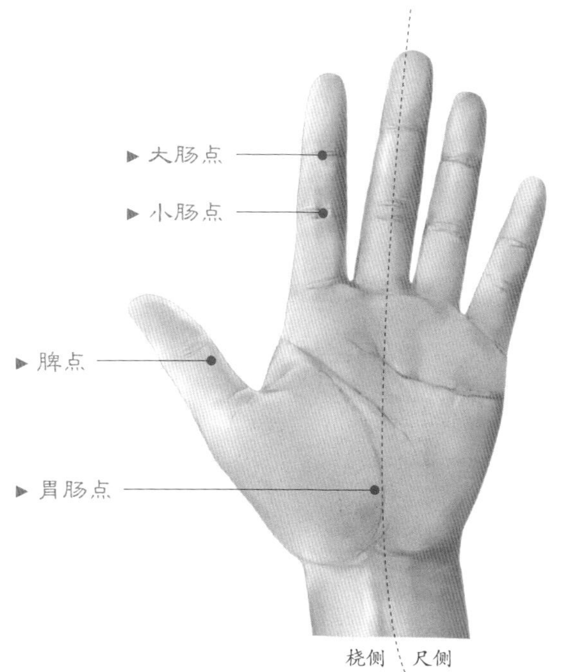

胃肠点

定位　手掌面，劳宫与大陵两穴连线的中点处。

主治　急慢性胃炎、胃溃疡、消化不良、胆管蛔虫症等胃肠道疾病。

按摩方法　拇指按揉或用一束牙签或笔尖扎刺，反复多次进行效果最好。

小肠点

定位　手掌面，食指近端指关节横纹中点处。

主治　腹泻等小肠疾病。

按摩方法　用拇指或中指指尖按压此穴或拇、食指夹持捻揉，至穴位变红变热。

大肠点

定位　手掌面，食指远端指关节横纹中点处。

主治　便秘等大肠疾病。

按摩方法　用拇指或中指指尖按压此穴或拇、食指夹持捻揉，至穴位变红变热。

脾 点

定位　手掌面，在拇指指间关节横纹中点处。

主治　腹胀痛、肠鸣腹泻、面色萎黄、消化不良、水肿等。

按摩方法　用拇指或中指指尖按压此穴或拇、食指夹持捻揉，至穴位变红变热。

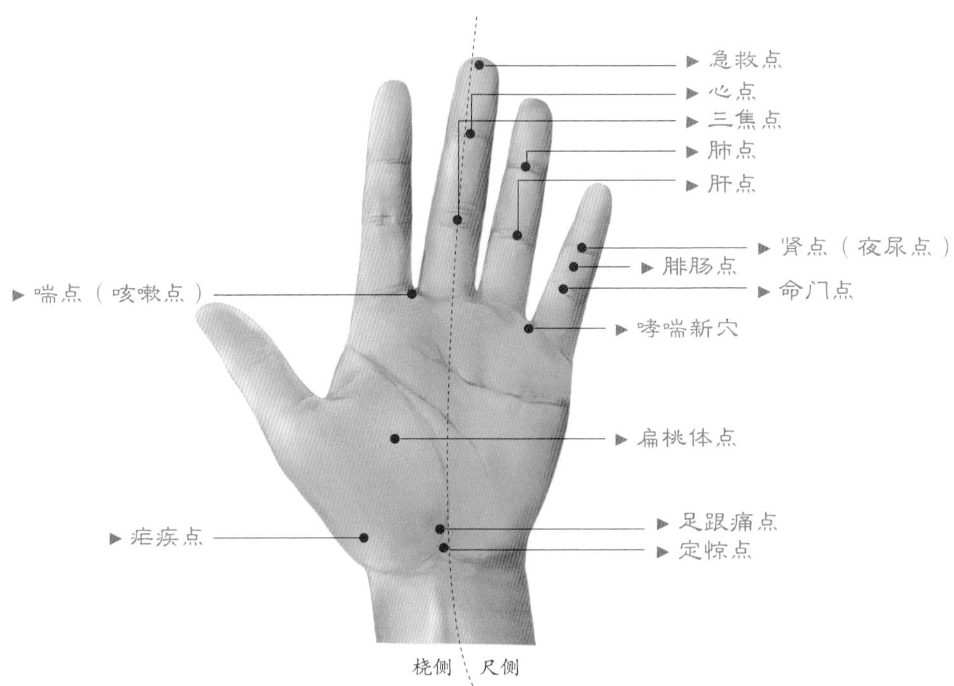

足跟痛点

定位 手掌面，大陵与胃肠点连线的中点处。

主治 足跟部痛。

按摩方法 用拇指或中指指尖按压此穴，至穴位变红变热，或用艾条灸反射区，以透热为度。

心 点

定位 手掌面，中指远端指间关节横纹中点处。

主治 冠心病、心绞痛等心血管疾病，也可用于治疗神经系统疾病等。

按摩方法 用拇指或中指指尖按压此穴，至穴位变红变热，或用圆珠笔端在反射区痛点处点刺。

三焦点

定位 手掌面，中指近端指间关节横纹处。

主治 消化不良等症。

按摩方法 用拇指或中指指尖按压此穴，至穴位变红变热。

肝 点

定位 手掌面，无名指近端指间关节横纹的中点处。

主治 胁肋部疼痛、头痛、烦躁易怒、口苦、黄疸等肝胆病症。

按摩方法 用拇指或中指指尖按压此穴，或拇指、食指夹持捻揉，至穴位变红变热。

肾点（夜尿点）

定位 手掌面，小指远端指间关节横纹中点处。

主治 遗尿、尿频、腰膝酸痛等。

按摩方法 用拇指或中指指尖按压此穴，至穴位变红变热。

肺点

定位 手掌面，无名指远端指关节横纹中点处。

主治 胸闷、咳喘、呼吸困难、荨麻疹等。

按摩方法 用拇指或中指指尖按压此穴，至穴位变红变热。

命门点

定位 手掌面，小指近端指间关节横纹中点处。

主治 阳痿、早泄、前列腺炎、前列腺增生、月经不调等泌尿生殖系统疾病。

按摩方法 用拇指或食指尖端按压此穴。

喘点（咳嗽点）

定位 手掌面，食指掌指关节横纹靠近尺侧处。

主治 慢性支气管炎、神经性头痛等。

按摩方法 用拇指或食指尖端按压此穴，或用艾条灸疗效也较好，每次3~5分钟。

哮喘新穴

定位 手掌面，第4掌指关节与第5掌指关节的中点处。

主治 哮喘、支气管炎等呼吸系统疾病。

按摩方法 用拇指或食指尖端按压此穴，或用艾条灸疗效也较好，每次3~5分钟。

定惊点

定位 手掌面，大鱼际和小鱼际交接处的中点。

主治 小儿惊风、高热、惊厥等。

按摩方法 用拇指指腹按揉此穴，可逐渐用力。

疟疾点

定位 第1掌骨与腕关节交接处，大鱼际的桡侧缘，赤白肉际处。

主治 疟疾、热病等。

按摩方法 用拇指指腹向第1掌骨方向按压此穴，疗效也较好，每次3~5分钟。

扁桃体点

定位 第2掌骨桡侧中点，赤白肉际处，即鱼际穴。

主治 咽喉肿痛、扁桃体炎等。

按摩方法 用拇指指腹向第1掌骨方向按压此穴，疗效较好。

急救点

定位 中指的尖端，即中冲穴。

主治 热病昏迷、中暑、突然晕倒、不省人事等。

按摩方法 指甲用力扣掐，或用牙签或圆珠笔端重刺，以不刺破皮肤为宜。

腓肠点

定位 小指中节指骨的中点处。

主治 下肢痉挛等。

按摩方法 用拇指或中指指尖按压此穴，或用拇指、食指夹持捻揉，至穴位变红变热。

手针穴之手背穴位对应图

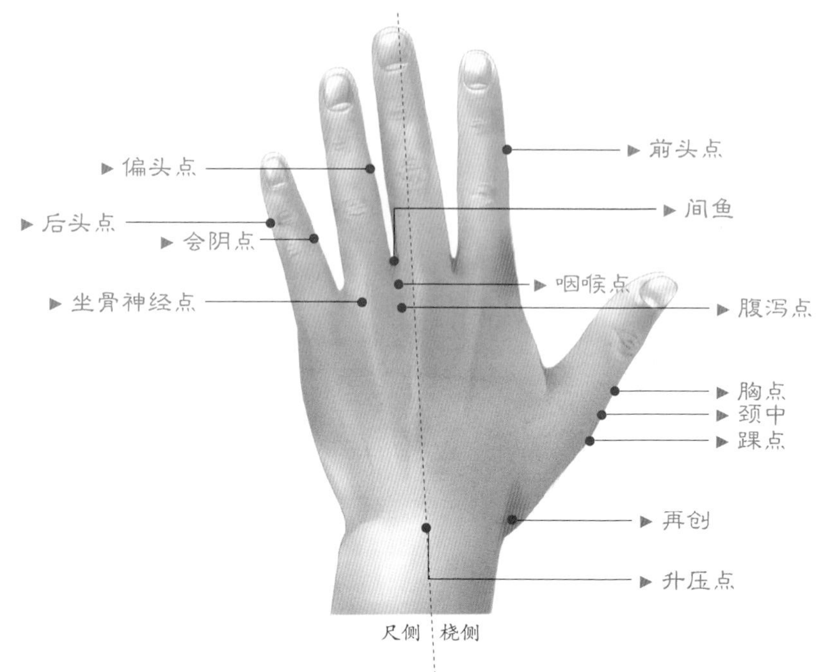

踝点

定位 手背，拇指掌指关节桡侧缘中点，赤白肉际处。

主治 踝关节痛、踝关节扭伤、风湿性关节炎等。

按摩方法 用拇指或中指指尖按压此穴，至穴位变红变热。

咽喉点

定位 手背第3掌指关节尺侧缘。

主治 咽喉肿痛、慢性咽炎、扁桃体炎等。

按摩方法 用拇指或中指指尖按压此穴，或拇、食指夹持捻揉，至穴位变红变热。

胸点

定位 手背，拇指指关节桡侧，颈中上部，靠近赤白肉际处。

主治 胸痛、吐泻、癫痫等。

按摩方法 拇指、食指夹持穴位进行捻揉，至穴位变红变热。

间鱼

定位 手背，第3指、第4指之间，赤白肉际处。

主治 倦怠、嗜睡等神经系统病症。

按摩方法 用圆珠笔端或牙签尖点刺，约2分钟，以不刺破皮肤为宜。

颈中

定位 手背，大拇指中线，第1节指骨中点处。

主治 落枕、颈项强痛等。

按摩方法 用拇指或中指指尖按压此穴，至穴位变红变热。

再创

定位 在手背侧，第1掌骨、第2掌骨结合部的凹陷处。

主治 中风偏瘫、口眼歪斜、腹痛、胃痛等病症。

按摩方法 用拇指或中指指尖按压此穴，或用圆珠笔端点按，至穴位变红变热。

后头点

定位 手背，小指远端指间关节尺侧，赤白肉际处。

主治 此穴是治疗神经性后头痛的特效穴，还可以用于脊背痛、扁桃体炎、呃逆、臂痛等。

按摩方法 拇指、食指夹持穴位进行捻揉，至穴位变红变热。

前头点

定位 手背，位于食指近端指间关节桡侧，赤白肉际处。

主治 前头痛、胃肠疾病等。

按摩方法 拇指、食指夹持穴位进行捻揉，至穴位变红变热。

偏头点

定位 位于手背，第4指近端指间关节的桡侧，赤白肉际处。

主治 偏头痛、胸胁痛等。

按摩方法 拇指、食指夹持穴位进行捻揉，至穴位变红变热。

会阴点

定位 手背，小指近端指间关节的桡侧，赤白肉际处。

主治 会阴部痛、痛经、白带过多等泌尿生殖系统疾病。

按摩方法 拇指、食指夹持穴位进行捻揉，至穴位变红变热。

坐骨神经点

定位 第4掌指、第5掌指关节之间，靠近第4掌指关节处。

主治 坐骨神经痛、腰腿痛等。

按摩方法 用拇指或中指指尖按压此穴，或用圆珠笔端、按摩棒点按，至穴位变红变热。

升压点

定位 腕背横纹的中点处。

主治 低血压、眩晕、休克等。

按摩方法 用拇指或中指指尖按压此穴3~5分钟，至穴位变红变热；亦可用艾条灸，感觉热力能穿透皮下，不灼伤皮肤为宜。

腹泻点

定位 手背，第3掌指、第4掌指关节结合部后方约1寸处。

主治 腹痛、腹泻等。

按摩方法 用拇指或中指指尖或牙签末端按压此穴，至穴位变红变热；亦可用艾条灸，以透热为度，避免灼伤皮肤。

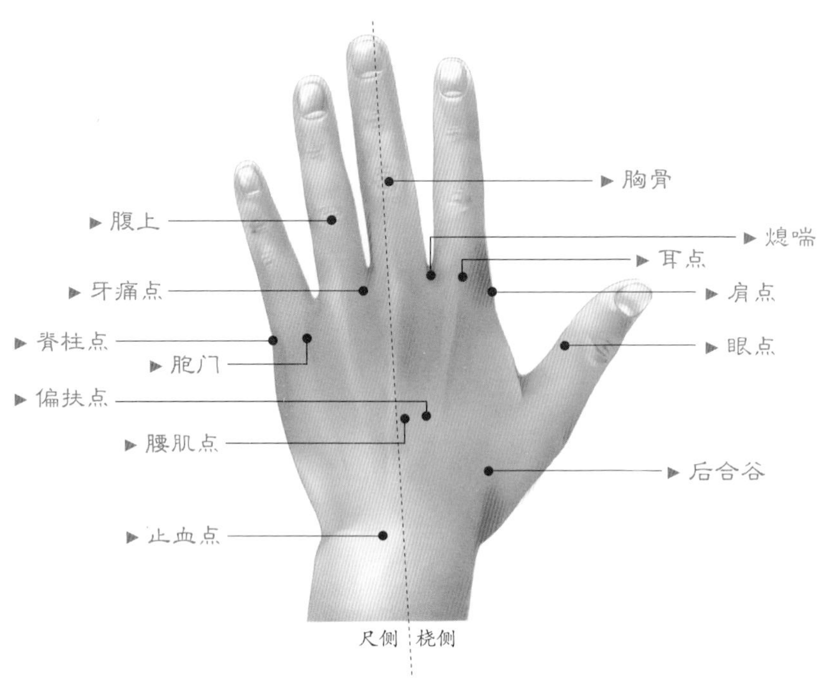

后合谷

定位 在第1掌骨、第2掌骨结合部前方凹陷处。

主治 治疗范围十分广泛，如神经性头痛、三叉神经痛、偏瘫、口眼歪斜、月经不调、痛经等。

按摩方法 在反射区的压痛点用筷子头点按，或用拇指加力扣，也可以食指和中指强力按捏，每日数次。

熄喘

定位 手背，第2指、第3指之间，赤白肉际处。

主治 慢性支气管炎、支气管哮喘等病。

按摩方法 拇指、食指夹持穴位进行捻揉，或用圆珠笔端或牙签点刺，约2分钟，以不刺破皮肤为宜。

胸骨

定位 手背，中指中线上，近端指间关节中点处。

主治 胸闷、胸部疼痛、咳喘、女性产后少乳等多种疾病。

按摩方法 拇指、食指夹持穴位进行捻揉，至穴位变红变热。

牙痛点

定位 手背，第3指、第4指之间，赤白肉际处。

主治 牙痛、下颌关节疼痛等。

按摩方法 拇指、食指夹持穴位进行捻揉，或用圆珠笔端或牙签点刺，约2分钟，以不刺破皮肤为宜。

脊柱点

定位 手背，小指掌指关节的尺侧，赤白肉际处。

主治 腰背部疼痛、腰部冷痛、耳鸣、耳聋、鼻塞等。

按摩方法 用拇指或中指指尖按压此穴3~6分钟，至穴位变红变热；也可加用艾条灸，感觉热力能穿透皮下，不灼伤皮肤为宜，每日数次。

眼点

定位 拇指指间关节尺侧，赤白肉际处。

主治 目赤肿痛、近视等各种眼病。

按摩方法 拇指、食指夹持穴位进行捻揉，至穴位变红变热。

耳点

定位 手背，第2掌指关节最高点。

主治 耳聋、耳鸣等耳部疾病。

按摩方法 用拇指或中指指尖按压此穴，至穴位变红变热。

腰肌点

定位 手背，第3掌骨、第4掌骨之间，掌指关节后约2.5寸处。

主治 慢性腰扭伤、腰肌劳损等腰痛病症。

按摩方法 用拇指或中指指尖按压，或用牙签点刺，至穴位变红变热。

腹上

定位 手背，第4指中线上，近端指间关节中点处。

主治 腹胀腹痛、肠鸣腹泻、痛经、阳痿早泄等病症。

按摩方法 用拇指或食指尖端按压此穴，或用艾条灸，疗效均较好，每次3~5分钟。

肩点

定位 手背，第2指掌指关节桡侧，赤白肉际处。

主治 肩周炎、肩部酸痛等肩部病症。

按摩方法 拇指、食指夹持穴位进行捻揉，至穴位变红变热。

偏扶点

定位 手背，第3掌骨上，腰肌点旁0.25寸。

主治 半身不遂、中风偏瘫后遗症等。

按摩方法 用拇指或中指指尖按压，或用圆珠笔端或牙签点刺，约2分钟，以不刺破皮肤为宜。

胞门

定位 手背，第4掌骨、第5掌骨之间，中渚穴后0.75寸。

主治 不孕、月经不调、遗精、阳痿、早泄等生殖系统病症。

按摩方法 用拇指或中指指尖按压，或用圆珠笔端或牙签点刺，约2分钟，以不刺破皮肤为宜。

止血点

定位 手背，第4掌骨与腕背横纹的交点处。

主治 用于多种扭伤性疾病和各种出血性病症。

按摩方法 用拇指或中指指尖按压，或用圆珠笔端或牙签点刺，约2分钟，以不刺破皮肤为宜；亦可加用艾条灸，感觉热力能穿透皮下，不灼伤皮肤为宜，病症发作期可以连续应用。

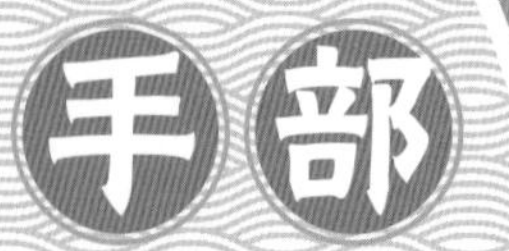

手部反射区对应图

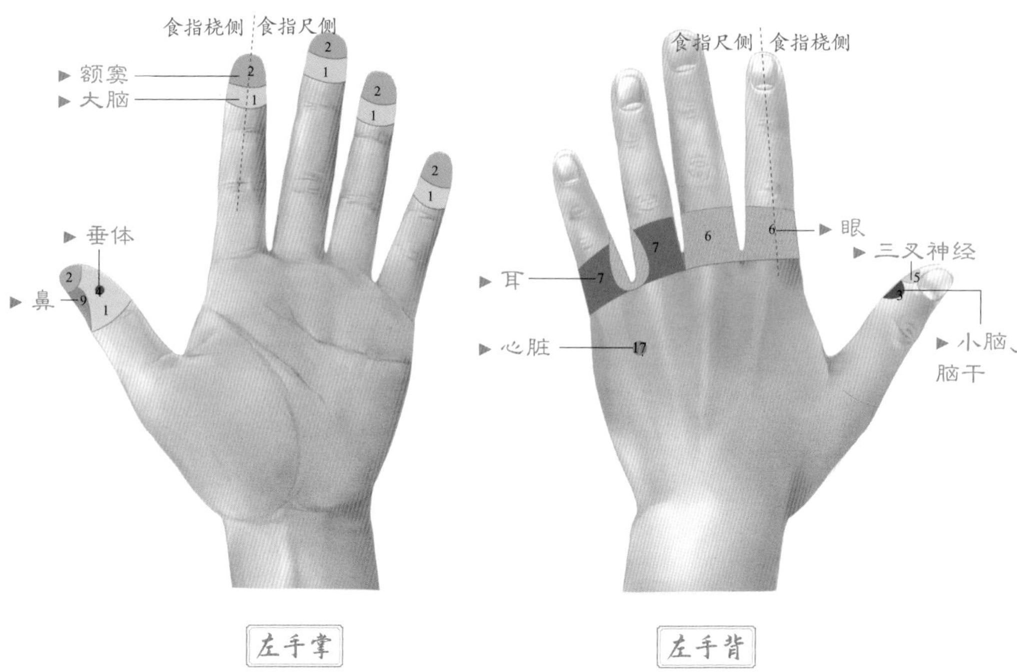

大脑

定位　双手掌侧，10个手指末节的螺纹面。

主治　头昏、头痛、高血压、失眠、心绪不宁等神经衰弱症。

按摩方法　由指尖向指根方向揉捏或推按10～30次。

额窦

定位　双手掌面，10个手指的顶端约1厘米范围内。左额窦的反射区在右手上，右额窦的反射区在左手上。

主治　头晕、头痛、失眠、眼部、耳部、鼻及鼻窦的疾患。

按摩方法　用牙刷柄或拇指指端在反射区上点按20～30次。

小脑、脑干

定位　双手掌侧，拇指指腹的侧面，即拇指末节指骨体近端尺侧缘靠近指甲处。左小脑、脑干反射区在右手上，右小脑、脑干反射区在左手上。

主治　头晕、头痛、记忆力减退、失眠、震颤麻痹、帕金森综合征等。

按摩方法　从指尖分别向指根用力推按或掐按20～40次。

垂体

定位　在双手拇指指腹中央，即大脑反射区的深处。

主治　甲状腺、肾上腺、性腺等腺体功能失调所致疾病，如骨质疏松、高血压等。

按摩方法　用牙刷柄点按，或拇指的指甲点按或掐按20～30次。

三叉神经

定位　双手掌面，拇指指腹的尺侧缘远端，即拇指末节指腹远端 1/2 尺侧缘。左三叉神经反射区在右手上，右三叉神经反射区在左手上。

主治　三叉神经痛、面瘫、偏头痛、眼眶痛等。

按摩方法　向虎口方向推按或掐按30次左右。

眼

定位　双手手掌和手背第2指、第3指根部。左眼反射区在右手上，右眼反射区在左手上。

主治　结膜炎、青光眼、白内障、近视等眼病。经常按摩能有效缓解视疲劳。

按摩方法　按压反射区敏感点20～30次，有麻胀感最佳。

耳

定位　在双手手掌和手背第4指、第5指根部。左耳反射区在右手上，右耳反射区在左手上。

主治　晕车、晕船等。

按摩方法　在反射区的敏感点用力按压30次。

心脏

定位　左手尺侧，手掌和手背第4掌骨、第5掌骨之间，近掌骨头处。

主治　心脏疾病、高血压、盗汗、失眠、口舌生疮、肺部疾患等。

按摩方法　向手指方向推按20～30次。

鼻

定位　手掌侧拇指末节指腹桡侧的中部。左侧鼻部反射区在右手上，右侧鼻部反射区在左手上。

主治　鼻塞、鼻出血、头痛、头晕等。

按摩方法　用力掐揉或点按20～30次。

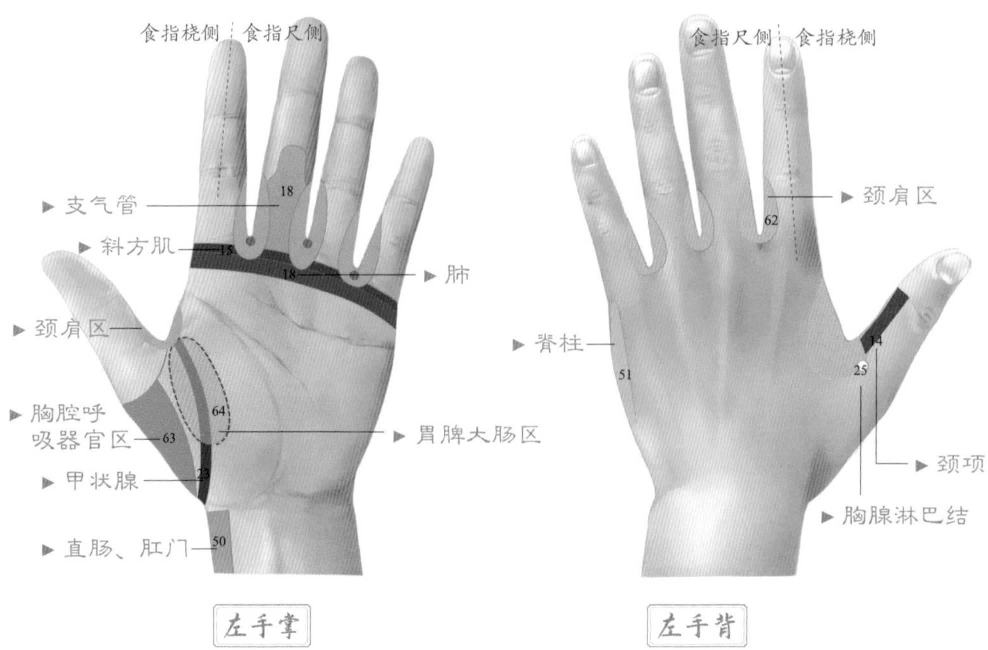

胸腔呼吸器官区

定位　在双手的掌侧，拇指根部横纹至腕横纹区域。

主治　各种肺炎所致的胸闷、咳嗽，哮喘，气管炎等。

按摩方法　由反射区外侧向腕部横纹处推按10~30次。

胃脾大肠区

定位　在手掌面，第1、第2掌骨之间的椭圆形区域。

主治　胃炎、消化不良、食欲不振、腹胀、腹泻、贫血、皮肤病等。

按摩方法　在反射区的刺痛点反复点刺或掐揉20~30次，至有热胀感为宜。

颈项

定位　在双手拇指近节掌侧和背侧。

主治　颈项僵硬、酸痛、落枕、颈椎病、头晕、消化系统疾病等。

按摩方法　向指根方向全方位推按10次，每日数次。

斜方肌

定位　手掌，在眼、耳的反射区下方，是一横带状区域。

主治　颈部、肩部、背部疼痛，落枕、颈椎病、头晕等。

按摩方法　由尺侧向桡侧推按或点按20次。

肺、支气管

定位　肺反射区位于双手的掌侧，横跨第2、第3、第4、第5掌骨，靠近掌指关节区域；支气管反射区位于中指近节指骨，中指根部为反射敏感点。

主治　肺及支气管的疾病，如肺炎、气管炎、哮喘、胸闷等、鼻炎、咽喉炎、便秘、腹泻、皮肤病等。

按摩方法　从尺侧向桡侧推按20次；由中指根部向指尖方向推按10～30次，掐按中指根部敏感点20～30次为宜。

颈肩区

定位　在双手的十指根部近节指骨的两侧及各掌指关节结合处。双手的背面为颈肩后区，双手的掌面为颈肩前区。

主治　各种颈椎病所致的头晕、头痛、头皮发麻，恶心、呕吐、视物模糊、眩晕、耳鸣、胸闷、心悸、手指麻木等，肩周炎、肩部软组织损伤等。

按摩方法　由反射区向指根部用力推按或掐按10～20次。

直肠、肛门

定位　双上肢前臂掌侧桡侧从腕横纹往近端约 3 横指的带状区域。

主治　内痔、外痔、肛裂、肛周脓肿、便血、大便燥结、脱肛等。

按摩方法　用力向手腕方向推按40次，每日数次。

脊柱

定位　在双手的第5掌骨尺侧、第5掌指关节后的赤白肉际处。

主治　头痛、头晕、肩胛痛、背部酸痛、腰痛、耳鸣、鼻塞等多种疾病。

按摩方法　在反射区的敏感点用力掐按20～30次，每日数次。

甲状腺

定位　从双手掌侧第1掌骨近心端起至第1、第2掌骨之间，转向拇指间方向至虎口边缘连成带状区域。转弯处为反射区敏感点。

主治　甲状腺功能亢进所致的心悸、失眠、烦躁、多汗，小儿生长发育不良等。

按摩方法　由桡侧赤白肉际处推向虎口10～30次，揉按敏感点10～30次。

胸腺淋巴结

定位　手背，双手第1掌指关节的尺侧颈项下缘。

主治　各种炎性病症、发热、子宫肌瘤、乳腺炎、胸部闷痛、免疫力低下等。

按摩方法　在反射区的敏感点用力按压20～30次。

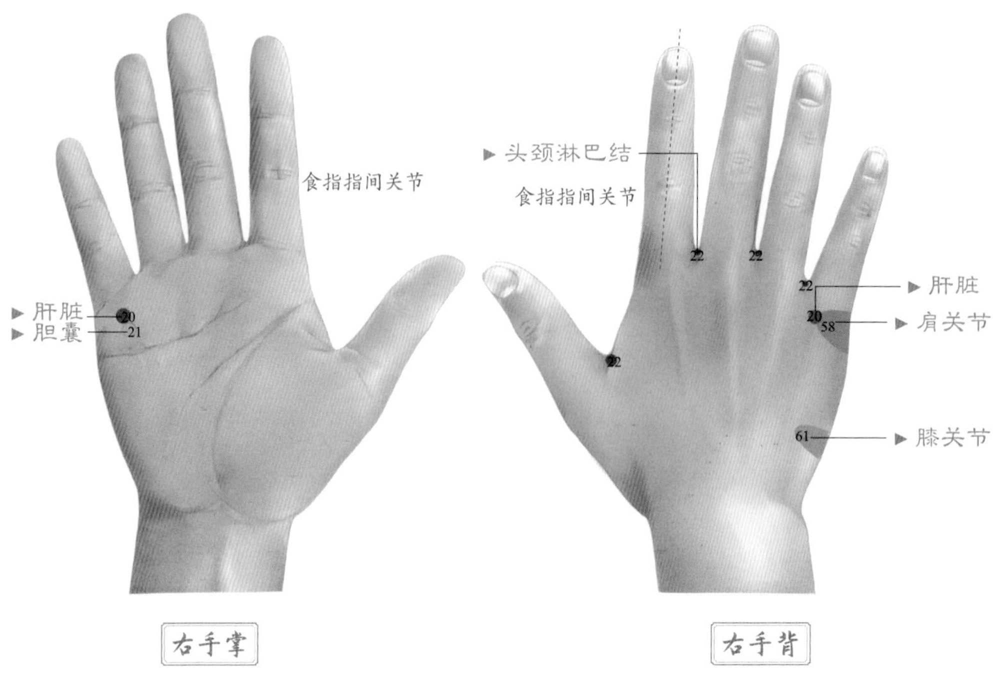

肝脏

定位 右手掌侧及背侧，第4、第5掌骨体之间。

主治 肝区不适、肝炎、肝硬化，腹胀、腹痛，血脂异常，眼病，眩晕等。

按摩方法 每次拿捏30次。

胆囊

定位 右手掌侧，紧靠肝脏反射区的腕侧，第4、第5掌骨之间，靠近第4掌骨处。

主治 胆囊炎、胆结石，消化不良、胃肠功能紊乱，皮肤病等。

按摩方法 用力按压或拿捏20次，每日数次。

头颈淋巴结

定位 双手各手指间根部的凹陷处，手掌和手背侧均有头颈淋巴结反射区。

主治 头面部疾患所致的颈部淋巴结肿大，并能调节人体的免疫功能。

按摩方法 用力点掐20次。

肩关节

定位 双手第5掌指关节尺侧凹陷处。在手背部为肩前反射区，赤白肉际处为肩中反射区，手掌部为肩后部反射区。

主治 肩关节周围炎、肩部软组织损伤等。

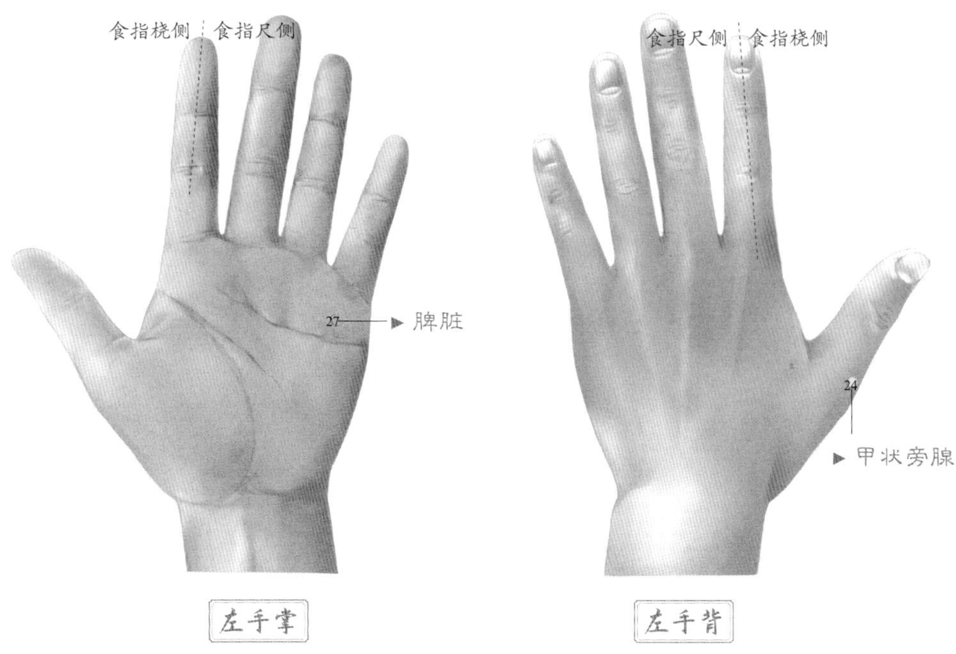

按摩方法　在反射区的敏感点用力掐按10～30次。

膝关节

定位　双手第５掌骨近端尺侧缘与腕骨所形成的凹陷处。双手背部为膝的前部反射区，赤白肉际处为膝的两侧反射区，双手掌部为膝的后部反射区。

主治　膝关节周围炎、膝关节骨质增生、风湿性关节炎、类风湿性关节炎、膝关节疼痛等病变。

按摩方法　在反射区的刺痛点反复点刺或掐揉20～30次，以有热胀感为宜。

甲状旁腺

定位　手背，在双手第1掌指关节桡侧的凹陷处。

主治　甲状腺功能低下或亢进、低钙性肌肉痉挛、失眠、盗汗、白内障等。

按摩方法　在反射区的敏感点用力按压10～30次。

脾脏

定位　在左手掌侧，第４、第５掌骨间，膈反射区与横结肠反射区之间。

主治　发热、贫血、高血压、肌肉酸痛、唇炎、消化不良、食欲不振、皮肤病等。

按摩方法　在反射区的敏感点用力按压20～40次。

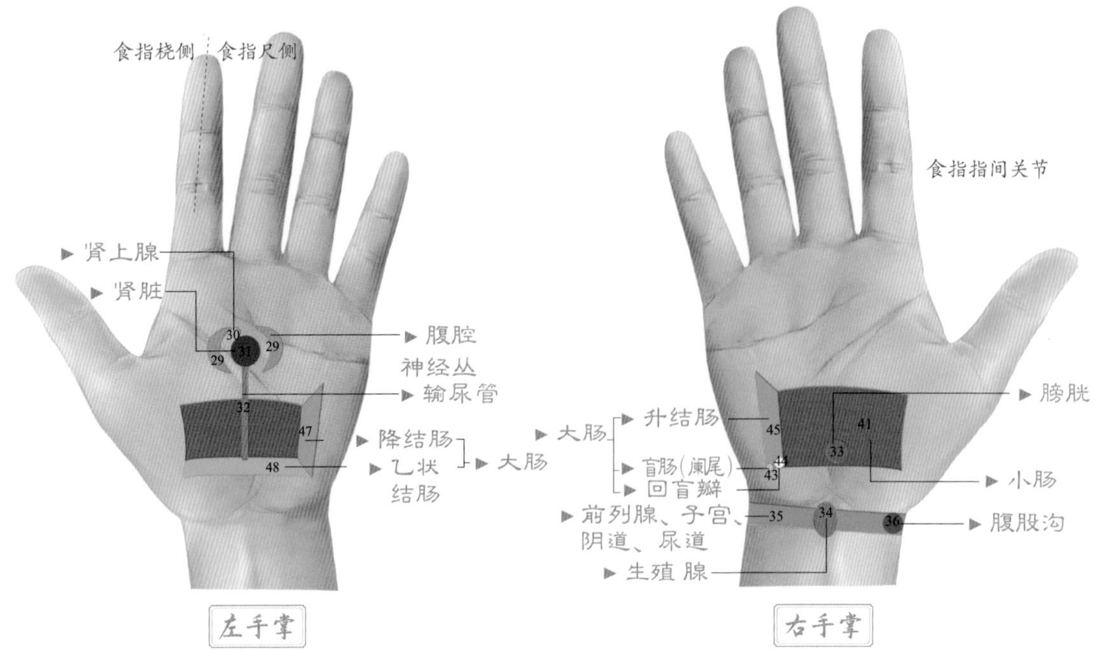

大肠

定位 位于双手掌侧中下部分，包括盲肠、阑尾、回盲瓣、升结肠、降结肠、乙状结肠各反射区。

主治 腹痛、腹胀、腹泻、便秘、结肠炎、直肠炎、乙状结肠炎、痔疮、肛裂等。

按摩方法 推按、按揉或揉掐20～30次。

小肠

定位 双手掌心结肠各反射区及直肠反射区所包围的区域。

主治 小肠炎症、肠功能紊乱、腹泻、消化不良、心律失常、失眠、贫血等。

按摩方法 用力向手腕方向快速、均匀推按20～40次，每日数次。

腹腔神经丛

定位 位于双手掌侧第2、第3掌骨及第3、第4掌骨之间，肾反射区两侧。

主治 胃肠功能紊乱、腹胀、腹泻、消化不良症、胸闷、烦躁、失眠、更年期综合征、生殖系统疾患等。

按摩方法 在反射区的敏感点用力按压10～30次，以反射区有热胀感为宜。

肾上腺

定位 在双手的掌侧第2、第3掌骨之间，距离第 2、第3 掌骨头约1横指。

主治　肾上腺功能低下或亢进、哮喘、晕厥、糖尿病、生殖系统疾病等。

按摩方法　在反射区的敏感点用力按压20～40次，每日数次。

肾脏

定位　位于双手掌的中央，相当于劳宫穴处。

主治　慢性肾炎、肾结石、肾功能不全、喘息、耳鸣、水肿、前列腺增生等。

按摩方法　在反射区的敏感点用力按压10～30次，每日10次。

输尿管

定位　位于双手掌中部，肾反射区与膀胱反射区之间的带状区域。

主治　尿路感染、血尿、输尿管结石、肾积水、高血压、动脉粥样硬化等。

按摩方法　向手腕方向推按20～30次，以反射区有热胀感为最佳。

膀胱

定位　在双手掌的下方，大、小鱼际交界处的凹陷中，其下为头状骨骨面。

主治　肾炎、肾结石等肾脏疾病，输尿管、膀胱等泌尿系统的疾病。

按摩方法　向手腕方向点按20～30次。

生殖腺

定位　在双手掌腕横纹的中点处，相当于手厥阴心包经的大陵穴。

主治　男女性功能低下、不孕不育症、月经不调、痛经、前列腺炎、前列腺增生等。

按摩方法　用力按揉反射区的敏感点20～40次，每日数次。

前列腺、子宫、阴道、尿道

定位　位于双手掌侧横纹中点两侧的带状区域。

主治　慢性尿路感染、尿道炎、阴道炎、前列腺炎、前列腺肥大、前列腺增生等。

按摩方法　由中间向两侧分推30～50次，有酸胀感最佳。

腹股沟

定位　在双手掌侧腕横纹的桡侧端，桡骨头凹陷处。相当于手太阴肺经的太渊穴。

主治　男女生殖系统病症，如性功能低下、女性盆腔炎、男性前列腺炎、前列腺增生，也可用于免疫功能低下等。

按摩方法　用力按揉反射区的敏感点20～30次，每日数次。

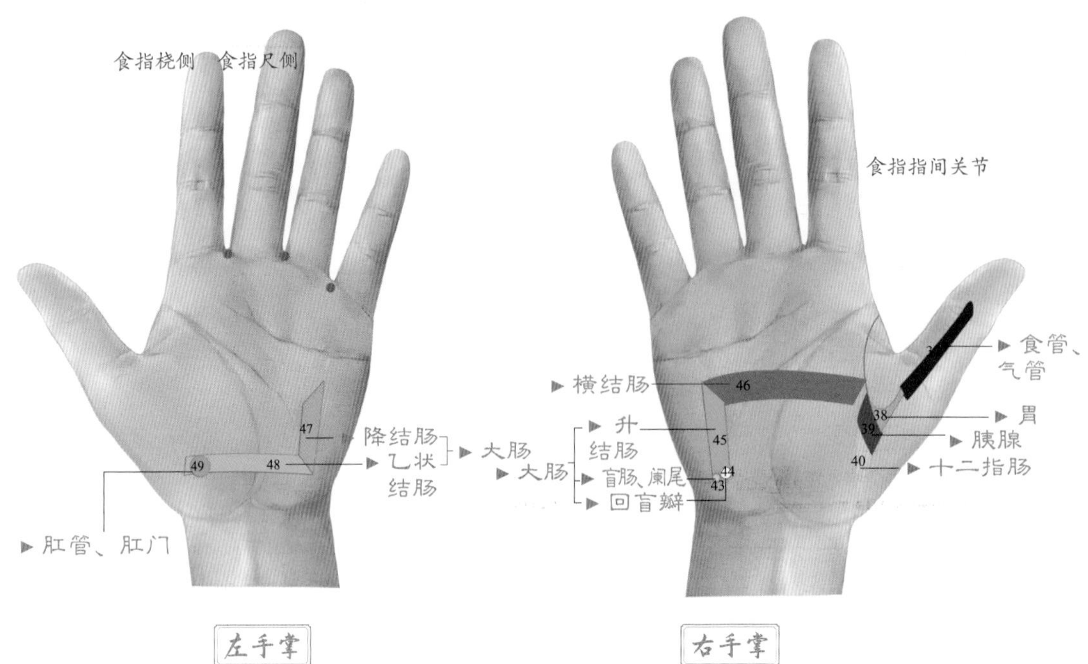

食管、气管

定位　位于双手拇指近节指骨桡侧，赤白肉际处。

主治　食管炎、梅核气、各种气管炎症。

按摩方法　向指根方向推按或掐按20～40次，有酸麻感最佳，每日数次。

胃

定位　在双手第1掌骨体的远端。

主治　胃炎、胃溃疡、胃下垂、胃动力低下、消化不良、胰腺炎、糖尿病、胆囊炎等。

按摩方法　向手腕方向推按20～30次，每日数次。

胰腺

定位　在双手胃反射区与十二指肠反射区之间，第1掌骨体中部。

主治　胰腺炎、消化不良、食欲不振、糖尿病等。

按摩方法　向手腕方向推按20～30次，每日数次。

十二指肠

定位　在双手掌侧，第1掌骨体近端，胰腺反射区的下方。

主治　十二指肠炎、十二指肠溃疡、食欲不振、腹胀、消化不良等。

按摩方法 向手腕方向推按20～30次。

盲肠、阑尾

定位 在右手掌侧，第 4 、第 5 掌骨底与腕骨结合部近尺侧。

主治 腹胀、腹泻、便秘、慢性阑尾炎及其术后并发症等。

按摩方法 按揉或揉掐20～40次。

回盲瓣

定位 在右手掌侧，第4、5掌骨底与腕骨结合部，盲肠、阑尾反射区的桡侧上方。

主治 腹部胀气、腹痛等。

按摩方法 每日揉掐数次。

升结肠

定位 在右手掌侧，第4、第5掌骨之间，约平虎口水平之间的带状区域。

主治 结肠炎等。

按摩方法 向手指方向推按20～30次。

横结肠

定位 在右手掌侧，升结肠反射区至虎口之间的带状区域，左手掌侧与右手掌相对应的区域，其尺侧接降结肠反射区。

主治 腹胀、腹泻、便秘、结肠炎等。

按摩方法 向手腕方向推按30次左右，以有酸胀感为宜。

降结肠

定位 在左手掌侧，上端约平虎口水平，第4、第5掌骨之间至腕骨之间的带状区域。

主治 腹胀、腹泻、便秘、消化不良、结肠炎等多种病症。

按摩方法 向手腕方向推按30次，每日数次。

乙状结肠

定位 在左手掌侧，第 5 掌骨底与钩骨交接的腕掌关节处至第1、第2掌骨结合部的带状区域。

主治 直肠炎、便秘、结肠炎等。

按摩方法 由尺侧向桡侧推按或点按20～40次。

肛管、肛门

定位 在左手掌侧，第 2 腕掌关节处，乙状结肠反射区的末端。

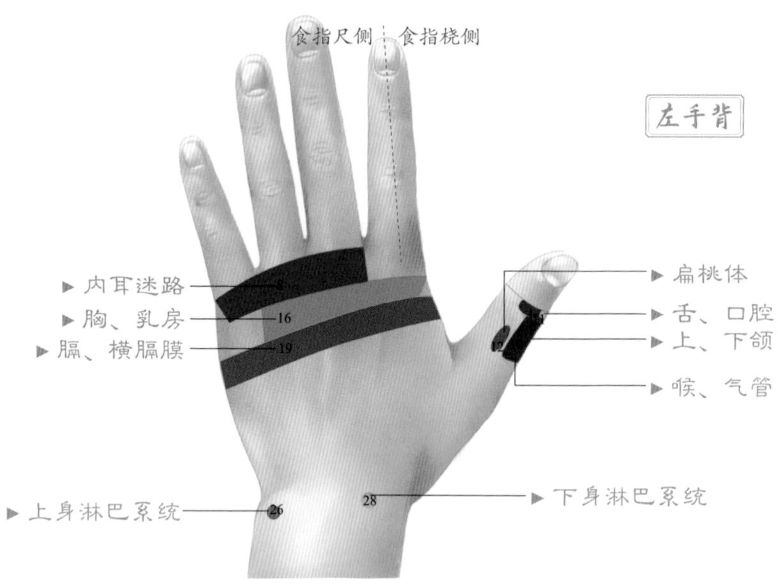

主治　肛门周围炎症、肛周脓肿、痔疮、肛裂、便血、便秘、脱肛等。

按摩方法　用力掐按20～30次。

舌、口腔

定位　双手拇指背侧，手指间关节横纹的中央。

主治　口腔溃疡、口舌生疮、口干等。

按摩方法　用力掐揉或点按10～20次。

扁桃体

定位　双手拇指近节指骨背侧正中线的两侧，即喉、气管反射区的两侧。

主治　扁桃体炎、咽喉肿痛、发热等。

按摩方法　向手指尖方向用力推按，以有麻胀感为宜，每次20～30次。

喉、气管

定位　双手拇指近节指骨背侧中央。

主治　咽喉炎、气管炎、咳嗽、气喘、口干舌燥等。

按摩方法　在反射区的敏感点向手腕方向推按10～20次。

内耳迷路（平衡器官）

定位　双手背侧，第3、第4、第5掌指关节之间的指根结合部。

主治　头晕、耳鸣、高血压、晕车船等。

按摩方法　在反射区的敏感点以拇指、食指沿指缝向手指方向推按10次左右。

上、下颌

定位　在双手拇指的背侧，拇指指间关节横纹与上下最近皱纹之间的带状区域。横纹远端为上颌，横纹近端为下颌。

主治　牙痛、牙龈炎、牙周炎、颞下颌关节炎、打鼾等。

按摩方法　在反射区的压痛点由尺侧向桡侧推按或点按20次。

胸、乳房

定位　在双手手背第2、第3、第4掌骨的近手指端，内耳迷路区域之下。

主治　胸部疾患如肺病、心脏病、乳房疾患、乳汁不足、胸部满闷、胸部软组织损伤等。

按摩方法　由腕背方向向桡侧推按或掐按20次。

膈、横膈膜

定位　手背侧，横跨第2、第3、第4、第5掌骨靠近中点的带状区域。

主治　消化不良、小儿积食、呃逆、恶心等。

按摩方法　由桡侧向尺侧推按20～30次。

上身淋巴系统

定位　在双手背部尺侧，手背腕骨与尺骨之间的凹陷处。

主治　各种炎症、免疫力低下等。

按摩方法　在反射区的敏感点用力按压10～30次，以局部感觉酸麻为宜。

下身淋巴系统

定位　在双手背部的桡侧，手背腕骨与前臂桡骨之间的凹陷处。

主治　各种炎症、发热、水肿、囊肿、子宫肌瘤、蜂窝织炎、免疫力低下等。

按摩方法　在反射区的敏感点用力按压10～30次，以有酸胀感最佳。

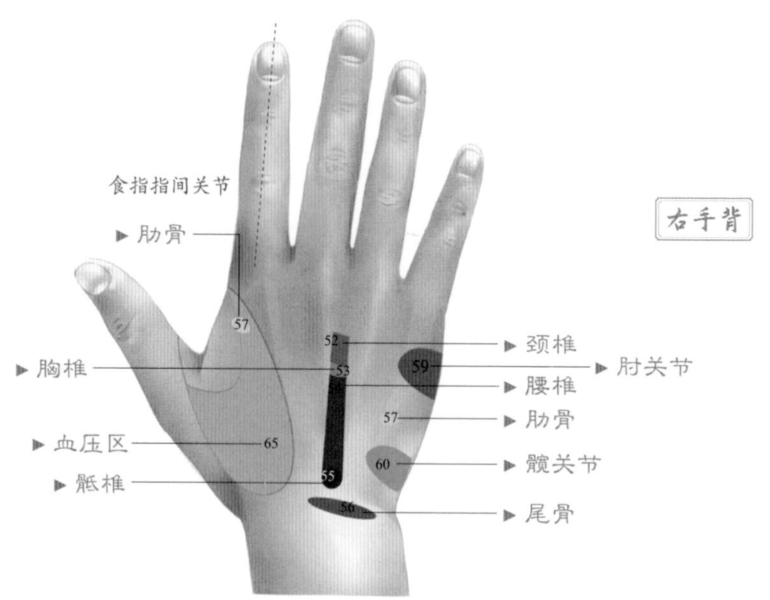

颈椎

定位 在双手背侧，第3、第4掌指间，约占整个掌骨体的1/5。

主治 颈椎病及颈椎病引起的头痛、头晕、耳鸣、胸闷、颈椎酸痛或僵硬等病症。

按摩方法 由反射区敏感点的远端向手腕方向推按20～30次。

胸椎

定位 在双手背侧，第3、第4掌指间，约占整个掌骨体的1/2。

主治 颈肩部、背部软组织损伤，心脏供血不足引起的胸闷、胸痛、心悸等，肺炎、支气管炎等。经常按摩此穴位，能改善胸部的血液循环，增强肺的气体交换能力，提高机体的免疫功能。

按摩方法 由反射区敏感点的远端向手腕方向推按20～30次，至有酸麻热胀感为最佳。

腰椎

定位 在双手的背侧，第3、第4掌指间，约占整个掌骨体的1/2。

主治 慢性腰扭伤、腰肌劳损、腰背酸痛、腰椎骨质增生、腰椎间盘突出症、坐骨神经痛等。

按摩方法 由反射区敏感点的远端向手腕方向推按20～30次，至有酸麻热胀感为最佳。

骶椎

定位 在双手的背侧，第3、第4掌指间，腕掌关节结合处。

主治 腰骶部损伤、坐骨神经痛、便秘、女性盆腔炎、男性前列腺炎等。

按摩方法 由反射区敏感点的远端向手腕方向用力掐按20～30次，至有酸麻热胀感为宜。

尾骨

定位 在双手背侧，腕背横纹区域。

主治 骶尾骨的损伤、疼痛，大便燥结，痔疮等。

按摩方法 在反射区的敏感点用力掐按20～30次。

肘关节

定位 在双手的背侧，第5掌骨体中上部尺侧。

主治 肘部的软组织损伤，如网球肘、学生肘、矿工肘等，风湿性关节炎等。

按摩方法 在反射区痛点反复点刺或掐揉20～30次。

髋关节

定位 在双手的背侧，腕背横纹上缘尺侧。

主治 坐骨神经痛、髋关节疼痛、腰背部不适、便秘、痔疮等。

按摩方法 在反射区的敏感点用力掐按20～30次。

肋骨

定位 手背侧，内侧肋骨反射区位于第2掌骨体中部偏远端的桡侧，外侧肋骨反射区位于第4、第5掌骨之间近掌骨底的凹陷中。

主治 各种肋骨病变、肋间神经痛、胸膜炎、不明原因的胸痛、心前区不适、胸闷、支气管炎、肺炎等。

按摩方法 在反射区的敏感点用力点按20～30次，每日数次，至反射区有热胀感为最佳，避免损伤皮肤。

血压区

定位 手背侧，由第1掌骨、阳溪穴、第2掌骨所包围的区域及食指近节指骨近端1/2的桡侧。

主治 高血压或低血压所致的各种症状，如头痛、眩晕、视物不清、下肢浮肿、肾功能不全等。

按摩方法 每次按揉反射区10～20分钟。

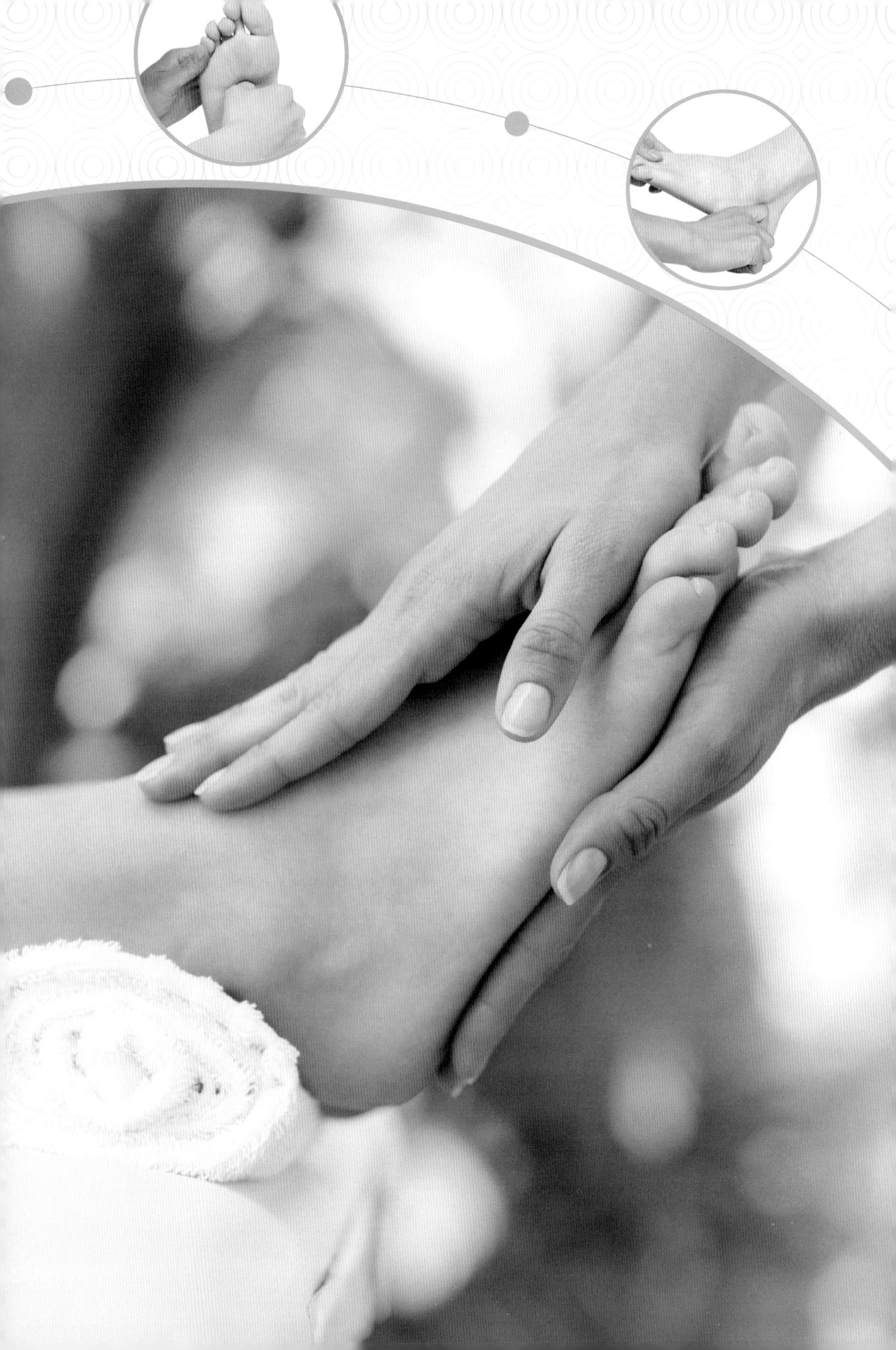

第二章

认识足，掌握足底保健

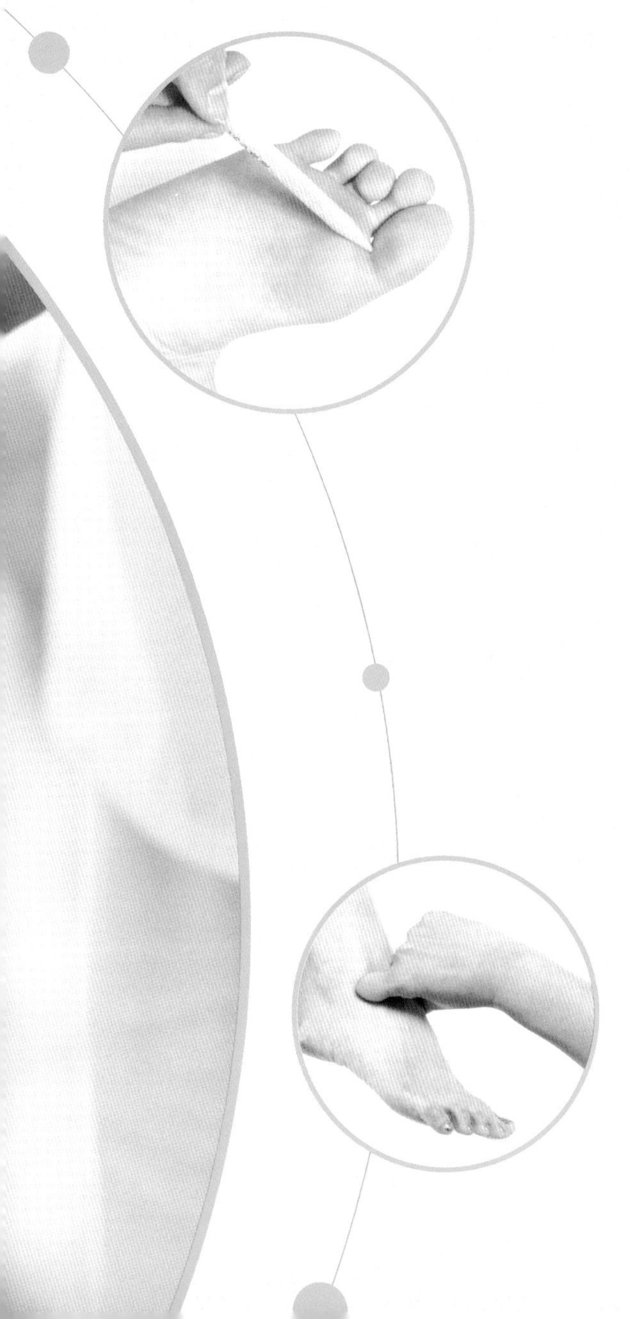

右足底反射区图

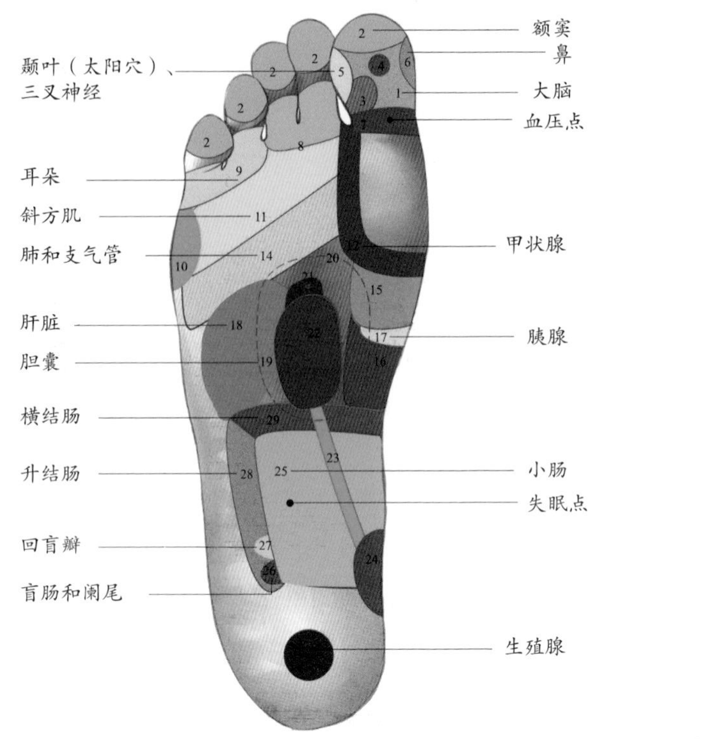

左足底反射区图

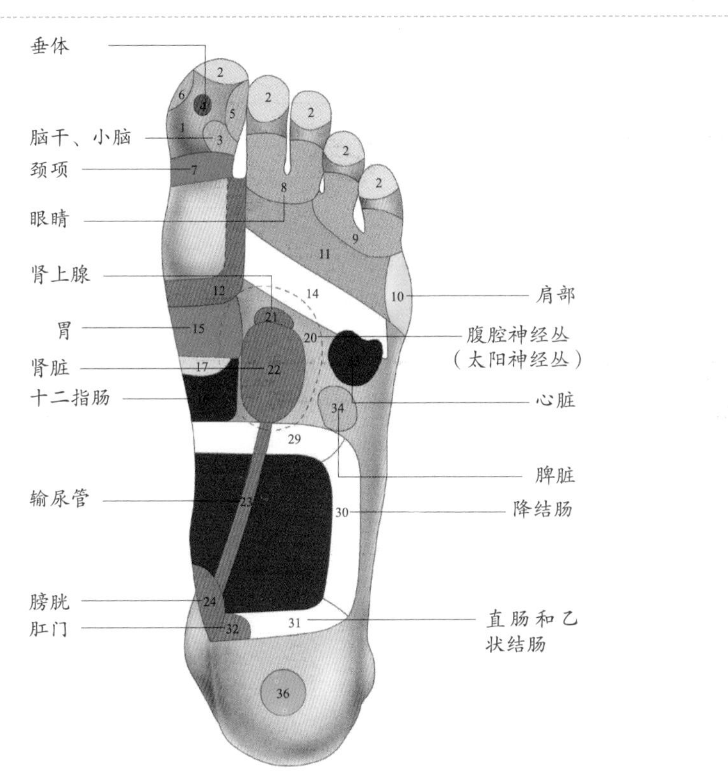

足背反射区图

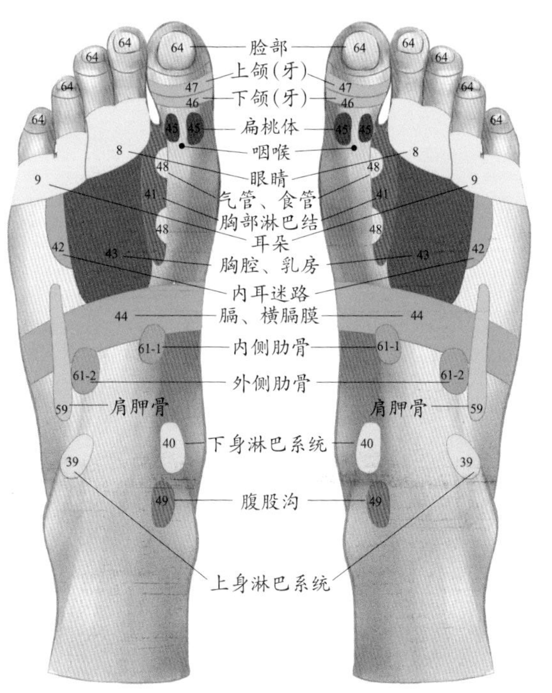

足内、外侧反射区图

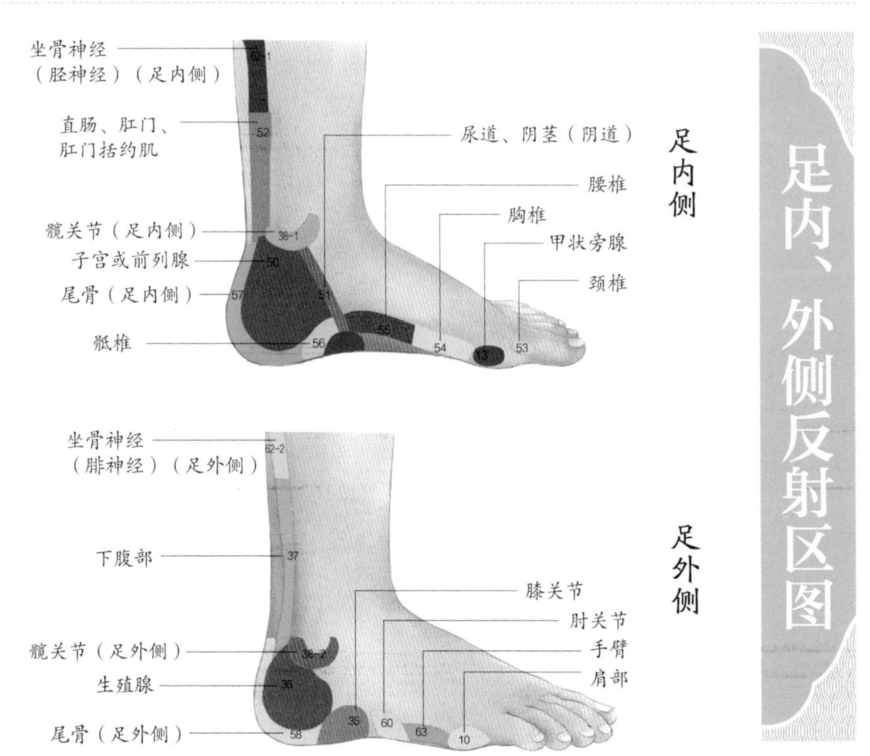

足部生物全息对应图

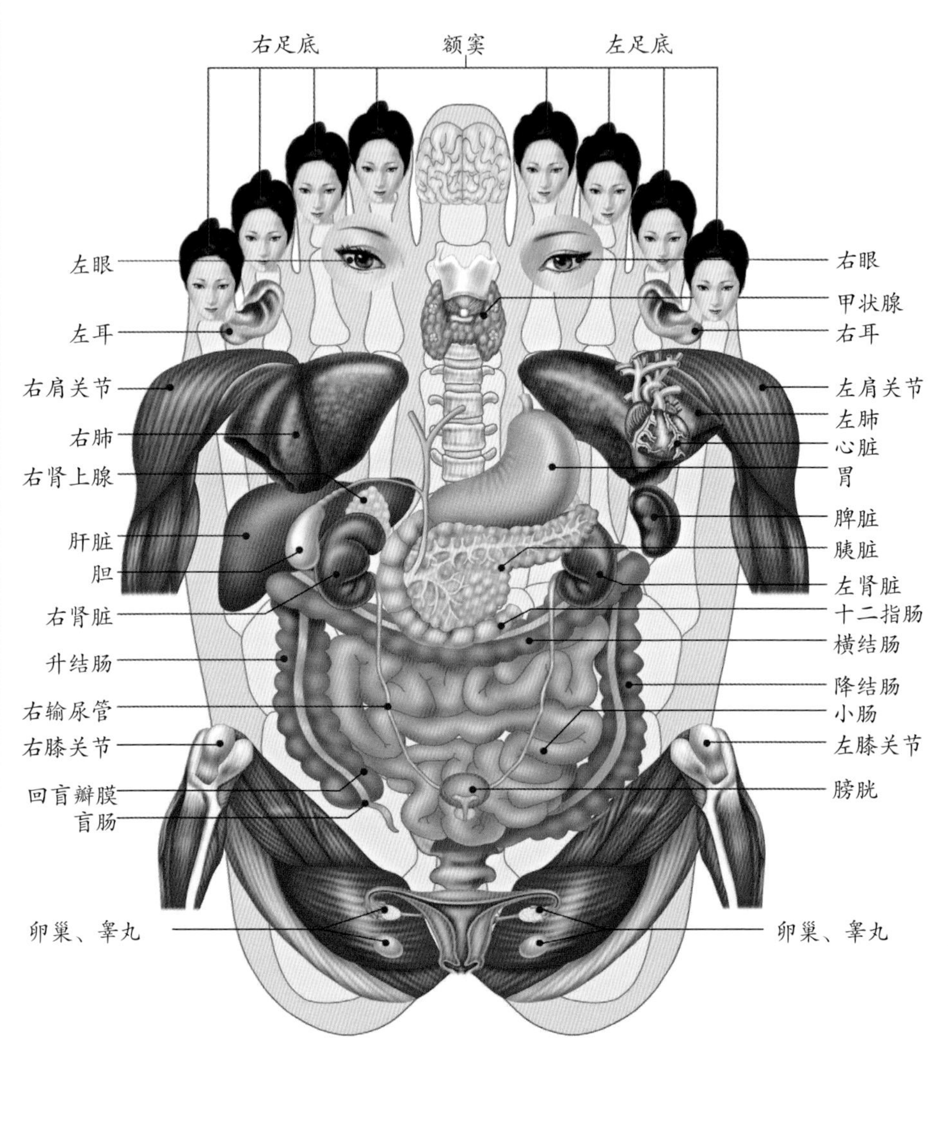

右足底
额窦
左足底
左眼
右眼
甲状腺
左耳
右耳
右肩关节
左肩关节
右肺
左肺
心脏
右肾上腺
胃
脾脏
肝脏
胰脏
胆
左肾脏
右肾脏
十二指肠
横结肠
升结肠
降结肠
右输尿管
小肠
右膝关节
左膝关节
回盲瓣膜
膀胱
盲肠
卵巢、睾丸
卵巢、睾丸

足部按摩为什么能祛病

足被誉为人体的“第二心脏”，这种说法是根据生物全息理论来确定的。足底是很多内脏器官的反射区，按照生物全息论的观点，脚穴同耳穴、第2掌骨侧一样，是人体的缩影，紧密联系着全身脏腑器官。如果脏腑有病，就会由足部反射区表现出来，以此为依据可确定脏腑的病变。树之繁茂首在根深，而人之足犹如树之根，是人体之根和元气凝聚之点，足部健康关系到全身的健康。

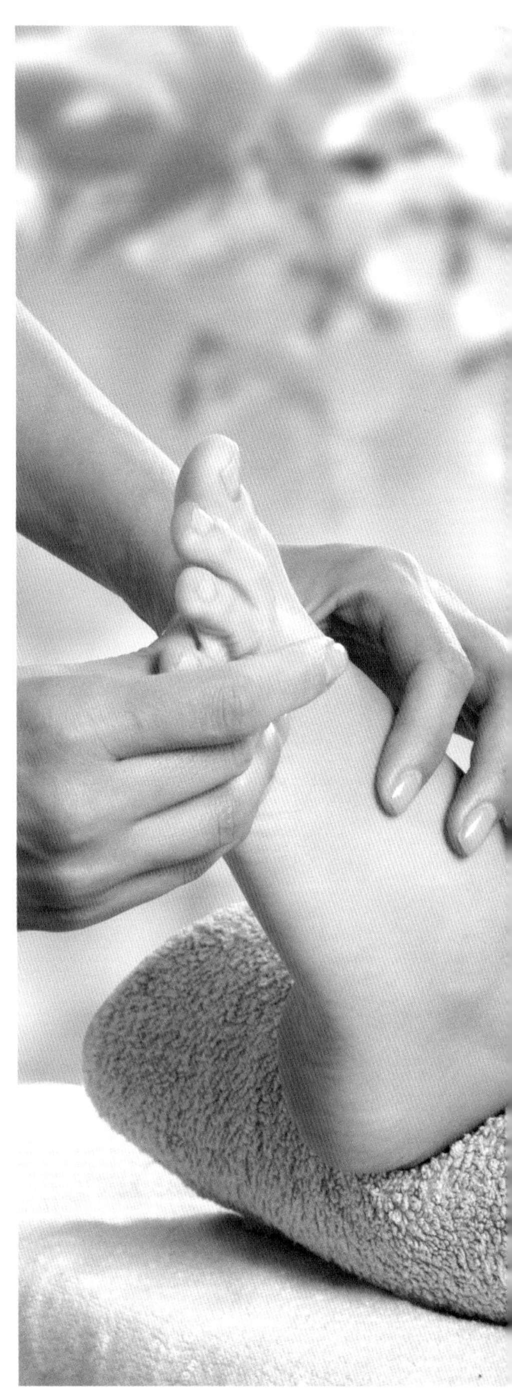

足部按摩的作用

人体的各器官在足部都有相应的反射区。当人的脏器有病理改变或即将患病时， 在脏器的反射区就会出现疼痛、色泽改变、结节、硬块或条索状物等症状。

国外有人认为，当病变程度达到10%时，用足部诊病的方法便可发现征兆；而当人体出现自觉症状，能够被医疗仪器检测出来时，病变程度已达70%。如胃出血患者，当患者尚无严重病症出血时，在足部胃反射区就可出现出血点；高血压患者在出现脑出血前，足部额窦区就已呈现像磨破的血丝充血现象；脑痴呆的患者，在发病的几年前双脚的足大趾会呈三角形、脑部反射区会有阳性物及皱缩，并伴有肌肉变薄等现象。根据这一发现， 就可以预测其可能要发生的疾病，从而设法阻断疾病的发展，把疾病消灭在萌芽状态。而对于心脏病、脑卒中、癌症这样的高危性疾病，早期发现、早期治疗的意义是众所周知的。

望足诊病

望足形诊病

◎女性足跟部骨骼变形，可能伴有盆腔病变。

◎第2趾压迫第1趾提示可能有偏头痛。

◎足大趾肿胀，可能为高血脂、高血糖、高胆固醇。

◎脚踝水肿提示可能有肾盂肾炎，足跟和踝部的变化可能反映泌尿生殖系统有疾患：隆起多可能为泌尿系统结石，凹陷多可能为肝硬化。

◎内踝出现紫斑点可能为痛经或子宫疾病。

◎干瘦无华的脚掌提示失眠、精力耗损等。

◎脚部湿度过大，可见于肾虚等。

◎脚部干燥，连趾缝间都是干的，心脾功能可能不佳。

望足色诊病

◎足色苍白，多为贫血，且呈现肾虚症状，畏寒怕冷较明显。

◎足色暗红或紫色，可能提示身体有炎症，血液循环受影响，有气滞血瘀现象；也可能是酒后的反应。

◎足色为黄色，可能多为肝胆疾病，或为肠胃失调，或为脾虚。

◎足色为青色（或是足大趾局部出现青色），可能多为中风先兆，或为肝风、手足拘挛等。

◎足色为黑色，可能为剧痛发作或瘀血等。

◎足部呈暗红色，烧灼样疼痛且夜间加重，指甲萎缩，提示可能发生糖尿病并发症。

◎足部出现黄咖啡色、紫红咖啡色，应及时去医院进一步检查，看是否有恶性肿瘤。

望反射区诊病

◎足部反射区局部出现明显肿胀、隆起，可能提示与该反射区相对应的脏腑器官患有慢性器质性病变。足部反射区局部出现明显的凹陷，可能提示与该反射区相对应的脏腑器官可能“缺损”或“已摘除”。

◎足内侧缘脊柱反射区的骨突畸形，提示其所对应的脊柱节段可能有病痛。

◎在胸椎反射区的下部或腰骶反射区有突起，常表示该部位可能有病痛（或酸胀感），或有过外伤。

◎肝胆反射区隆起，提示可能有脂肪肝，或胆囊炎，或结石症。

◎小肠反射区肿胀反映可能是消化吸收不良。

◎前列腺或子宫反射区隆起提示可能有前列腺肥大，或前列腺炎，或子宫肌瘤，或怀孕。

◎足部膀胱反射区隆起明显，可能常憋尿或肾虚。

望趾甲诊病

正常的趾甲呈粉红色、弧形、坚韧，富有光泽，表面光滑，压其尖端放开后血色立即复原。

◎趾甲苍白的人可能贫血。

◎趾甲灰白的人可能有甲癣。

◎趾甲半白半红的人可能有肾病。

◎黄甲可能多见于肾病综合征、甲状腺功能减退、黄疸型肝炎等疾病。

◎紫甲可能是心肺有病的征兆。

◎蓝甲和黑甲可能是甲沟炎或服用了某些药物造成的。

◎畸形趾甲如嵌甲（趾甲扣嵌入肉内，俗称“甲沟炎”）为可能肝气郁滞或神经系统疾患。

◎趾甲平坦，按压后由白变红复原缓慢，趾甲根部圆形部分较小，提示患者可能患有心脏疾病。

◎趾甲出现纵纹，则表明该患者过度疲劳，可能患有神经系统和呼吸系统的疾病。

◎儿童甲下有白斑或红白相间斑点可能为小儿虫疾。

望足趾形态、颜色诊病

◎足大趾皮肤及皮下组织干瘪失去正常弹性，提示可能有脑动脉硬化、脑供血不足、脑萎缩等病变。

◎如右足大趾比左足大趾大，表示该人身体健康；若左足大趾大于右足大趾，表示该人身体可能处于紧张疲劳状态中，或提示该人可能有性功能减退及易患器质性疾病。

◎左足大趾外翻的人，其颈椎、甲状腺反射区可能有组织变异，提示其生理功能可能受到影响。

◎右足第2趾比其他足趾更向下跃出时，大多数可能是无食欲的表现；往上跃出时，则表示食欲可能会很好（见下图）。

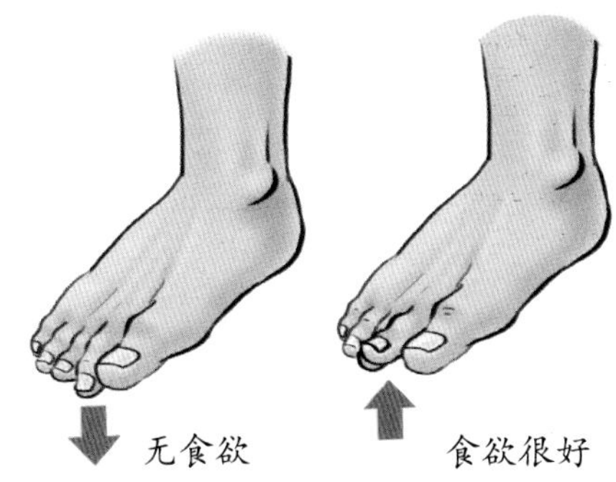

◎双足大趾干瘪无力者，表示该人可能长期患有失眠症、神经衰弱等神经系统疾病。

◎右足大趾有上翘的现象，揭示该人的肝功能可能不正常。

◎两足趾关节、踝关节，也可并见膝关节对称性肿大变形，多可能见于类风湿性关节炎。

◎双足第4趾趾根部的下方出现硬结，提示该人肝功能可能不良，容易患眼部疾病。

◎足大趾尖端出现青紫色，可能为脑血管病变或失眠、神经衰弱。

◎足大趾趾腹发紫，可能说明大脑缺血、缺氧；有黑斑点，可能胆固醇偏高；如为暗红色，可能多为血脂偏高。

◎足部的趾间疣、鸡眼、静脉瘤、瘢痕说明相应组织器官可能潜在有机能障碍，或可能有慢性炎症所形成之痕迹。

足部按摩的常用工具

牙签、圆珠笔尖端、发夹、针具

为了增强按摩效果，单纯或配合使用牙签、圆珠笔尖端、发夹等尖锐物品刺激穴位也不失为一种简便有效的方法。尖锐物刺激时间虽短但刺激强度较大，起效快（图①）。

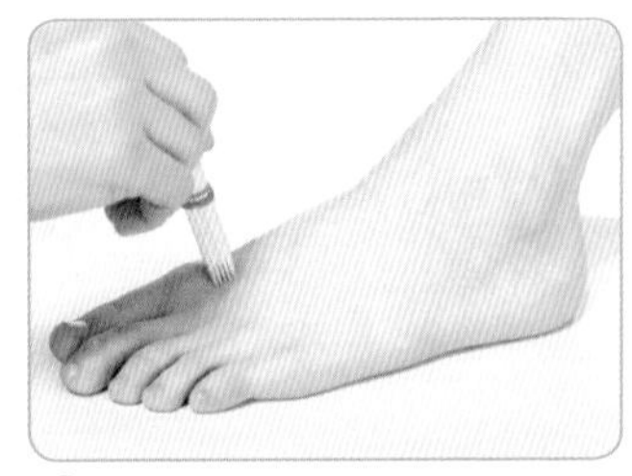
① 牙签束尖端刺激穴位

核桃

取两个核桃，一个放在脚的足大指下面，另一个放在小趾下面，然后将这两个核桃不断向一个方向聚合，再往两个方向分开，这样不断转动核桃，直至脚部发热为止。

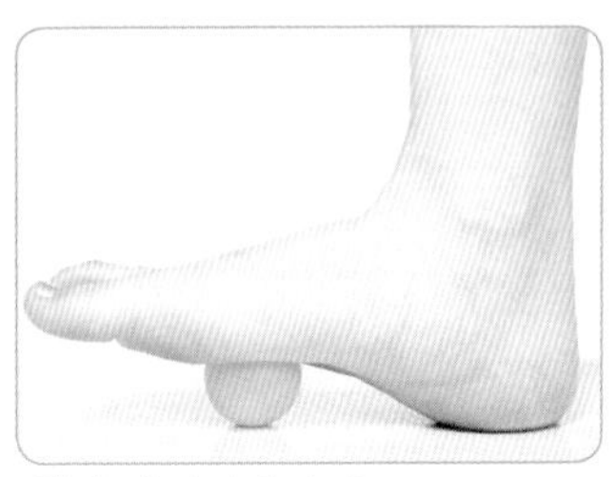
② 脚掌踩踏乒乓球

高尔夫球、乒乓球

取一高尔夫球或乒乓球，置于脚掌下踩踏，来回滚动，至脚掌发热为止。此方法能刺激足底组织，从而起到舒经活络、行气活血的作用（图②）。

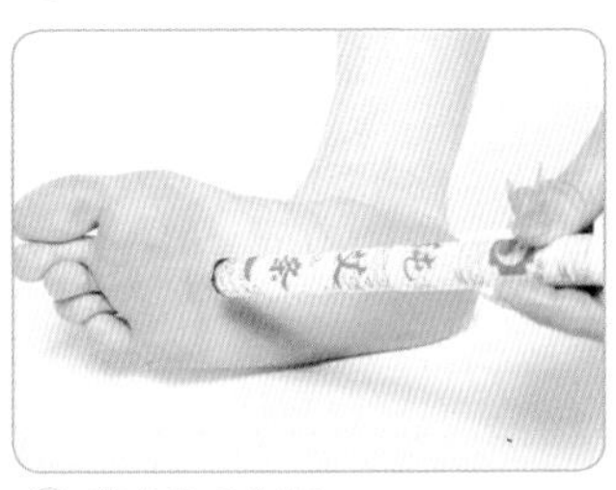
③ 艾条灸反射区

木棍、木槌

选一根表面光滑的木棍，放在地上，脚放于木棍上来回滚动。用木槌击打足部足底反射区较大的部位，力度由轻到重，以能耐受为度，不可用暴力。

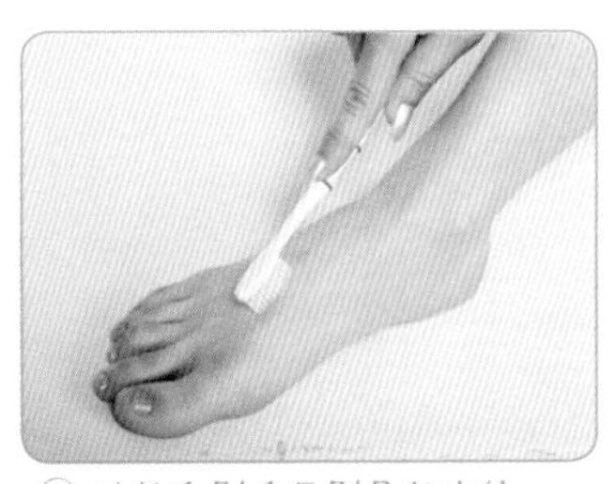
④ 以软毛刷反复刷足部穴位

电吹风、艾条

用电吹风吹出的热风，或用点燃后的艾条，对足部不适区或反射区进行熏烤，可以温经通络、缓解疲劳。但一定要与皮肤保持适当距离，以有温热感为度，以免烫伤（图③）。

软毛刷

用软毛刷可以对足底进行反复刷动按摩，适用于刺激面积较大的反射区，此法刺激强度较弱，适合耐受力较差的人采用（图④）。

足部按摩的注意事项

足部按摩的禁忌证

◎各种严重出血性疾病，如脑出血、消化道出血、内脏出血、血友病等。

◎急性心肌梗死，严重的心、肝、脾、肾功能衰竭。

◎女性经期和妊娠期。

◎一些外科疾病，如急性阑尾炎、腹膜炎、肠穿孔、骨折、关节脱位等。

◎传染性疾病，如肝炎、结核等。

◎各种中毒，如煤气、药物、食物中毒，毒蛇、狂犬咬伤等。

◎严重的精神病。

足部按摩的注意事项

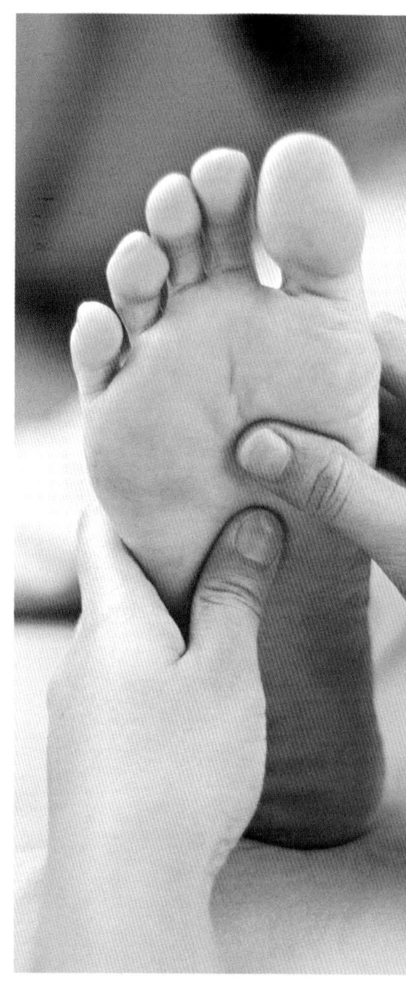

◎饭前30分钟、饭后1小时内不宜做足部按摩。

◎足部按摩前后，施受双方须饮300～500毫升温开水。

◎有严重心脏病、肾病的人及儿童、老人按摩前后饮水不要超过150毫升。

◎被按摩者在服药治疗期间接受足部按摩不应停药。

◎按摩环境要保持安静、整洁、温度适宜，并保持空气流通，不要使被按摩者受凉。

◎按摩者的手要保持温暖。

◎按摩者在操作前一定要修剪指甲，保持手的清洁卫生，拿下戒指、手链、手表等硬物，以免划伤被按摩者。

◎避免压迫骨骼部位，防止骨膜发炎或出血肿胀。

◎足部按摩前，最好先用热水或中药泡脚20～30分钟，以增强敏感度，提高疗效。

◎按摩者在按摩每个反射区前，都应测试一下疼痛敏感点，以便有的放矢，在此着力按摩。

◎按摩时双足不要直对电风扇或过堂风，按摩后，双足不要立刻接触冷水，要注意双足的保温。

◎老人骨骼变脆，关节僵硬，小儿皮肤柔嫩，骨骼柔细，按摩时均不可用力过度，以免造成损伤，只可用指腹轻揉足部反射区。

足部保健方法

经常快步走

每日清晨或黄昏，在空气清新的公园、庭院，快走30分钟至1小时，能促使脚部发热，增进健康。如能持之以恒地做步行运动，保持下肢及脚部的温暖，能促进血液循环，使人健康长寿。有条件的话还可以到沙滩上赤足行走，兼有按摩脚底穴位的功效。每日坐车的人，可以早一点起床，走上一小段路。条件许可的话，可以先顺走一段，再倒走一段，接着又快步向前走，反复如此，可算是一项很好的运动。

竞走可增进健康。因为快行时，肺活量会增加，耗氧量也会增加，就促进了内脏功能。可以根据自己的实际情况选择路程长短。重要的是，要采取正确的竞走姿势，竞走时，身体要稍微前倾，然后跨出大大的步伐，再有意识地踮着脚尖并压着地面行走。久而久之会产生惊人的效果。

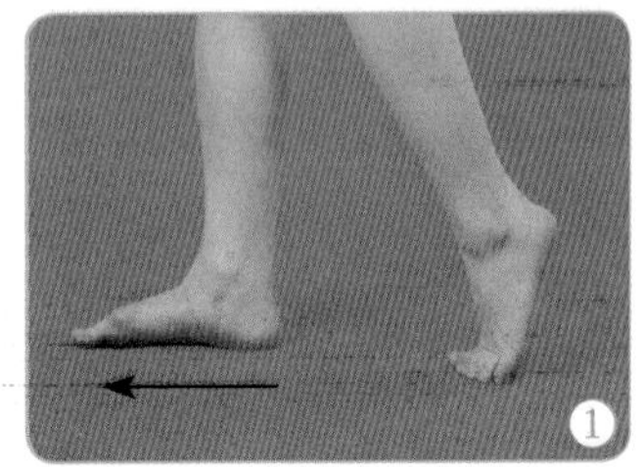

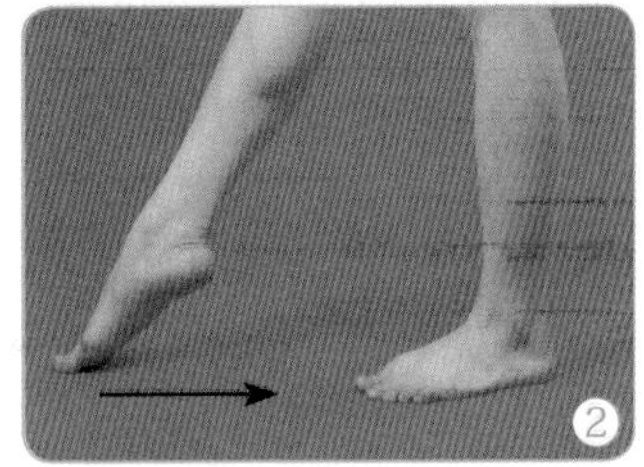

进三退二走法

向前走三步（图①），后退两步（图②），也可左右走或前后左右走，其余动作要点与倒走法相同，这种锻炼法在室内、室外均可进行。

单脚站立与下蹲法

单脚站立时，最好能踮起脚尖，并保持站住1～2分钟（图③），再换另一只脚交替进行。这样对腰部和脚部的强化作用会很大，而且有利于加强内脏的功能。单脚蹲时，先抬起一只脚，然后依自己的身体情况再逐渐地往下蹲（图④），过2～3秒后站起。如此反复多次，可由于伸展背肌、腰肌、脚底，尤其足大趾受到刺激，会大大增强对内脏和大脑的功能调节，从而消除疲劳，缓解精神紧张。

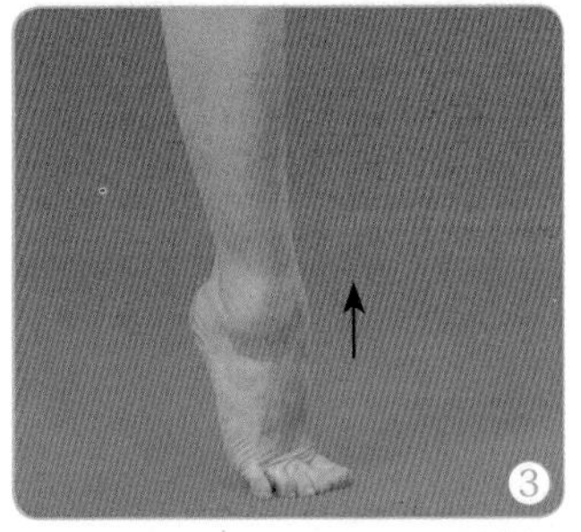

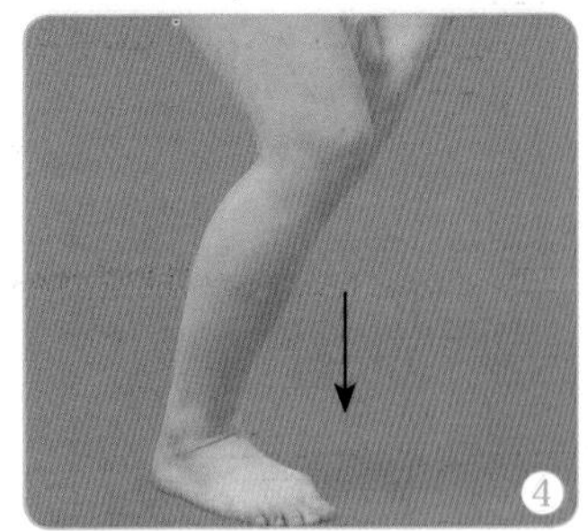

用脚跟走路锻炼法

身体直立，头端正，目平视，脚尖翘起，脚跟着地，身体重心后移至脚跟，保持身体平衡，左右脚依次前行（图⑤）。散步的同时试着用脚跟走路，这样可以治疗体弱，提高锻炼效果。

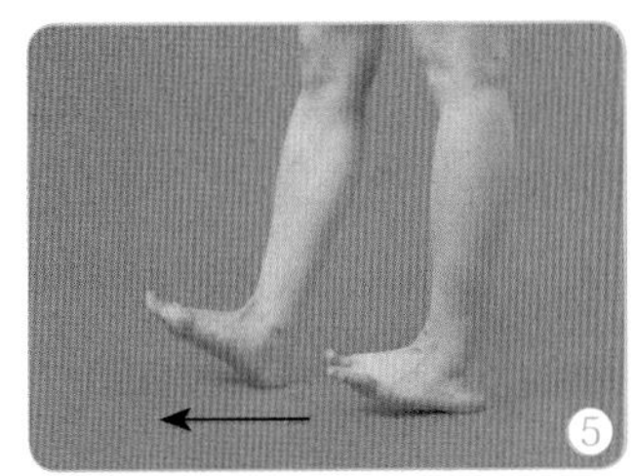

⑤

旋转脚掌法

以脚踝为轴心，脚掌做旋转状，顺时针、逆时针各旋转5次（图⑥）。

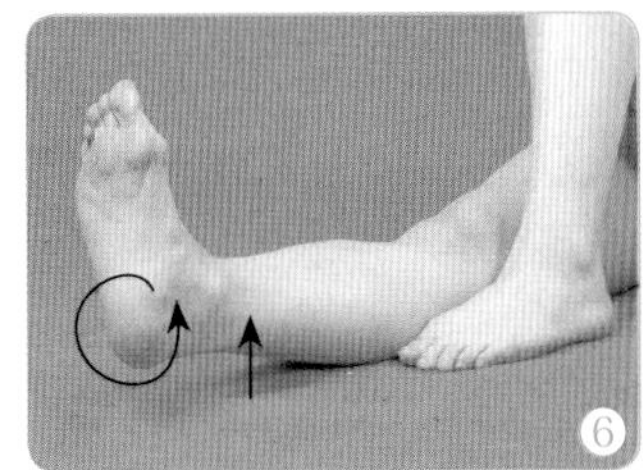

⑥

放松腿部法

坐在垫子或地上，两腿伸直，双手在身后撑地；然后两腿交替屈膝，并使之尽可能地靠近身体，紧接着用脚掌向前滑动，将腿伸直。此时应能听到脚与垫子或地面的摩擦声。然后换腿进行（图⑦、图⑧）。做此练习可使双腿得到充分的放松。

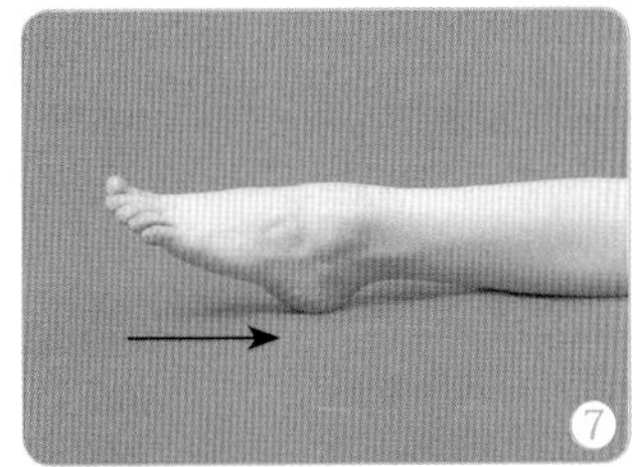

⑦

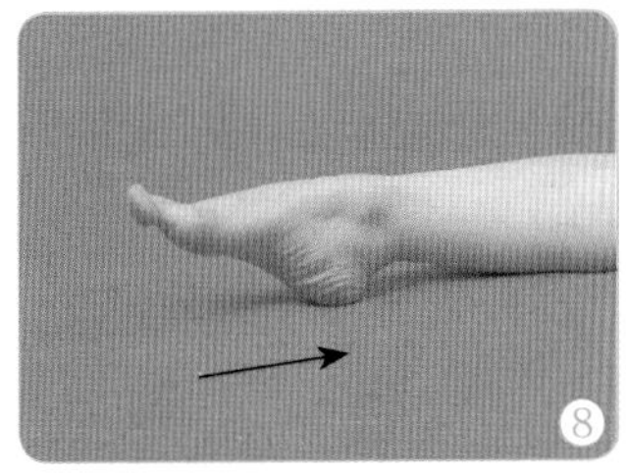

⑧

搓足法

揉搓大趾与小趾

如果我们每日用双手抓起脚的大趾，做圆形运动，同时搓揉数次，坚持5分钟，便可在无形中提高记忆力。因为脚的大趾与胰、脾相连，而胰与脾又与记忆力相关，所以经常揉搓大脚趾自然可以有效地提高记忆力。用相同的方法搓揉足小趾还可提高计算能力（图⑨）。因为脚的小趾与小脑相连，而小脑又与计算能力相关。

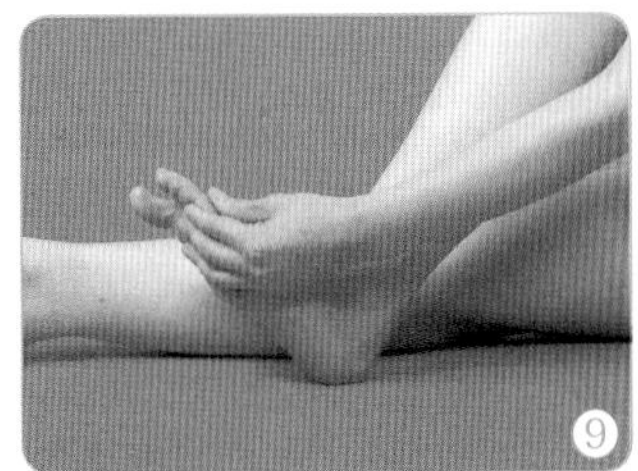

⑨

踏脚趾

脱去鞋袜后，用右脚的脚后跟，稍微用力地轮流踏左脚的大趾到小趾8次（图⑩），然后换脚进行，用左脚的后跟踏右脚的脚趾，这样重复多次，便可消除精神紧张。人的脚趾是与大脑和内脏相连的，所以重复地刺激脚趾，便可对大脑和内脏起到调节作用。

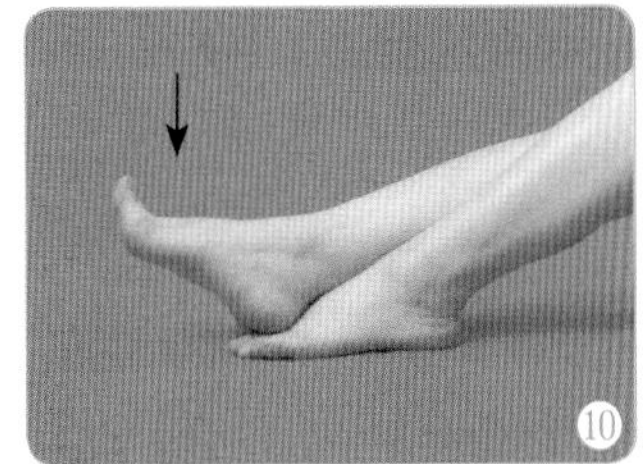

⑩

赤脚行走

在家中脱掉鞋袜后赤脚行走，可获得以下几点好处：一是锻炼脚心不着地的部分，而这部分又是人体平衡的重要支撑点，如果人体平衡功能不强，体内各部位负担不一，就会导致健康质量下降。二是赤脚可使五个脚趾保持一定间隔的自由运动，而不像穿上鞋袜那样紧紧贴在一起。正是因为脚趾之间协调的动作，人的行走姿势才健美、自然，故赤脚锻炼不仅能强身，而且能健美形体。

敲击足跟

脊椎肌肉是通过膀胱经与足跟相连的。对于长期伏案工作和坐办公室的人来说，往往会养成驼背的习惯，使得脊椎骨肌肉变得脆弱，这时在足跟部就会出现疼痛。如果能及时地以足跟为中心，有节奏地进行敲击，以稍有疼痛感为度（图⑪），每只脚分别敲击100次左右，症状就会得到缓解。但不可用力过度，以免引起出血。

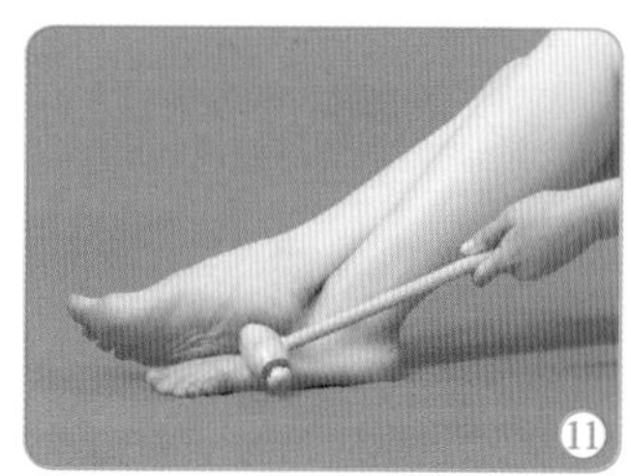
⑪

“双龙摆尾”去疲劳

具体方法是：端坐于床上，两脚平伸，并左右旋转摆动，在空中不断划“八”字形（图⑫、图⑬）。值得注意的是，整个运动的过程中要将腰部尽量挺直。这样持续刺激5～10 分钟，可使全身血液循环加快，并使腰腿膝盖处肌肉得到伸展，从而消除脚部的疲劳，使全身轻松愉快。另外，此运动因加速了全身的血液循环，故对因循环不佳而引起的疾病，如肩周炎、头痛等也能起到一定的治疗作用。

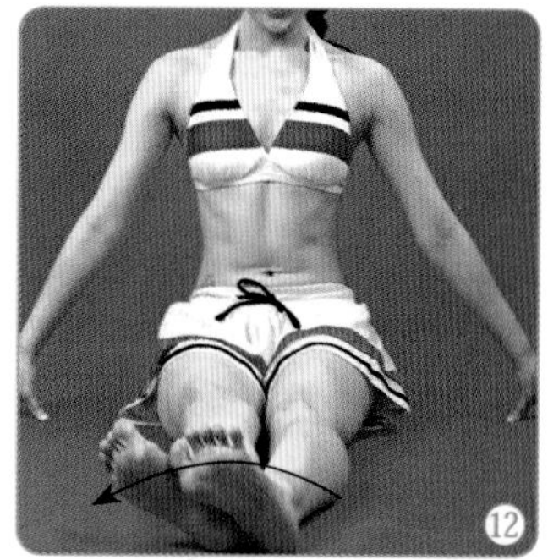
⑫

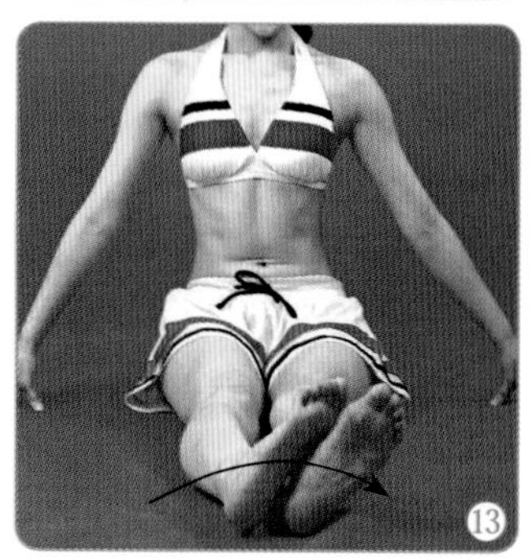
⑬

晃脚

做法是：身体稍微后仰，两脚抬起悬空；然后摇晃两脚；最后像蹬自行车那样有节奏地转动。每次做5～6分钟。此法可促进全身血液循环、解除疲乏感。

摩擦脚底

具体方法是仰卧于床上，举起双脚，然后用劲地相互摩擦，如果手能与足一起进行同样的摩擦，效果会更佳，只要摩擦20次左右，脚部便会有温暖的感觉，此时血液畅通，运行加快，对于周身的循环系统均有良好的促进作用。

给足部做做SPA

晒脚

在日光充足的地方脱掉鞋袜，将两脚心朝向太阳晒20～30分钟，称之为足心日光浴。此法可以促进全身代谢，加快血液循环，提升内脏器官的活力，使其功能得到充分发挥。

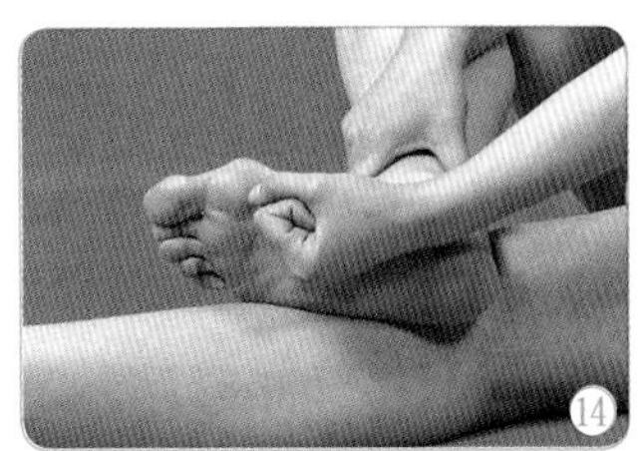
⑭

捶脚

理由与按摩相似，用一根棒槌或拳头轻轻捶击脚心（图⑭），每次50～100下，使之产生酸、麻、热、胀的感觉，左右脚各做1遍。

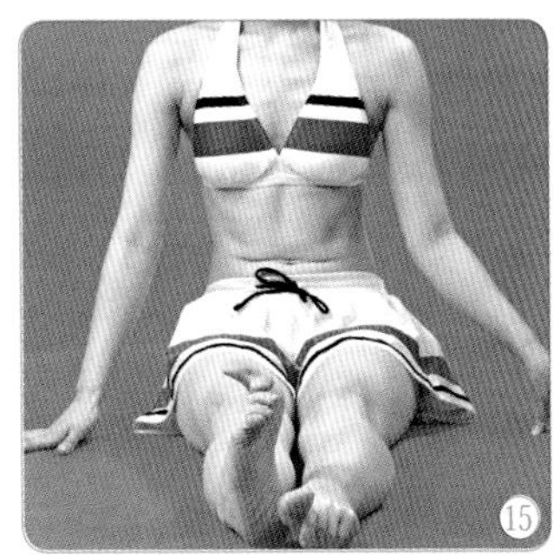
⑮

动趾

日本医学家发现，与提肛一样，经常活动脚趾可以健胃。并且，他们发现胃肠功能强的人，站立时脚趾抓地也很牢固。因此，胃肠功能较弱的人，不妨经常锻炼脚趾。每日抽出一点时间，练习用第2、第3趾夹东西，或在坐、卧时有意识地活动脚趾。如坐在床上或垫子上，将两腿伸直，先挺起大趾、缩下四趾（图⑮），然后伸直四趾，再缩下，反复操作。或是将五趾都尽可能地张开（图⑯），使得五趾之间的距离尽可能张开得最大。持之以恒，胃肠功能就会逐渐增强。

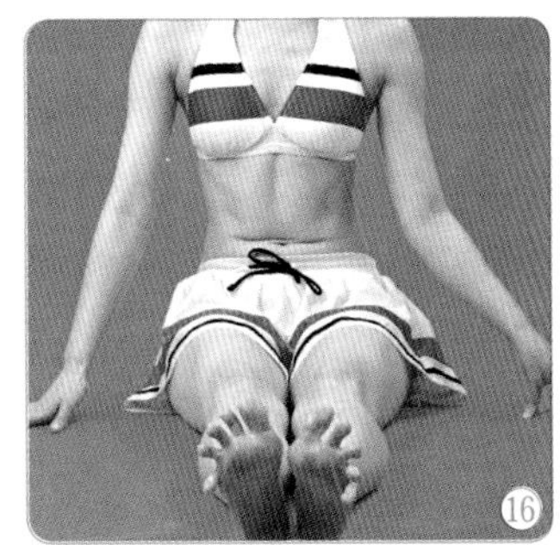
⑯

腿脚运动

上下振动脚跟

自然站立，双脚并拢，踮起脚尖使全身上举，并有规律地震动脚跟，使全身放松（图⑰），同时需要呼吸的配合。反复做5次。

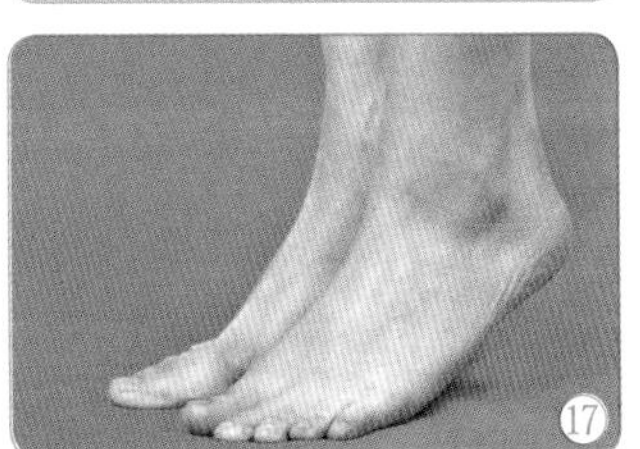
⑰

脚趾抓地

双脚脚趾抓地或空抓（图⑱），反复做5次。

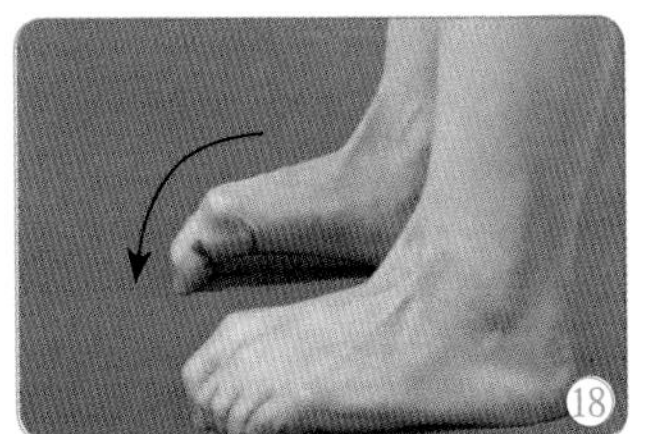
⑱

绷脚腿运动

双脚伸直，做勾脚动作，利用脚后韧带伸展的方式，将大腿、小腿及脚关节做牵引状（图⑲）。

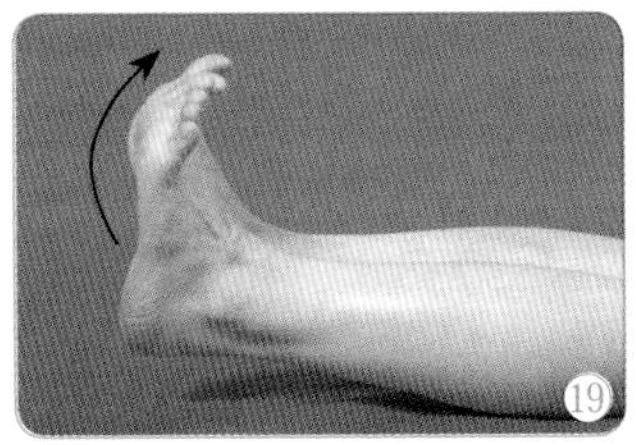
⑲

足部常用的按摩手法

单食指压刮法

按摩手法 以伸直或屈曲的食指桡侧缘压刮反射区。

操作要领 腕关节带动食指、中指、无名指、小指施加压力，以食指桡侧缘着力。

应用部位 胸部淋巴结、内耳迷路、内外踝下方的生殖腺反射区。

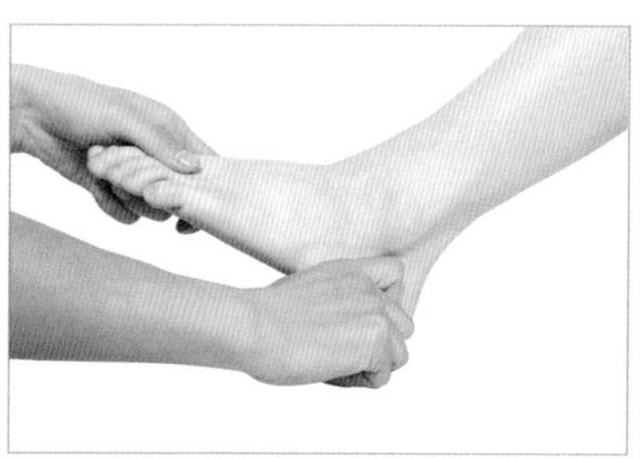

拇指扣拳法

按摩手法 以屈曲的拇指指间关节为着力点对反射区进行刺激。

操作要领 以指掌关节施力为主，本法力度容易把握，易于操作。

应用部位 广泛应用于多个反射区。

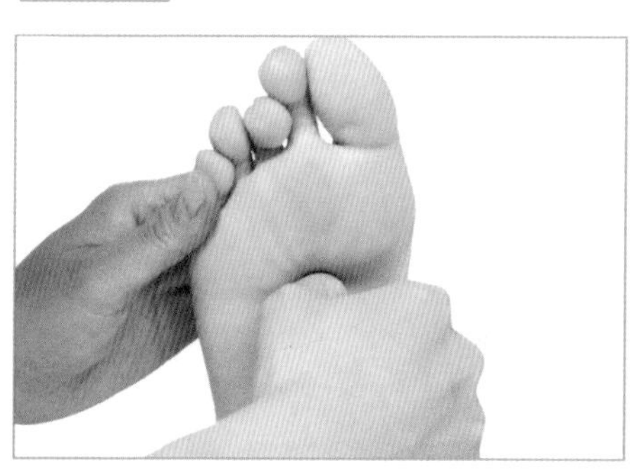

单手拳击法

按摩手法 操作手五指弯曲成拳，手指自然松开，手腕伸直，用掌根叩击脚底或其他部位。

操作要领 按摩者腕关节放松，用力要快速而短暂，垂直叩打脚底，速度要均匀而有节律。

应用部位 脚掌、脚跟等。

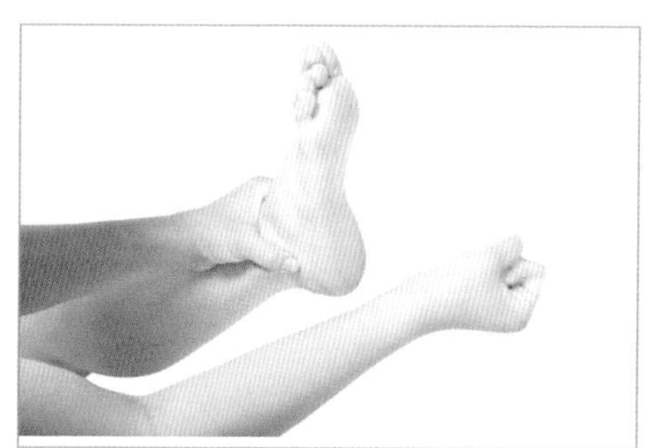

多指扣拳法

按摩手法 以食指、中指、无名指、小指屈曲的近端指关节来刺激穴位。

操作要领 一手要固定足部，另一手操作宜稳，避免滑动。

应用部位 小肠反射区。

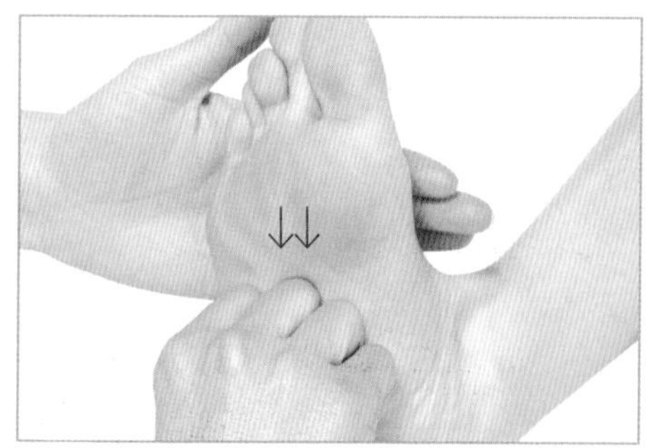

握足扣指法

按摩手法 食指指间关节屈曲，其余四指握拳，另一手拇指深入屈曲的食指中，以食指第1节指关节为着力点刺激穴位。

操作要领 以握拳的手腕为施力点，另一手拇指辅助以增加力度，其余四指固定足部。

应用部位 肾上腺、肾脏、垂体、生殖腺等反射区。

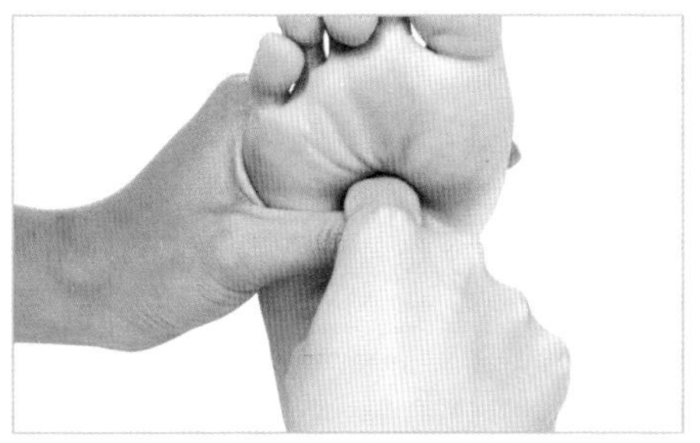

双指钳法

按摩手法 一手固定足部，另一手食指、中指弯曲成钳状钳住脚趾间穴位，挤压穴位。

操作要领 操作时以食指为着力点，中指起固定作用，根据不同部位调整力度。

应用部位 颈椎、甲状旁腺、肩关节等反射区。

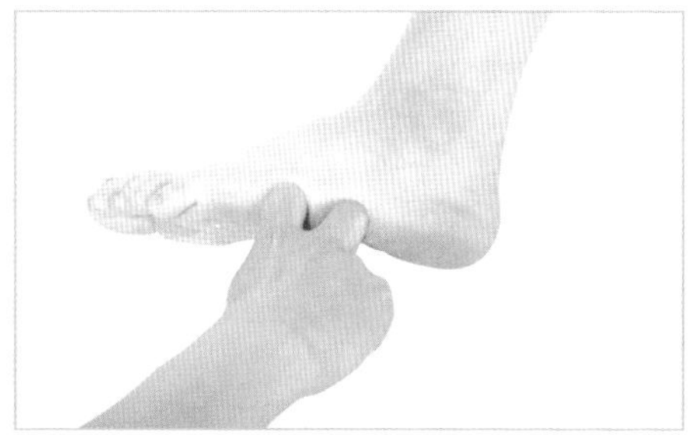

双指扣拳法

按摩手法 以手握拳，食指、中指屈曲，均使远节指关节突出，其余指握空拳。以食指、中指远节指间关节为着力点刺激穴位。

操作要领 腕关节施力点，以拇指固定在无名指上顶住弯曲的食、中二指，以防止滑动而影响疗效。

应用部位 胃、小肠、腹腔神经丛、肝脏等反射区。

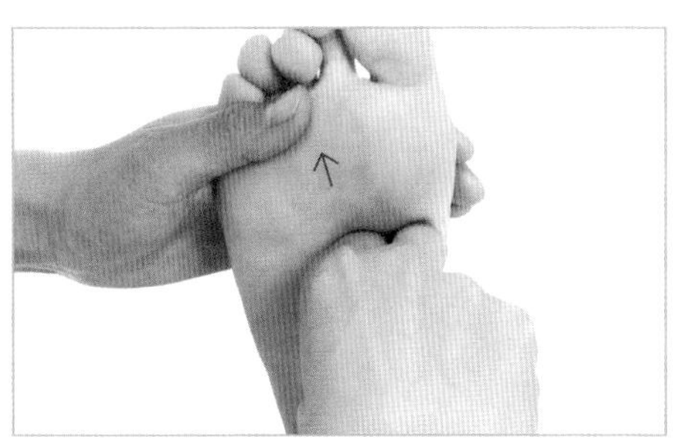

单食指扣拳法

按摩手法 一只手握住被按摩者足部，另一只手食指指间关节屈曲扣紧，其余四指握拳，以食指中节近远端指间关节背侧按压。

操作要领 本法为足部按摩常用手法，主要为腕关节施力。

应用部位 广泛应用于多个反射区，如胃、胰腺、十二指肠、肝脏、胆囊、肾上腺、肾脏、心脏等。

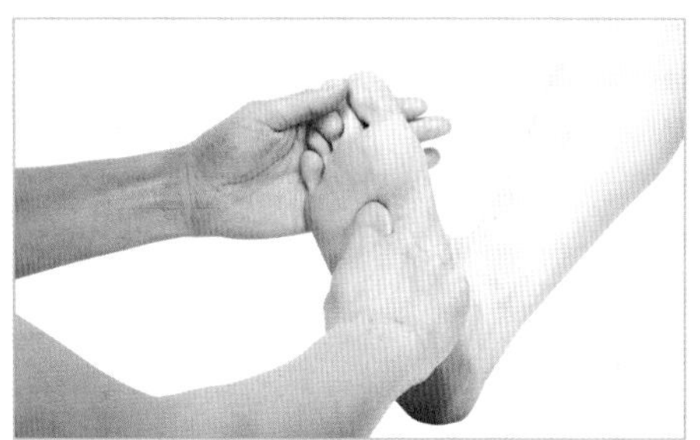

双拇指扣掌法

按摩手法　双手的拇指和其余四指张开，两拇指重叠，以拇指指腹进行压推。

操作要领　以双拇指重叠之处为施力点，动作应保持缓慢柔和。

应用部位　生殖腺、肘关节、肩胛骨等反射区。

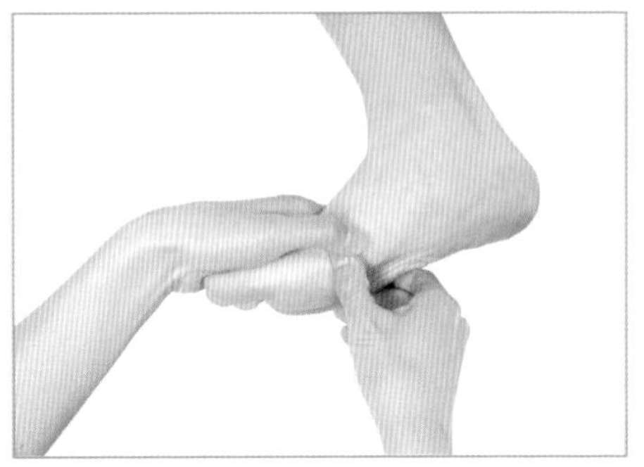

双拇指推掌法

按摩手法　双手拇指与其余四指分开，四指贴附于体表起支撑作用，以拇指指腹着力于反射区，稍用力单向压推。

操作要领　要以腕关节活动带动拇指活动来操作。

应用部位　肩胛骨、横膈膜反射区，也可用于按摩前后的足部放松。

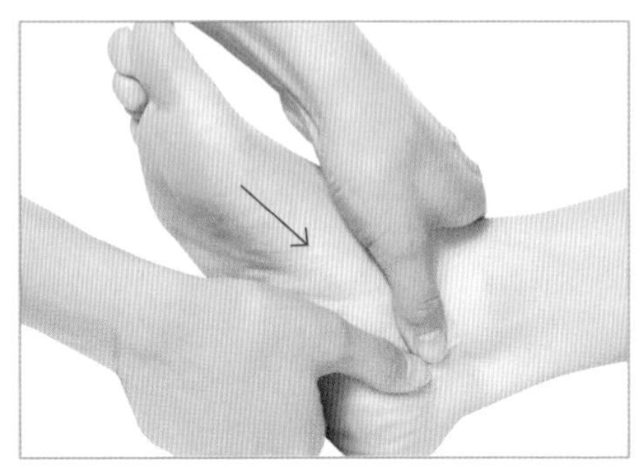

单指指勾拳法

按摩手法　操作手的食指、拇指略张开，其余3指握成拳状，以拇指支撑固定于体表，用食指桡侧缘为着力点进行压刮。

操作要领　按摩者的拇指与食指相对用力，以增加压力。

应用部位　甲状腺、内耳迷路、胸部淋巴结、咽喉、尾骨（足内侧）、尾骨（足外侧）等反射区。

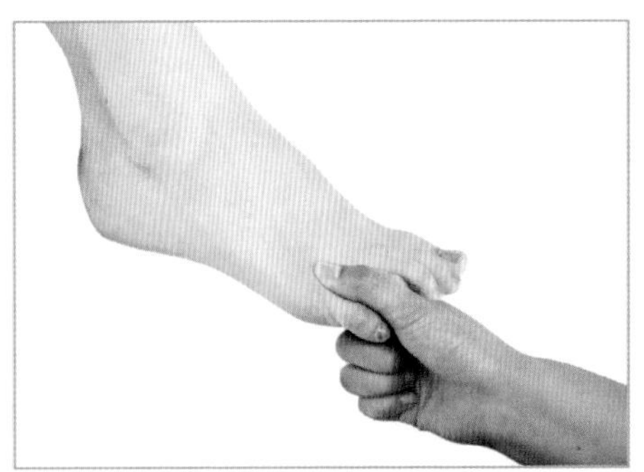

推掌加压法

按摩手法　一手拇指与其余四指分开，以拇指指腹进行推按，另一手掌按压于拇指上，协助用力。

操作要领　操作的拇指与辅助的四指应协调配合，同时用力，推动时不可左右偏歪。

应用部位　足内侧反射区，如胸椎、腰椎等。

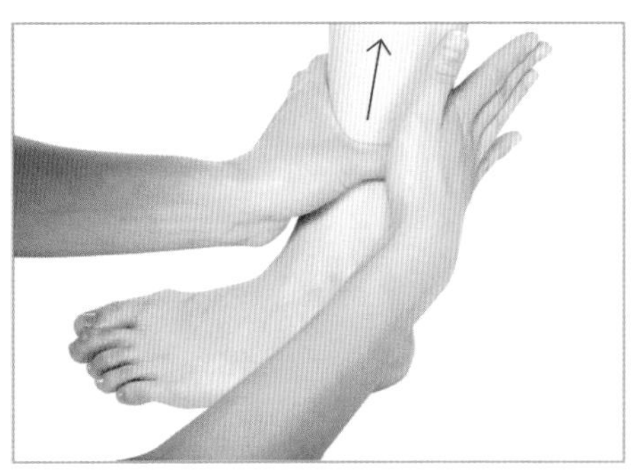

拇指扣指法

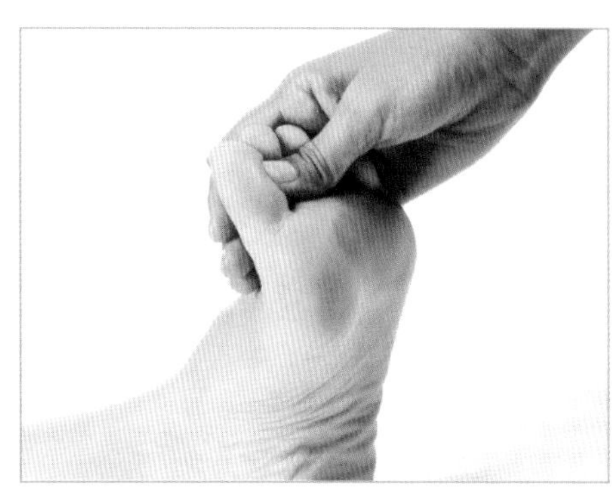

按摩手法 拇指屈曲与其余四指分开呈圆弧状，以4指为固定点，以拇指顶端进行按揉或推刮。着力点为拇指指尖，施力部位在大鱼际及拇指掌指关节，其余4指固定加力。

操作要领 力量适中，勿按揉或推刮出皮肤皱褶。

应用部位 小脑、三叉神经、鼻、颈项、扁桃体等反射区。

拇指食指扣拳法

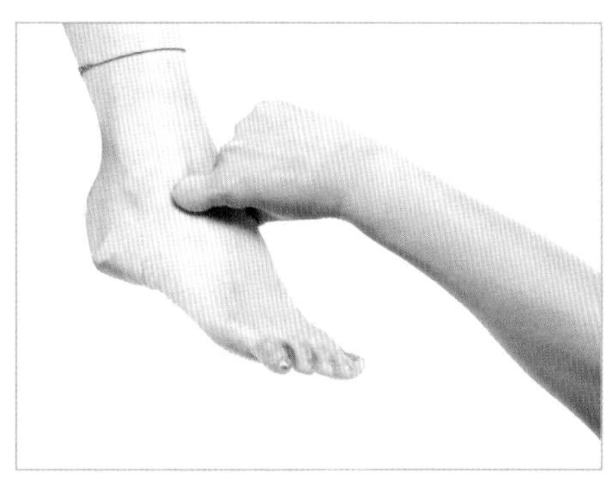

按摩手法 双手拇指、食指张开，拇指关节微曲，指腹朝前，食指远端指间关节弯曲呈90°直角，其余3指握拳，以双食指远端指间关节桡侧为着力点进行点揉。

操作要领 操作时以拇、食指及腕关节同时施力。本法刺激作用较强，力度应适当，频率要稍放慢。

应用部位 上身淋巴系统、下身淋巴系统等反射区。

双手食指压刮法

按摩手法 以双手伸直或屈曲的食指桡侧缘来压刮反射区。

操作要领 腕关节带动食指、中指、无名指、小指施加压力，以食指桡侧缘着力。

应用部位 胸部淋巴结、内外踝下方的生殖腺反射区。

足部保健小口诀

◎选好鞋，可“养脚”。

◎晚上泡脚有诀窍，40℃～60℃温度最适宜，同时要把脚来搓。

◎脚部对冷很敏感，时时要把暖来抱。

足底穴位及反射区对应图

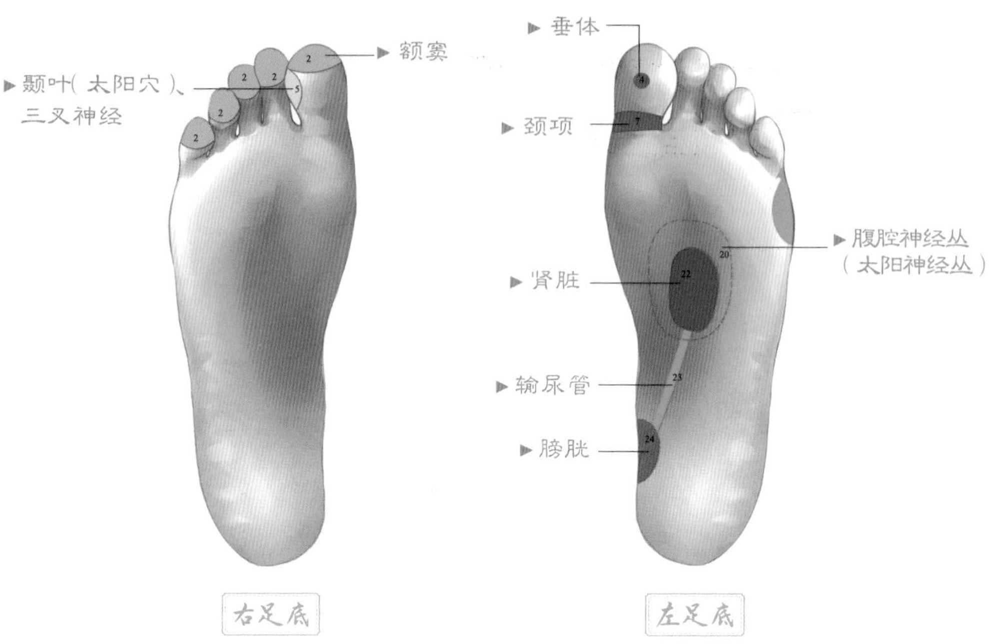

腹腔神经丛

定位 位于双足底中心，第3、第4跖骨中部，分布在肾脏反射区和胃反射区附近。

主治 胃肠神经官能症、腹泻、便秘、胃痉挛、呃逆、反酸等。

按摩方法 单食指指间关节左弧形刮压3～5次。

操作要领 按摩力度均匀，逐渐用力以增强渗透力。

肾脏

定位 位于双足足底中央第2、第3跖骨与趾骨关节所形成的“人”字形交叉后方中央凹陷处，即涌泉穴位置。

主治 肾盂肾炎、肾小球肾炎、肾结石、肾功能不全、水肿、尿毒症、风湿热、关节炎、高血压等。

按摩方法 用单食指指间关节定点按压3～5次。

操作要领 节奏稍慢，渗透力要强。

输尿管

定位　位于双足足底肾反射区至膀胱反射区之间，呈一斜线状区域。

主治　输尿管结石、输尿管炎、输尿管狭窄、排尿困难、关节炎、痛风、高血压等病。

按摩方法　用单食指指间关节从肾脏反射区推按至膀胱反射区3～5次。

操作要领　力度均匀、平稳，避免滑脱。

膀胱

定位　位于双足足底内侧舟状骨下方，踇展肌内侧。

主治　肾结石、膀胱结石、输尿管结石、膀胱炎、水肿、尿道炎、动脉粥样硬化症、高血压等。

按摩方法　用单食指指间关节定点按压，并由前向后推按3～5次。

操作要领　该区较敏感，力度不宜过大。

额窦

定位　位于双足五趾靠尖端约1厘米直径的范围内。

主治　中风、脑震荡、头痛、头重、失眠、鼻窦炎及眼、耳、口腔等疾患。

按摩方法　用单食指指间关节由内向外推压足大趾3～5次，其余趾额窦反射区由前向后推压3～5次。

操作要领　力度均匀、平稳，避免滑脱。

颞叶（太阳穴）、三叉神经

定位　位于双足大趾第1节的内侧处。左侧三叉神经反射区在右脚上，右侧三叉神经反射区在左脚上。

主治　偏头痛、面神经麻痹、失眠、头痛、腮腺炎，以及耳、眼、鼻、牙的疾患。

按摩方法　用拇指指腹或拇指指间关节背侧屈曲，由趾端向趾根部方向推按3～5次，注意方向。

操作要领　该区较敏感，力度不宜过大。

垂体

定位　位于双足大趾趾腹的正中央，在脑部反射区中心。

主治　甲状腺功能亢进或低下、脾功能亢进、胰腺炎、糖尿病、小儿发育不良、遗尿、更年期综合征等。

按摩方法　用单食指指间关节由足大趾趾端向足跟反方向扣压3～5次。

操作要领　按摩力度均匀，逐渐用力以增强渗透力。

颈项

定位　位于双足足底，第1跖趾骨间关节处，即小脑反射区后方。右侧颈项反射区在左足，左侧颈项反射区在右足。

主治　颈项部扭挫伤、落枕、寰枢关节半脱位、颈椎病、高血压病等。

按摩方法　用拇指指端由外向内推压3～5次，注意方向。

操作要领　推压速度宜缓慢。

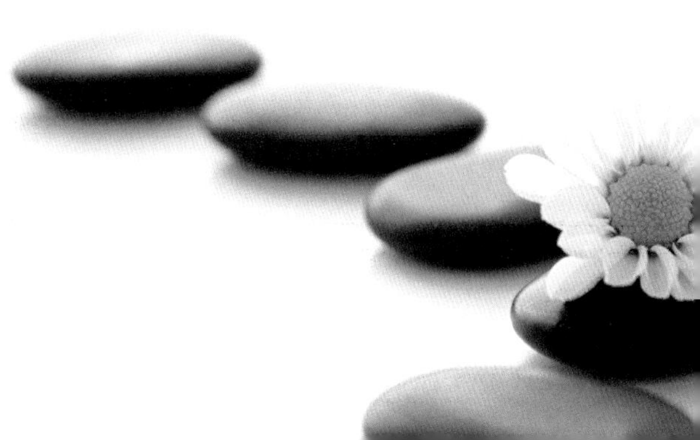

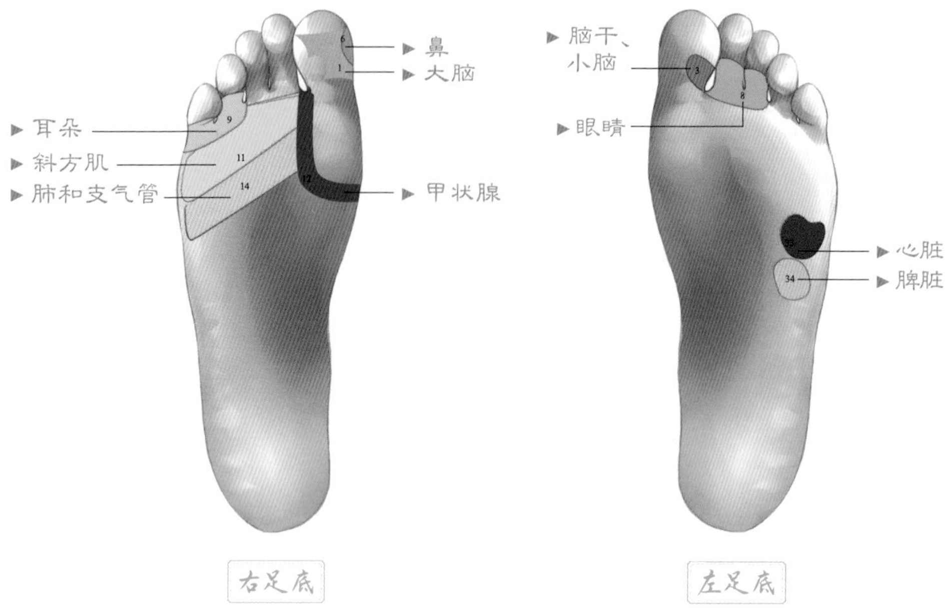

鼻

定位 双足足底，足大趾远侧节底部的内侧处。左鼻反射区在右足，右鼻反射区在左足。

主治 慢性鼻炎、鼻出血、鼻窦炎、鼻息肉，感冒引起的鼻塞、流涕等。

按摩方法 用拇指或单食指指间关节推压3~5次。

操作要领 力度要均匀、平稳，避免滑脱。

大脑

定位 双足足大趾趾腹处。大脑右半球反射区在左脚上，大脑左半球反射区在右脚上。

主治 脑血管病变、脑震荡、头昏、头痛、失眠、瘫痪、高血压、视力减退等。

按摩方法 用单食指指间关节由足大趾趾端向足跟反方向扣压3~5次。

操作要领 按压时节奏要稍慢，以有温热感、渗透力强为佳。

脑干、小脑

定位 位于双足大趾根部外侧靠近第2趾骨处。左边部小脑及脑干反射区位于右脚上，右边部小脑及脑干反射区位于左脚上。

主治 脑震荡、失眠、头痛、头晕、高血压、肌肉痉挛等。

按摩方法 用拇指指端或单食指指间关节定点按压，再由前向后推压3~5次。

操作要领 力度要适中，不可按揉、刮擦出皮肤皱褶。

眼睛

定位 位于双足足底第2趾骨与第3趾骨后端之间。右眼反射区在左足，左眼反射区在右足。

主治 视神经炎、结膜炎、角膜炎、近视、远视、复视、斜视、青光眼、白内障、视网膜出血及睑腺炎（麦粒肿）等。

按摩方法 用单食指指间关节定点按压3～5次，或用单食指指间关节由趾端向趾根方向推压3～5次。

操作要领 力度均匀、平稳，避免滑脱。

耳朵

定位 双足足底第4趾骨与第5趾骨的后端。右耳反射区在左足，左耳反射区在右足。

主治 中耳炎、耳鸣、耳聋、重听、外耳道疖肿、腮腺炎等。

按摩方法 用单食指指间关节定点按压3～5次，或由趾端向趾根方向推压3～5次。

操作要领 力度均匀、平稳，避免滑脱。

甲状腺

定位 位于双足足底第1趾骨和第2趾骨之间与第1跖骨远端部连成带状的区域。

主治 慢性甲状腺炎、地方性甲状腺肿大等。

按摩方法 用拇指桡侧由后向前推按5～7次。

操作要领 推压速度宜缓慢。

斜方肌

定位 位于双足足底，在眼、耳反射区后方，一横带状区域。

主治 肩背酸痛、菱形肌劳损、手指麻木无力、肩关节疼痛及活动受限等。

按摩方法 用单食指指间关节由内向外压刮，反复做3～5次。

操作要领 节奏宜稍慢，渗透力强。

肺和支气管

定位 位于双足足底斜方肌反射区的后方，自甲状腺反射区向外到肩反射区处约1横指宽的带状区域。右肺反射区在左足，左肺反射区在右足。

主治 上呼吸道感染、肺结核、咳嗽、哮喘、肺气肿、胸闷气促等。

按摩方法 用单食指指间关节由外向内压刮，反复压刮3～5次。

操作要领 按摩时，按摩力度要均匀，逐渐用力以增强渗透力。

心脏

定位 位于左足足底第4跖骨与第5跖骨间，在肺反射区后方。

主治 心律不齐、心肌炎、冠心病、血脂异常、心力衰竭和休克等。

按摩方法 对于虚弱的人用单食指指间关节由足跟向趾方向压刮，对于比较强壮的人由趾端向足跟方向压刮，反复3～5次。

操作要领 力度均匀、平稳，逐渐用力以增强渗透力，但力度不宜过大。

脾脏

定位 位于左足底心脏反射区的后方约1横指处。

主治 食欲不振、消化不良、腹泻、便秘、贫血、皮肤病等。

按摩方法 用单食指指间关节由前向后压刮3～5次。

操作要领 节奏稍慢，渗透力要强。

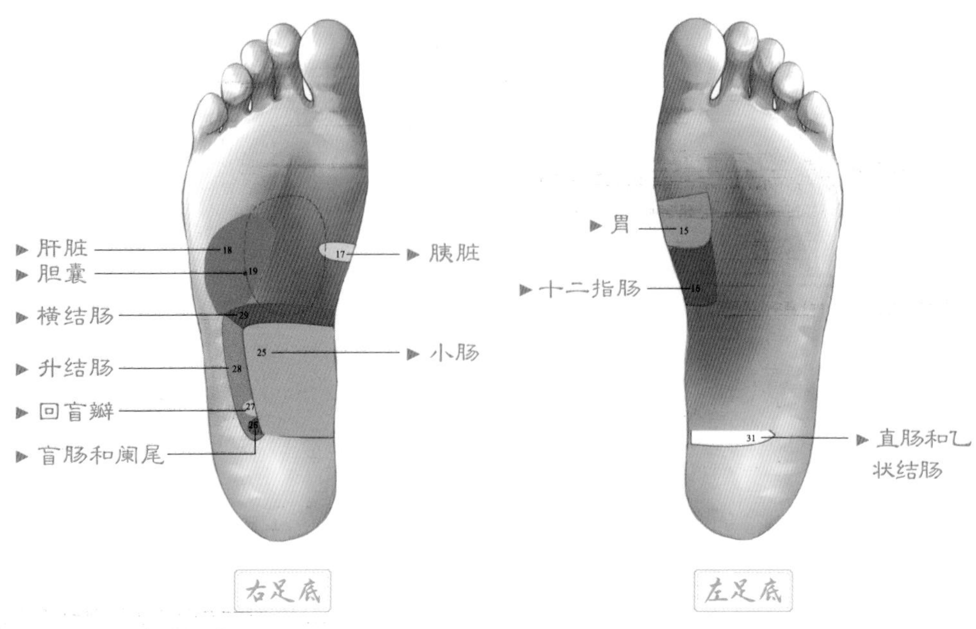

肝脏

定位 位于右足足底第4跖骨与第5跖骨间，在左肺反射区的后方。

主治 慢性肝炎、肝硬化、肝大、肝功能不良、胸肋胀满等。

按摩方法 用单食指指间关节由后向前压刮3～5次。

操作要领 节奏稍慢，渗透力要强。

胆囊

定位 位于右足足底第3跖骨与第4跖骨间，在肝脏反射区内。

主治 慢性胆囊炎、胆石症、消化不良、胆管蛔虫症等。

按摩方法 用单食指指间关节定点深压3～5次。

操作要领 按压时节奏稍慢，有温热感，渗透力强。

胃

定位 位于双足底第1跖趾关节后方约1横指处。

主治 胃脘痛、胃酸过多、胃溃疡、消化不良、胃下垂，各种慢性胃炎等。

按摩方法 用单食指指间关节定点按压或由前向后推按3～5次。

操作要领 按压时节奏稍慢，有温热感，渗透力强。

胰腺

定位 位于双足足底，在胃反射区下方中指一横指宽的区域。

主治 糖尿病、皮肤瘙痒、胰腺炎、胰腺囊肿、高血脂异常等。

按摩方法 用单食指指间关节定点按压或由前向后推按3～5次。

操作要领 按摩力度均匀，逐渐用力以增强渗透力。

十二指肠

定位 位于双足足底第1楔状骨与第1跖骨关节的前方，胰反射区后方。

主治 十二指肠溃疡、消化不良、腹部饱胀、呕吐酸水等。

按摩方法 用单食指指间关节定点按压，或由前向后推按3～5次。

操作要领 按摩力度均匀，逐渐用力以增强渗透力。

小肠

定位 位于双脚掌足弓向上隆起所形成的凹陷处，被升结肠、横结肠、降结肠、乙状结肠及直肠反射区所包围。

主治 胃肠胀气、腹痛、消化不良等。

按摩方法 用多指指间关节由前向后压刮3～5次。

操作要领 压刮的力度要均匀，速度宜快，动作要有节奏，压刮后常有足底发热感。

盲肠和阑尾

定位 位于右足足底跟骨前端靠近外侧，与小肠及升结肠反射区相邻。

主治 下腹部胀气、疼痛、阑尾炎、盲肠炎，可用于缓解手术后遗症等。

按摩方法 用单食指指间关节定点按压3～5次。

操作要领 力度均匀、平稳，避免滑脱。

回盲瓣

定位 位于右足底跟骨前端靠近外侧，在盲肠和阑尾反射区前方。

主治 消化系统吸收障碍性疾病。

按摩方法 用单食指指间关节定点按压3～5次。

操作要领 力度均匀、平稳，避免滑脱。

升结肠

定位 位于右足足底小肠反射区外侧的带状区域。

主治 便秘、腹痛、腹胀及结肠炎等。

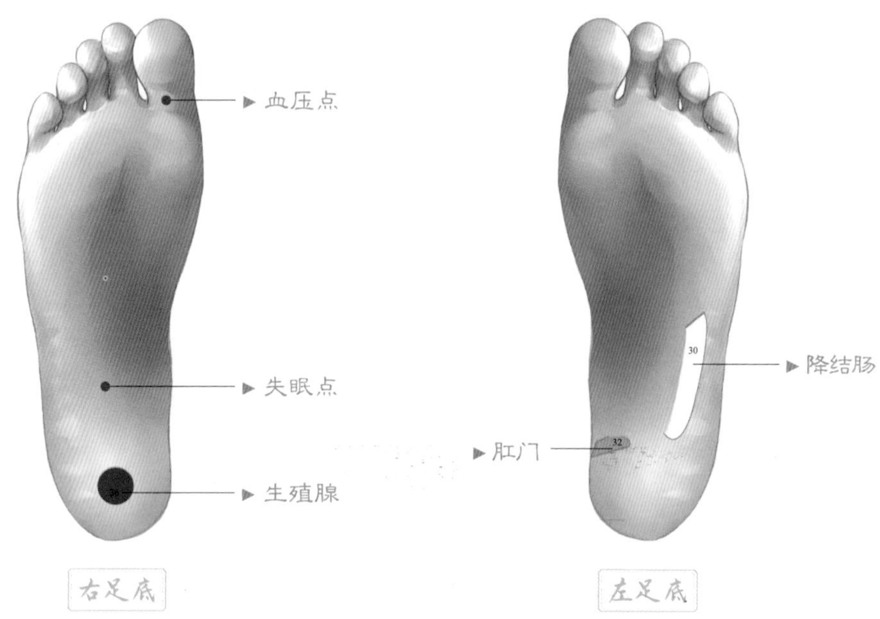

按摩方法 用单食指指间关节或拇指指腹由后向前推按3~5次。

操作要领 按摩力度均匀，逐渐用力以增强渗透力。

横结肠

定位 位于双足足掌中线上，横贯脚掌呈一横带状。

主治 腹痛、腹泻、腹胀、肠炎等。

按摩方法 用单食指指间关节或拇指指腹压刮3~5次。

操作要领 按摩力度均匀，逐渐用力以增强渗透力。

直肠和乙状结肠

定位 左足底跟骨前缘，呈带状区域。

主治 直肠炎、乙状结肠炎、便秘、腹泻、肠息肉等。

按摩方法 用单食指指间关节或拇指指腹压刮3~5次。

操作要领 按压时节奏稍慢，用力要均匀并逐次加重，有温热感，渗透力强。

肛门

定位 位于左足底跟骨前缘，直肠反射区内侧端。

主治 便秘、痔疮、瘘管、直肠静脉曲张、肛裂、大便失禁等。

按摩方法 用单食指指间关节定点按压3~5次。

操作要领 按压的方向最好从内下向外上，用力要均匀并逐次加重。

生殖腺

定位 位于足底跟骨中央处，另一部位在双脚外踝后下方跟骨腱前方的三角形区域。

主治 男性阳痿、遗精、滑精、睾丸炎、附睾炎，女性月经不调、痛经、闭经、卵巢囊肿、更年期综合征。

按摩方法 用单食指指间关节定点按压3~5次，或用拇指指腹按揉。

操作要领 按压时不要移动，力度均匀，逐渐用力以增强渗透力。

降结肠

定位 位于左足底中部，沿骰骨外缘下行至跟骨外侧前缘，与足外侧线平行呈竖条状。

主治 消化系统病症，如腹痛、腹泻、胃肠胀气、慢性肠炎等。

按摩方法 用单食指指间关节或拇指指腹压刮3~5次。

操作要领 按压时节奏稍慢，有温热感，渗透力强。

失眠点

定位 位于足底跟部，足底中线与内、外踝尖连线相交处。

主治 失眠、头昏头痛、记忆力减退，对盆腔病变亦有一定疗效。

按摩方法 用单食指指间关节定点按压3~5次，病情严重者，可多次按压。

操作要领 按压时节奏稍慢，有温热感，渗透力强。

血压点

定位 位于双足足底，足大趾近节趾骨处，颈项反射区横纹中间。

主治 高血压、高血脂、头昏、头痛、眼胀、耳鸣、口干口苦、胸闷易怒等。

按摩方法 用单食指指间关节定点按压3~5次，病情严重者，可多次按压。

操作要领 顶压时节奏稍慢，逐渐用力，渗透力强。

按摩时如何选用合适的介质

◎软组织损伤，如关节扭伤等，宜选用活血化瘀、消肿止痛的介质，如红花油、外用药酒等。

◎小儿发热宜选用清热性能较强的凉水、酒精等。

◎老年人常用的介质有油剂和酒剂。

◎小儿的按摩介质主要选择爽身粉、滑石粉、凉水、酒精、葱姜汁、蛋清等。

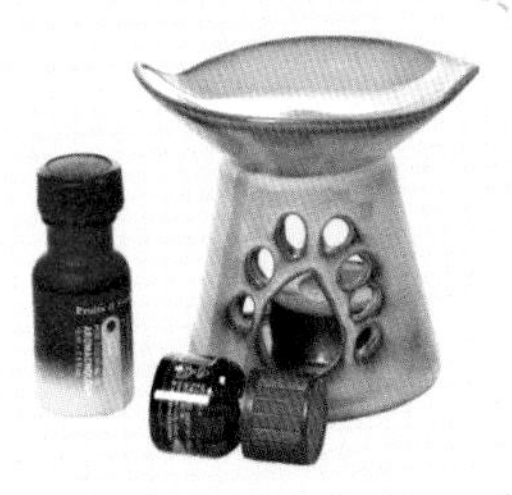

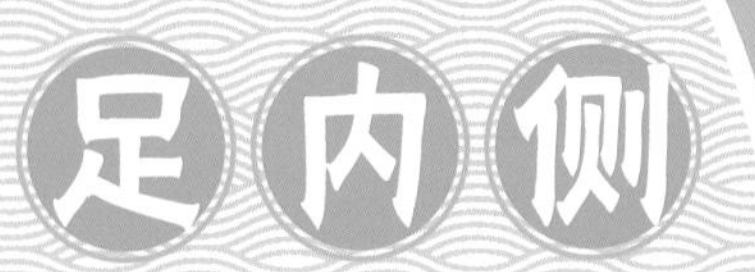

足内侧反射区对应图

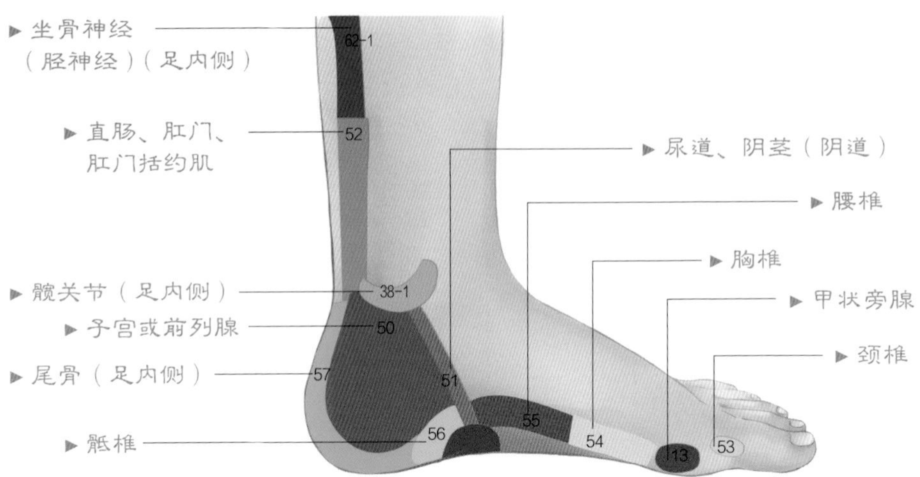

颈椎

定位　双足大趾近侧节内侧处。

主治　颈项疼痛、颈椎骨质增生、颈椎错缝等。

按摩方法　用拇指指腹由前向后推压3～5次。

操作要领　力度均匀、平稳。

胸椎

定位　双足弓内侧，沿跖骨至楔骨关节处。

主治　胸椎骨折、胸椎后关节紊乱等。

按摩方法　用拇指指腹由前向后推压3～5次。

操作要领　节奏稍慢，渗透力要强。

腰椎

定位　双足弓内侧缘，楔骨至舟骨下方。

主治　腰肌损伤、第三腰椎横突综合征、腰椎间盘突出症、腰椎后关节紊乱症等。

按摩方法　按摩时注意方向，用拇指指腹由前向后推压3～5次。

操作要领　节奏稍慢，渗透力要强。

骶椎

定位　双足弓内侧缘，自腰椎往下会有稍为转弯的骨头即为骶椎。

主治　腰骶部酸痛、骶髂关节炎、梨状肌综合征等。

按摩方法　按摩时注意方向，用拇指指腹由前向后推压3～5次。

操作要领　力度均匀、平稳，避免滑脱。

尾骨（足内侧）

定位 双足跟区域，沿跟骨结节向足跟一带状区域。

主治 尾骨骨折后遗症、坐骨神经痛等。

按摩方法 以食指桡侧面在内踝后下方，由后向前刮压3~5次。

操作要领 节奏稍慢，渗透力要强。

子宫或前列腺

定位 跟骨后内半侧，内踝下方区域。

主治 前列腺肥大、前列腺炎、宫颈炎等生殖系统疾病。

按摩方法 双拇指指腹由后上向前下方推压3~5次。

操作要领 节奏稍慢，渗透力要强。

尿道、阴道（阴茎）

定位 位于前列腺反射区前方。阴茎（阴道）反射区也位于此部位。

主治 尿道炎、阴道炎、排尿困难、尿频、尿失禁、遗尿等。

按摩方法 用单食指指间关节从膀胱区后下方向内踝的后下方推3~5次。

操作要领 推压速度宜缓慢。

髋关节（足内侧）

定位 内踝的下方和后下方的关节缝内。

主治 髋关节炎、髋关节扭挫伤、坐骨神经炎等。

按摩方法 拇指指腹绕内踝由前向后推压3~5次。

操作要领 该区较敏感，力度不宜过大。

直肠、肛门、肛门括约肌

定位 内踝后方向上延伸四横指的一带状区域。

主治 脱肛、肛裂、痔疮、直肠息肉、便秘等。

按摩方法 按摩时注意方向，拇指指腹由下向上推压3~5次。

操作要领 推压速度宜缓慢。

坐骨神经（胫神经）（足内侧）

定位 双腿胫骨和腓骨中下段后缘处。

主治 坐骨神经炎、梨状肌综合征、腓总神经损伤等。

按摩方法 按摩时注意方向，拇指指腹由下向上推按3~5次。

操作要领 按摩力度均匀，逐渐用力以增强渗透力。

足外侧反射区对应图

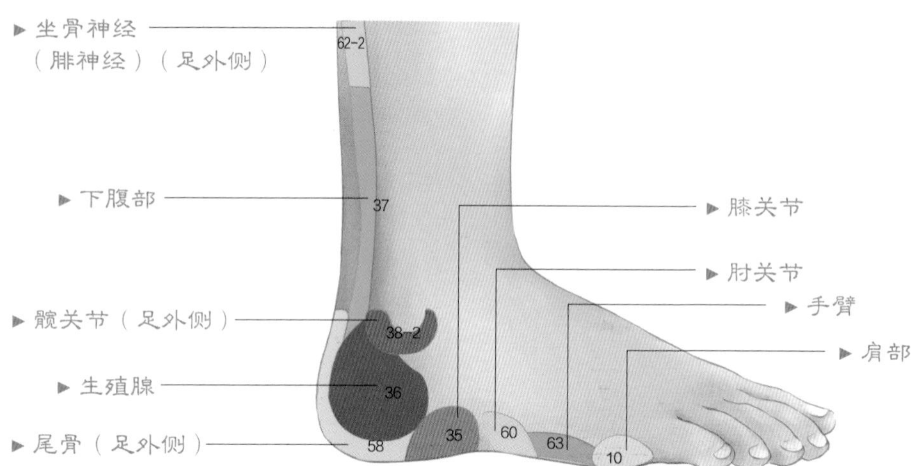

肩部

定位 位于双足底第5跖趾关节外缘凸起的后侧。

主治 肩关节周围炎等。

按摩方法 用单食指指间关节由前向后压刮3~5次。

操作要领 力度均匀、平稳，避免滑脱。

手臂

定位 肩部和肘关节反射区之间区域。

主治 上肢无力、上肢酸痛麻痹等。

按摩方法 用食指压刮法由前向后压刮3~5次。

操作要领 力度均匀、平稳，避免滑脱。

肘关节

定位 双足外侧第5跖骨与骰骨相连接的前方。

主治 肘关节外伤疼痛及功能活动障碍等病症。

按摩方法 双食指指间关节从前、后各向中部按压3~5次。

操作要领 力度均匀、平稳，避免滑脱。

膝关节

定位 位于双足跟骨外侧下方的区域。

主治 创伤性膝关节炎、半月板损伤、内外侧副韧带损伤等。

按摩方法 用单食指指间关节定点按压

并环绕反射区半月形周边压刮3～5次。

操作要领 力度均匀、平稳，避免滑脱。

尾骨（足外侧）

定位 位于双足外侧跟骨结节向后上一带状区域。

主治 尾骨脱位、尾骨骨折后遗症、坐骨神经痛，臀肌筋膜炎等。

按摩方法 用食指桡侧由上而下再向前刮、点、推压3～5次。

操作要领 力度均匀、平稳，避免滑脱。

生殖腺

定位 双足外踝后下方，跟腱前方的三角形区域。

主治 阳痿、遗精、睾丸炎，月经不调、痛经、闭经、更年期综合征等。

按摩方法 双食指桡侧由反射区中点向两侧同时刮推3～5次。

操作要领 逐渐用力以增强渗透力。

髋关节（足外侧）

定位 外踝的下方。

主治 髋关节炎、髋关节扭挫伤、坐骨神经炎等。

按摩方法 拇指指腹绕外踝由前向后推压3～5次。

操作要领 该区较敏感，力度不宜过大。

下腹部

定位 外踝后方的凹陷至外踝上3寸带状区域。

主治 经期腹痛、月经不调、性功能低下及盆腔疾病。

按摩方法 拇指指腹由下向上滑压3～5次。

操作要领 逐渐用力以增强渗透力。

坐骨神经（腓神经）（足外侧）

定位 胫骨和腓骨外侧中下段后缘处。

主治 坐骨神经炎、腰腿疼痛、下肢关节炎等。

按摩方法 用拇指指腹由下向上推按3～5次。

操作要领 按摩力度均匀，逐渐用力以增强渗透力。

足背 反射区对应图

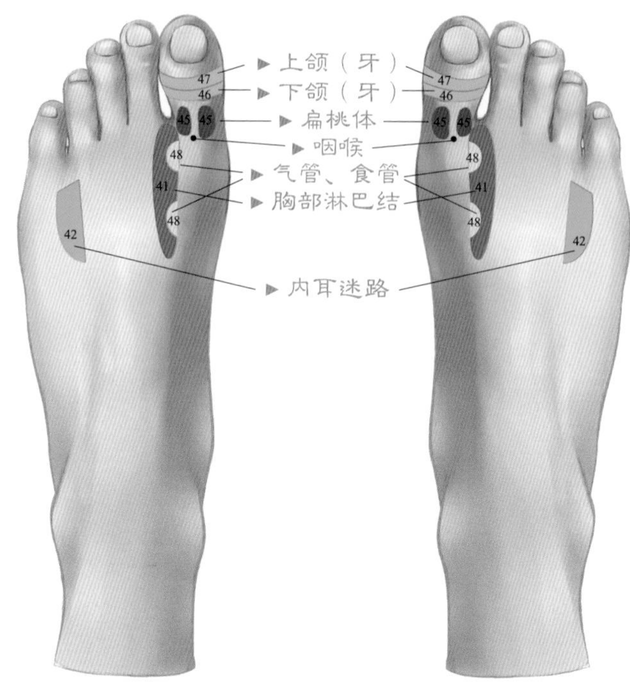

上颌（牙）

定位 位于双足足背足大趾远侧趾节骨横纹前方的带状区域。

主治 牙痛、上颌感染、口腔溃疡、牙周病等。

按摩方法 拇指指腹由内向外平推3～5次。

操作要领 要靠紧足大趾趾间关节的远侧由内向外推摩，不能来回摩擦；若要增加美容效果，可用拇指端扣掐甲根及甲旁。

下颌（牙）

定位 位于双足足背足大趾趾间关节后方的带状区域。

主治 牙痛、下颌感染、下颌关节炎、下颌关节紊乱综合征等。

按摩方法 拇指指腹由外向内平推3～5次。

操作要领 要靠紧足大趾趾间关节的近侧由内向外推摩，不能来回摩擦；若要增加美容效果，可用拇指端扣掐甲根及甲旁。

扁桃体

定位 位于双足足背足大趾近节趾骨中央的两侧。

主治 扁桃体炎、发热、感冒、慢性咽喉炎等。

按摩方法 用双拇指指端或双食指指端同时定点向中点挤按3～5次。

操作要领 按压时节奏稍慢，向斜上方按压，不可向指端方向挤压，用力要均匀并逐次加重，有温热感，渗透力强。

咽 喉

定位 第1跖骨关节外上方，靠近足趾端。

主治 咽喉疾病，如咽炎、扁桃体炎、喉炎、咽喉肿痛、声音嘶哑、咳嗽、气喘及上呼吸道感染等。

按摩方法 用拇指指端或食指指端定点按压或按揉3～5次。

操作要领 定点按压，并逐次加大力度，但施力大小要因个人的承受能力而定。

气管、食管

定位 位于双足背第1跖趾与第2跖趾关节稍下方，紧靠双脚拇趾后端内侧。

主治 喉炎、气管炎、咽炎、失音、声门水肿、声音嘶哑等。

按摩方法 用拇指指端或食指指端定点按压或按揉3～5次。

操作要领 操作时要向第1跖骨基底部的内后方用力，以获得胀痛感为度；每次推完胸部淋巴结后，顺势向后方顶压气管反射区。

胸部淋巴结

定位 位于双足背第1跖骨及第2跖骨间缝区域。

主治 各种炎症、发热、胸痛、乳房肿块、食管疾患等，同时能增强机体免疫力。

按摩方法 用单食指桡侧由后向前刮压3～5次。

操作要领 操作时，要沿第1跖骨外侧用力向上推，以出现麻胀感为宜。

内耳迷路

定位 双足背第4跖骨及第5跖骨之间的缝隙前段。

主治 头晕、晕车、晕船、高血压、低血压、耳聋、耳鸣、平衡障碍、梅尼埃病。

按摩方法 用单食指桡侧由后向前刮压3～5次。

操作要领 按摩时，沿第5跖趾关节内侧向上推，以出现麻胀感为宜。保健时，可用双食指刮压法，同时刺激胸部淋巴结和内耳迷路。

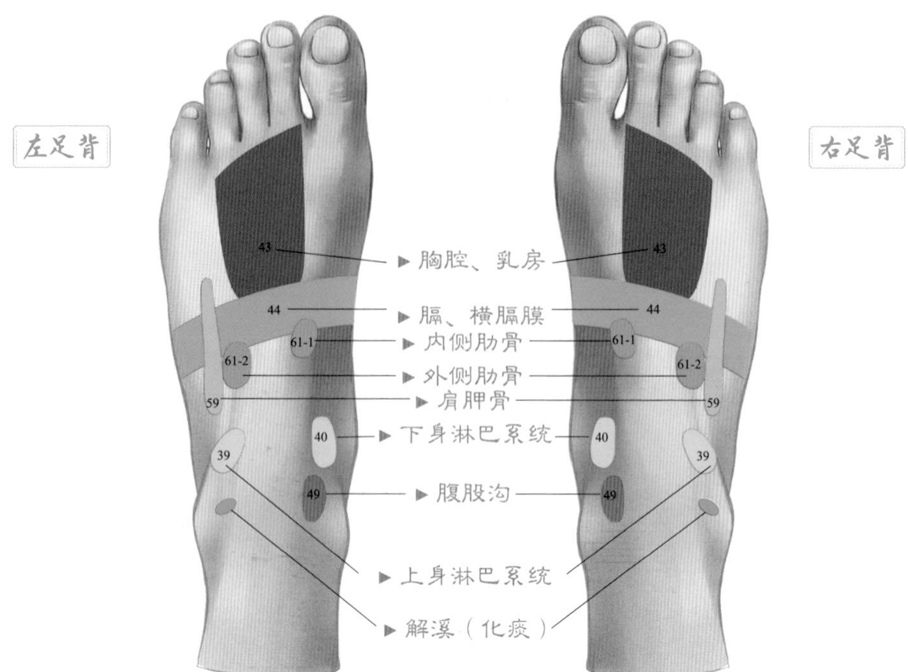

胸腔、乳房

定位 位于双足足背第2跖骨、第3跖骨、第4跖骨之间的区域。

主治 乳腺炎、乳腺囊肿、经期乳房胀痛、胸闷、胸痛、食管疾患等。

按摩方法 双拇指指腹由前向后推按，双拇指平推1次，单拇指补推1次，各做3～5次。

操作要领 用双拇指指腹推，接触面积宜大一些。

膈、横膈膜

定位 位于双足背整个跗跖关节背侧连成一带状区域，横跨脚背左右。

主治 呃逆，膈疝引起的腹部膨胀、腹痛、恶心、呕吐、呃逆等。

按摩方法 用双食指桡侧由反射区中点向两侧同时刮推3～5次。

操作要领 按摩时，双手食指从足背膈反射区的中央向两侧刮压。

内侧肋骨、外侧肋骨

定位 内侧肋骨：位于双脚背第1楔骨、第2楔骨与舟骨间的小凹陷中。外侧肋骨：位于双脚背第3楔骨与舟骨、楔骨之间的小凹陷中。

主治 肋软骨炎、胸闷、肋间神经痛、岔气、胸膜炎、肋骨骨折后遗症等。

按摩方法 双拇指指腹沿两个小凹陷推按，然后左右分开，重复3～5次。

操作要领 按摩时，双拇指推按时节奏稍慢，用力要均匀并逐次加重，有温热感，渗透力强。

腹股沟

定位　位于双足足背下半身淋巴系统反射区下方约1厘米处。

主治　生殖系统方面的各种慢性病症、性功能障碍、腹股沟疝等。

按摩方法　扣指法，用拇指指腹定点按揉3～5次。

操作要领　按摩时，可同时按顺时针和逆时针方向旋转踝关节，以出现胀感为度。

上身淋巴系统

定位　位于双足外踝前，由距骨、跟骨和舟骨间构成的凹陷中。

主治　各种炎症、发热、腮腺炎、蜂窝组织炎等，同时还能增强机体的抵抗力。

按摩方法　用单食指指间关节定点按压3～5次。

操作要领　可用手食指屈曲指间关节轻轻顶压，部位准确，按摩力度宜轻。

下身淋巴系统

定位　位于双足内踝前方，由距骨、舟骨构成的凹陷部。

主治　各种炎症、发热、踝部肿胀、足跟痛等，同时能增强机体抗病能力。

按摩方法　用单食指指间关节定点按压3～5次。

操作要领　可用手食指屈曲指间关节轻轻顶压，部位准确，按摩力度宜轻。

肩胛骨

定位　位于双足足背第4、第5跖骨与骰骨连成的带状区域。

主治　肩关节周围炎、岗上肌腱炎、菱形肌劳损、肩背部肌筋膜炎等。

按摩方法　用拇指指腹沿足趾向踝关节方向推按至骰骨处向左右分开，反复3～5次。

操作要领　按压时节奏稍慢，用力要均匀并逐次加重，有温热感，渗透力强。

解溪（化痰）

定位　位于双足背踝关节处，两筋之间的凹陷中。

主治　肺炎、痰多、气喘、腕关节疾患等。

按摩方法　扣指法，用拇指指腹定点按揉3～5次。

操作要领　按压时可配合活动踝关节，用力要均匀并逐次加重，渗透力强。

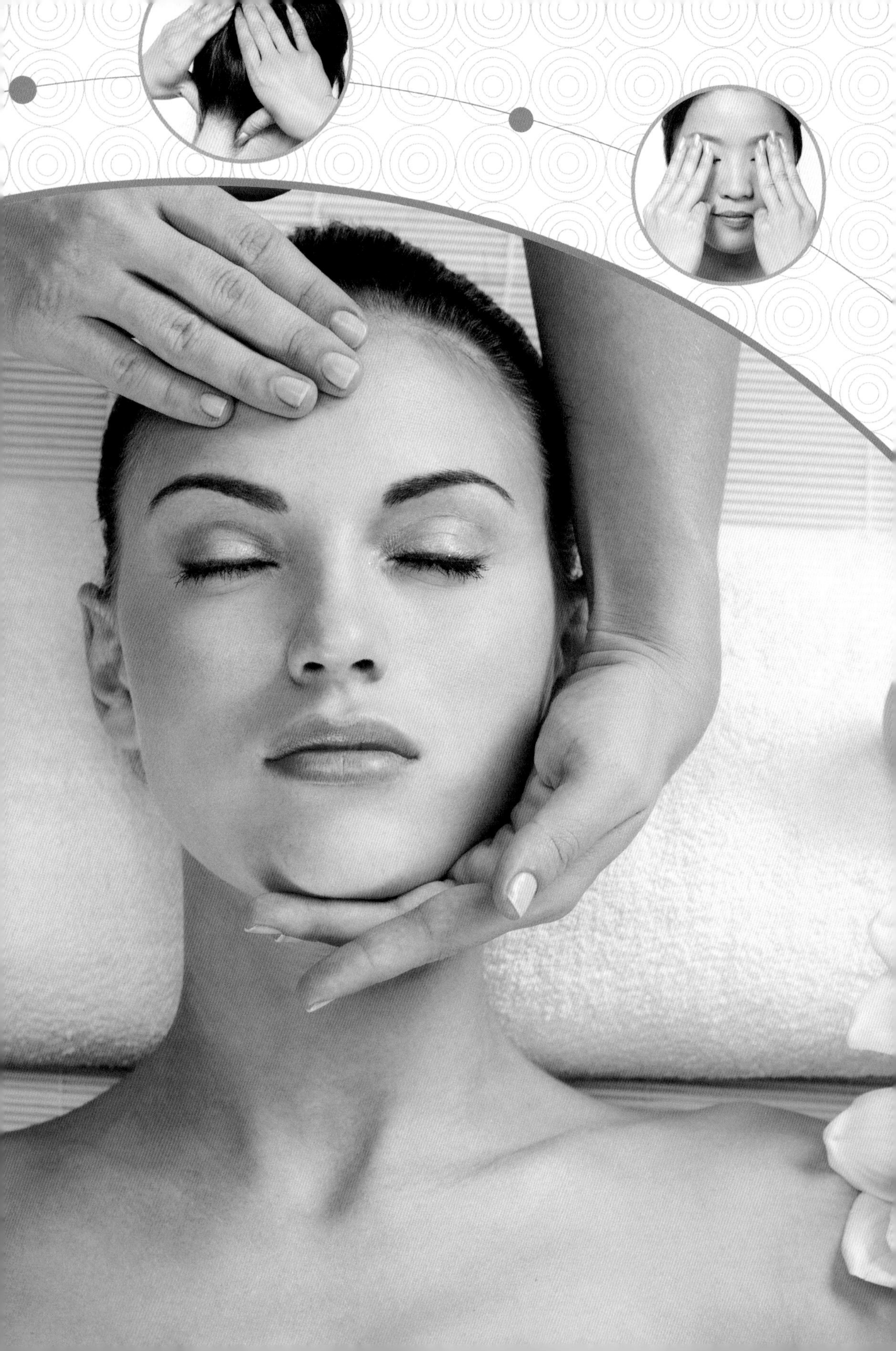

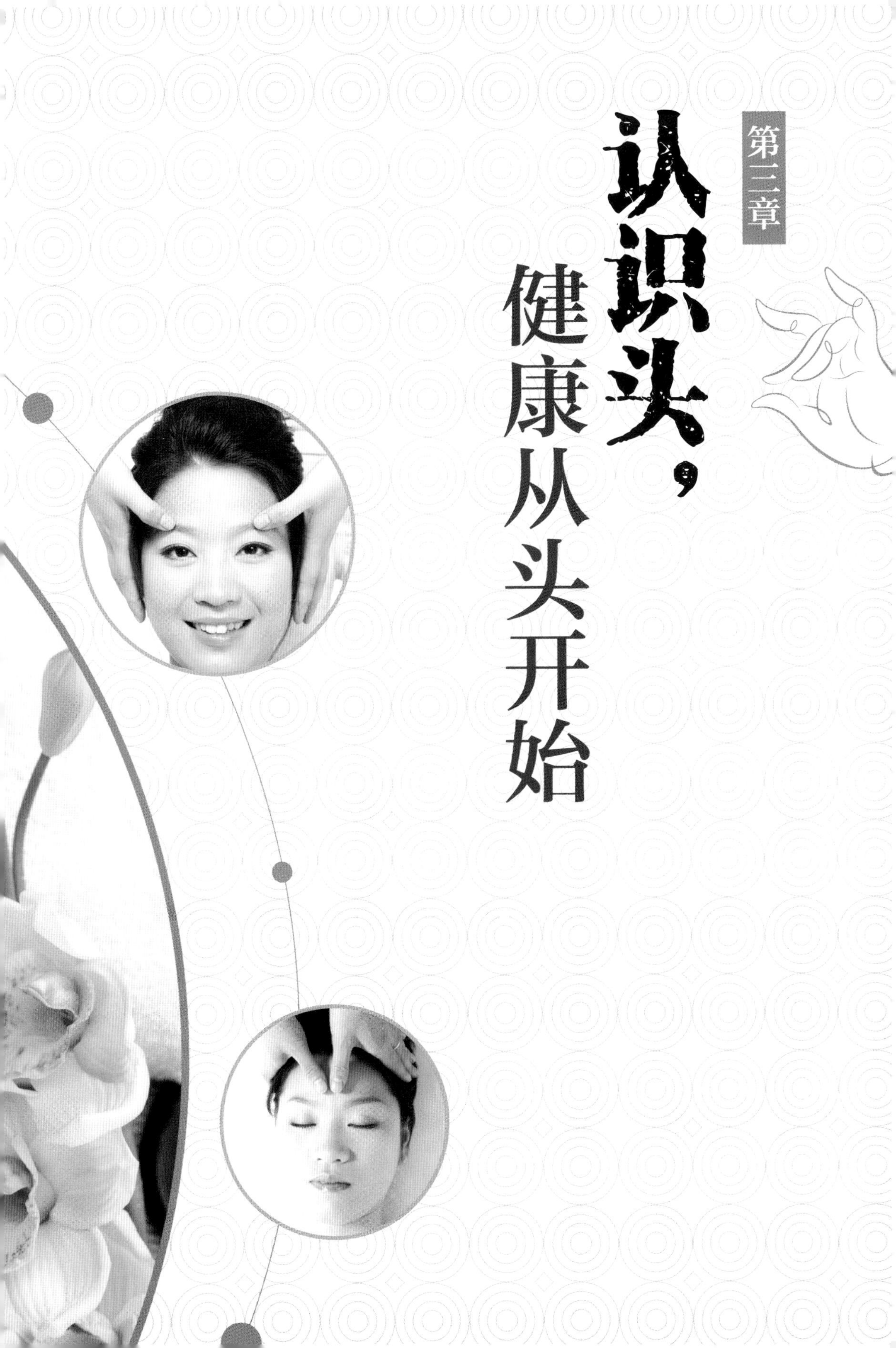

第三章

认识头，健康从头开始

头部正面穴位图

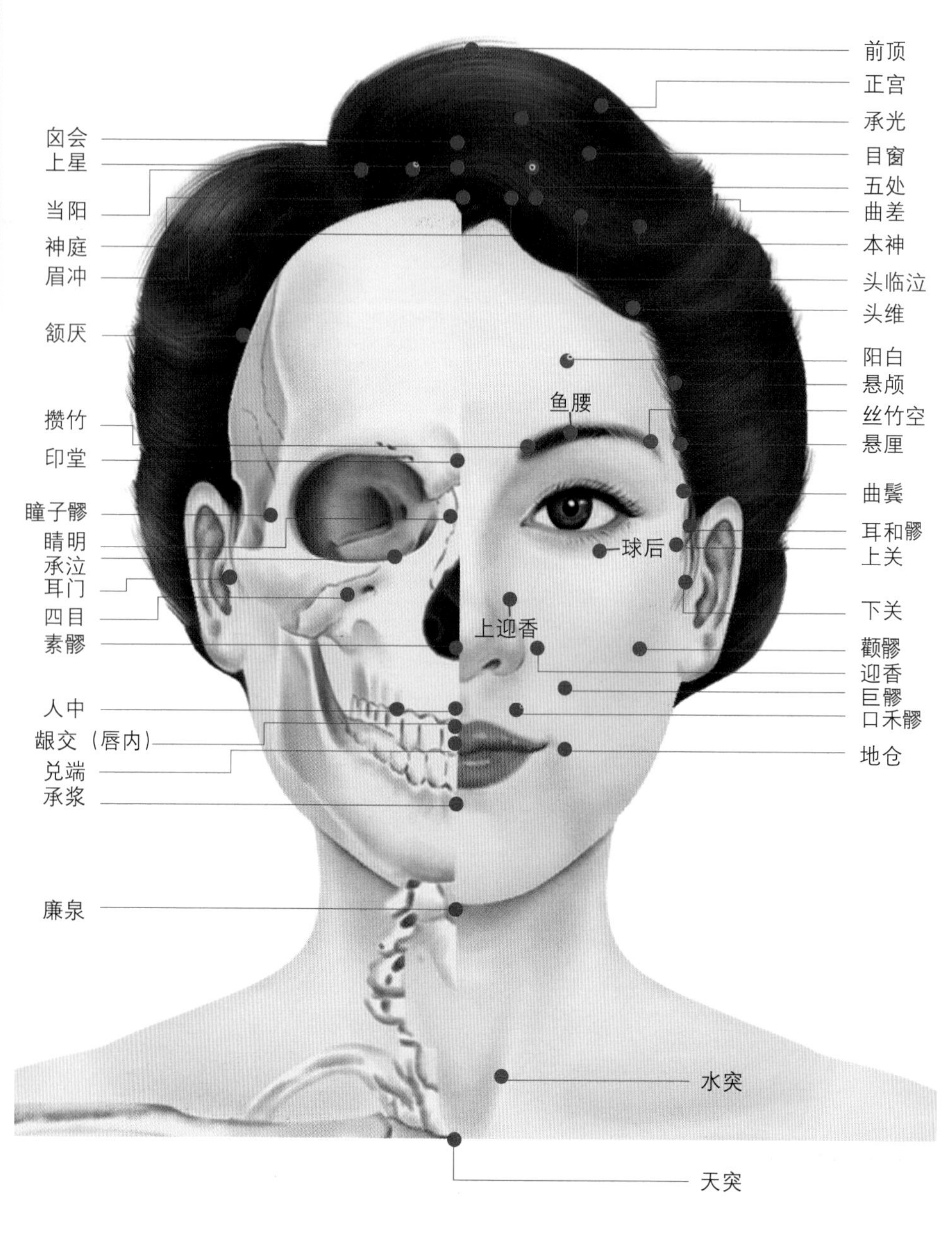
前顶
正宫
承光
目窗
五处
曲差
本神
头临泣
头维
阳白
悬颅
丝竹空
悬厘
曲鬓
耳和髎
上关
下关
颧髎
迎香
巨髎
口禾髎
地仓
囟会
上星
当阳
神庭
眉冲
颔厌
攒竹
印堂
瞳子髎
睛明
承泣
耳门
四目
素髎
人中
龈交（唇内）
兑端
承浆
廉泉
鱼腰
球后
上迎香
水突
天突

头部背面穴位图

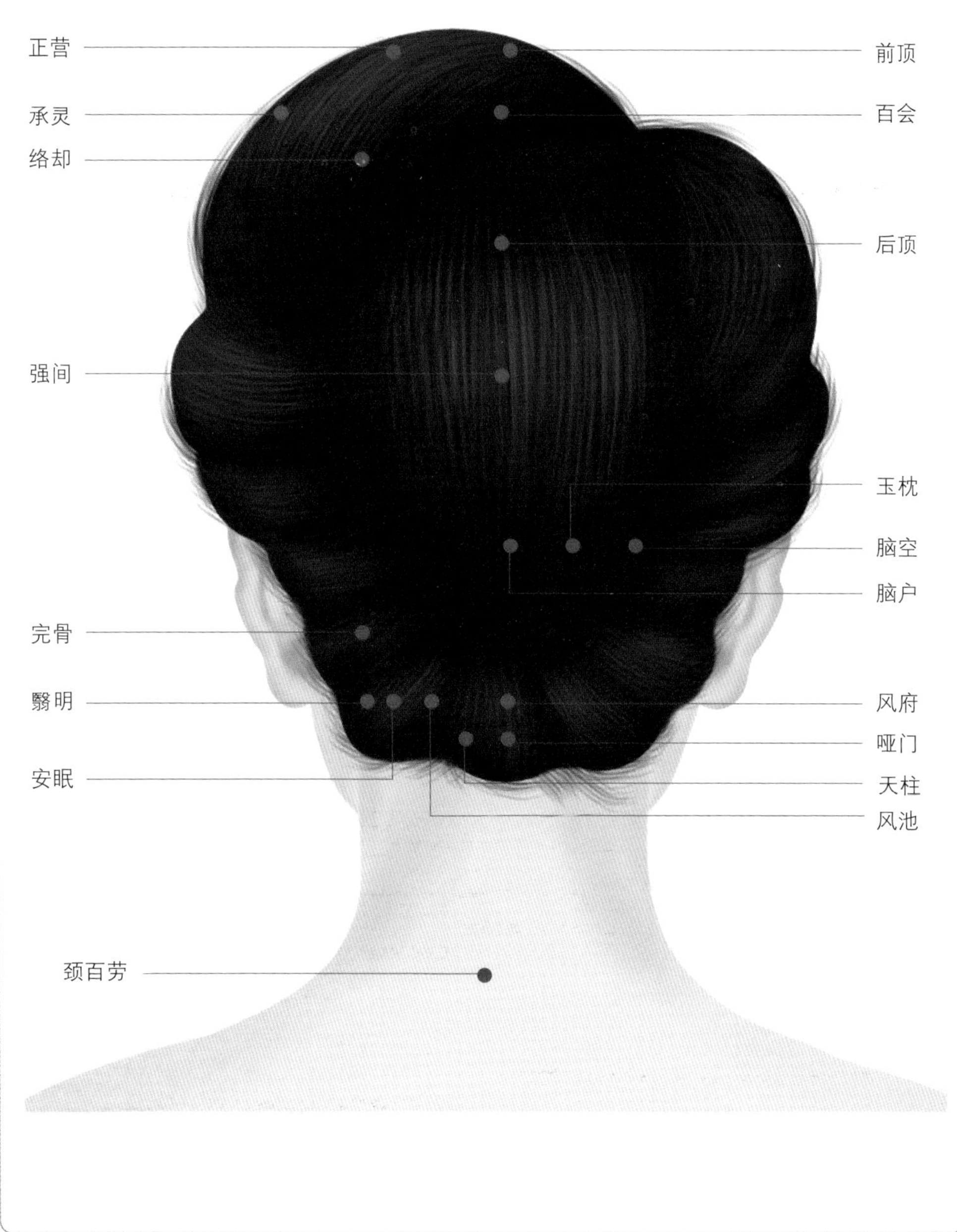

头部侧面穴位图

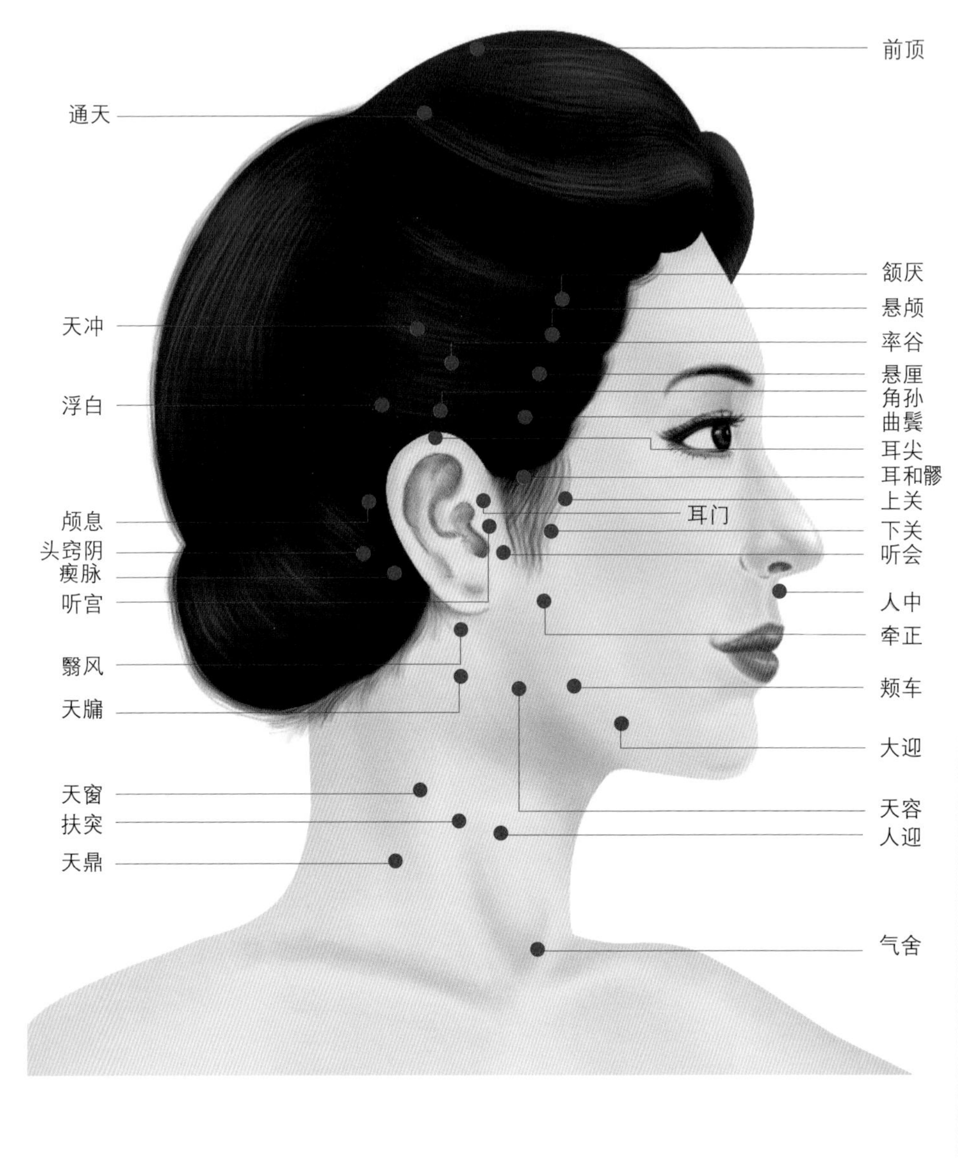
前顶
通天
颔厌
悬颅
率谷
天冲
悬厘
角孙
浮白
曲鬓
耳尖
耳和髎
上关
颅息
耳门
下关
头窍阴
听会
瘈脉
听宫
人中
牵正
翳风
颊车
天牖
大迎
天窗
天容
扶突
人迎
天鼎
气舍

头部按摩为什么能祛病

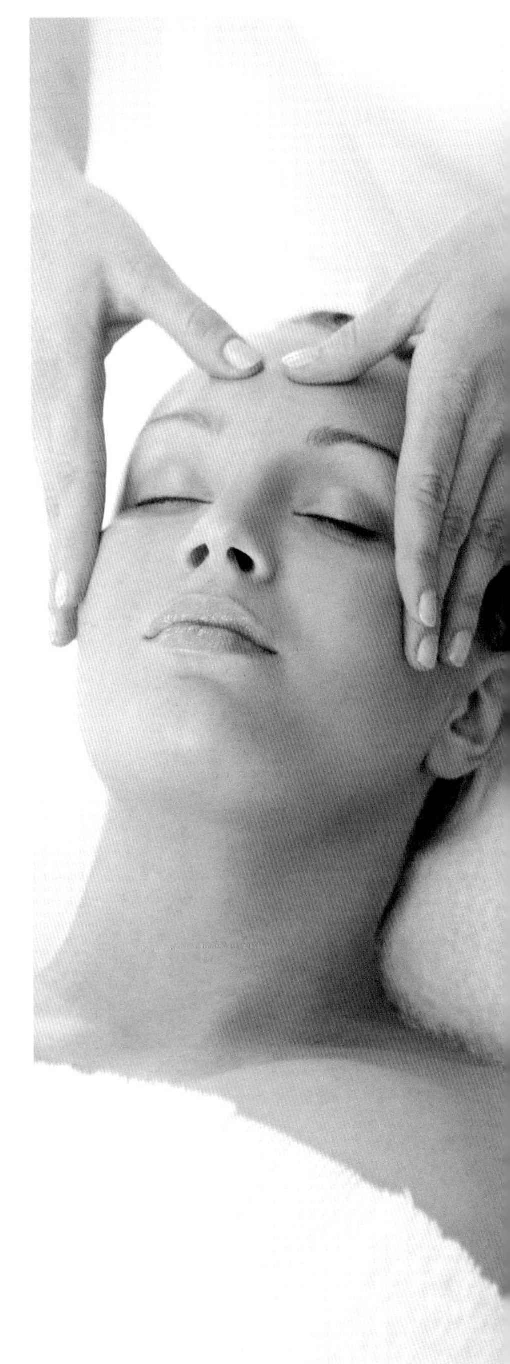

头为精明之府，是精神所居之处，中藏脑髓，而脑为元神之府。《灵枢·邪气脏腑病形》中提到“诸阳之会，皆在于面”“十二经脉，三百六十五络，其血气皆上于面而走空窍”。足少阳胆经和手少阳三焦经行于侧头部，手足太阳经行于头顶、后头及项部，手足阳明经行于面部及前额部，足厥阴肝经、手少阴心经、督脉、阳脉、阳维脉等也行于头面部。头部按摩之所以会有较好的疗效，就是通过对腧穴和经络的刺激，致使全身脏腑、肢节气血运行舒畅而实现的。

头部按摩的优势

头部按摩具有诸多的优越性,其优越性主要表现在以下几个方面:

◎**安全有效。**长期大量的临床实践证明，穴位按摩不但疗效显著，而且相对安全，是一种没有创伤的“自然疗法”。

◎**辅助诊断。**因头部穴位与人体脏腑经络都有对应关系，在按摩头部相应穴位时有时会有意料不到的感觉，有助于我们提早发现和诊断疾病。

◎**非常灵活。**其灵活性表现在两个方面，首先操作非常灵活，可以两个人互相交换操作，也可以自己给自己操作，不受时间、地点等外部环境的影响。其次选穴较为灵活，同一种病可以选择不同治疗方案，且操作频率可根据自己情况灵活安排。

◎**治未病，以防为主，防治结合。**经常做头部按摩无病可防、有病可治，这充分体现了中医理论中治未病的思想。

望嘴唇诊病

◎嘴角发红：预示食物过敏或牙根发炎，牛皮癣，缺少维生素，或在营养不良的情况下引起消化系统衰弱。

◎嘴唇颜色暗：如果是年轻人说明血液循环差，应该注意少吃肉食。如果在嘴的一侧伴有小囊肿也许和胃溃疡有关。

◎嘴唇经常裂开：大多是因为皮肤干燥，这和每日细胞更新有关。但如果嘴唇上出现硬块，则可能是胃病的迹象。

◎嘴唇苍白的男人很有可能是贫血。

◎嘴唇呈紫色者可能患有肺病。

◎嘴唇黑色的人可能有肝脏患疾。

◎发热时嘴唇可能会呈鲜红色。

查面容诊病

◎贫血面容：面容枯槁，皮肤及黏膜苍白无血色，是多种疾病所致贫血的面部表现。缺铁性贫血患者可出现蓝色巩膜，发生率高达97.6%，这是缺铁性贫血的重要体征。

◎甲亢面容：面容消瘦，眼裂增宽，眼球凸出，上眼睑挛缩，两眼看近物向内侧聚合不良，有目光惊恐、兴奋不安之表现。

◎二尖瓣狭窄面容：颧部红润，口唇发绀，可能是二尖瓣狭窄、风湿性心脏病患者的常见面容。

◎肾病性浮肿面容：在肾病早期，仅表现为晨起后眼睑肿胀；随着肾功能的损害，可出现面色苍白、浮肿及皮肤紧张、干燥。

◎满月面容：脸如满月，侧面不见鼻尖，颊部脂肪堆积，口角与颊部间出现深沟，伴有痤疮和毛须等，是柯兴氏综合征的典型面容，还可见于长期大剂量应用肾上腺皮质激素的患者。

◎苦笑面容：可能见于破伤风患者。症状发作时，首先出现咀嚼肌紧张，然后发生疼痛性强直，出现张口困难、牙关紧闭、面部表情收缩、蹙眉、口角缩向外下方等，形成苦笑面容。

◎痴呆面容：呆小病患者出生9周内即可表现出口唇厚、舌大且常外伸、口常张开多流涎、鼻梁塌陷、前额多皱纹的特殊面容。

◎三叉神经痛面容：患者因在三叉神经分布区呈阵发性的电击样或撕裂样疼痛，易反复发作，发作时患者多用手揉擦患处，致使眉毛及胡须脱落。

望面色诊病

一般来说，黄种人正常的脸色应该稍黄略红润而有光泽，夏季偏黑，冬季偏白。如果面色异常，有可能是身患某种疾病的表现。

◎面无光泽：心理压力大，或在烟雾环境中呆得太久。

◎面色黄：脾脏、肝脏、胃或膀胱有问

题，或是β-胡萝卜素食用过多引起。长期患有钩虫病的患者，由于慢性失血，也会引起面色发黄。

◎脸色苍白：常见于贫血患者，如大出血、休克引起的血容量急剧减少。寒冷、惊恐、剧烈疼痛引起的毛细血管的强烈收缩也可引起面色苍白。甲状腺功能减退、慢性肾炎等患者，面色亦呈现苍白色。另外，铅中毒患者以面色灰白为主要特征。皮肤透明的人易患感冒，为了抗寒，血液会从其他组织器官上获得能量，而当这些器官不堪重负时日常积累的问题就会爆发出来，脸色接近白色，和贫血有关。

◎脸上有斑点：避孕药的副作用所致，也可能是过多暴露在阳光下，或由于补铁时体内积存了过多的铁质。

◎脸色呈深棕色，且有雀斑：可能是肾脏运行不正常，体内毒素积聚，因此在表皮显现出来。

◎小疔疮：某种食物吃得过量而在体内发酵产生的。

◎毛细血管明显可见：太阳暴晒，寒冷或受冷风，和环境有关。

◎脸色黑色：老年人的面部，多有散布的脂褐色斑点，称为“老年性色素斑”；女性在妊娠期间出现的棕褐色斑，称为“妊娠斑”，这是两种生理现象。肾上腺皮质功能减退症、慢性肾功能不全、肝硬化、慢性心肺功能不全等疾病也可使面色变黑。

查头发诊病

◎头发枯萎、细、黄且无光泽、分叉易断，说明体质可能不好，气血不足，多见于老人、女性及儿童。

◎头发枯萎易于折断分裂，形似乱草蓬蒿，常因先天禀赋不足，或久病失养，阴虚血燥等原因所致。

◎儿童头发扭结如谷穗，枯黄没有光泽，常伴有面黄肌瘦、肚腹膨胀、大便稀溏薄或干结等，多见于小儿严重的消化不良症。

◎头发从根部开始变白、变黄、焦枯而无断发现象，并且多从头顶或两鬓部发生，可能为肝肾阴虚，精血亏少；如果从头发末梢部开始焦枯、分裂、易折断、生长变慢，则可能为气血虚弱。

◎头发干燥变脆，易于断裂，尤其是长发末端，容易纵裂成丝，状如羽毛，多见于脆发病和毛发纵裂症，除因天气干燥、洗涤过勤外，常由阴虚血燥而成。另外，头癣、脂溢性皮炎、甲状腺功能低下等，也会导致头发易断裂。

头部按摩注意事项

头面部按摩禁忌

◎头面部有疮疖痈肿时，应暂停头部按摩，待病愈后再进行。

◎有皮肤病及皮肤破损处，影响按摩施术的，如湿疹、癣、疱疹、脓肿、溃疡性皮肤病、烫伤、烧伤等，不宜进行按摩。

◎有开放性损伤者，有血管、神经的吻合术者禁用。

◎血小板减少性紫癜或过敏性紫癜的患者禁用。

◎脑血栓、心脏经过大型手术后、严重的高血压等循环系统疾病的患者忌按摩，因按摩会加快血流速度，从而加剧循环系统的负担。

◎有神经分裂症等神经系统病症的患者忌按摩。

◎内外科危重的患者，如严重心脏病、肝病、肺病患者，急性十二指肠溃疡、急腹症者忌按摩。

◎有血液病及出血倾向者，如恶性贫血、紫斑病、体内有金属固定物等按摩后易引起出血，故忌按摩。

◎流感、乙脑、脑膜炎及其他急性传染病的患者忌按摩。

◎急性炎症，如急性化脓性扁桃体炎、肺炎、急性阑尾炎、蜂窝组织炎等患者忌按摩。

◎极度疲劳、醉酒后神志不清、饥饿及饭后半小时以内的人也不宜按摩。

◎头部按摩时，要避免牵拉头发，以免引起不适。

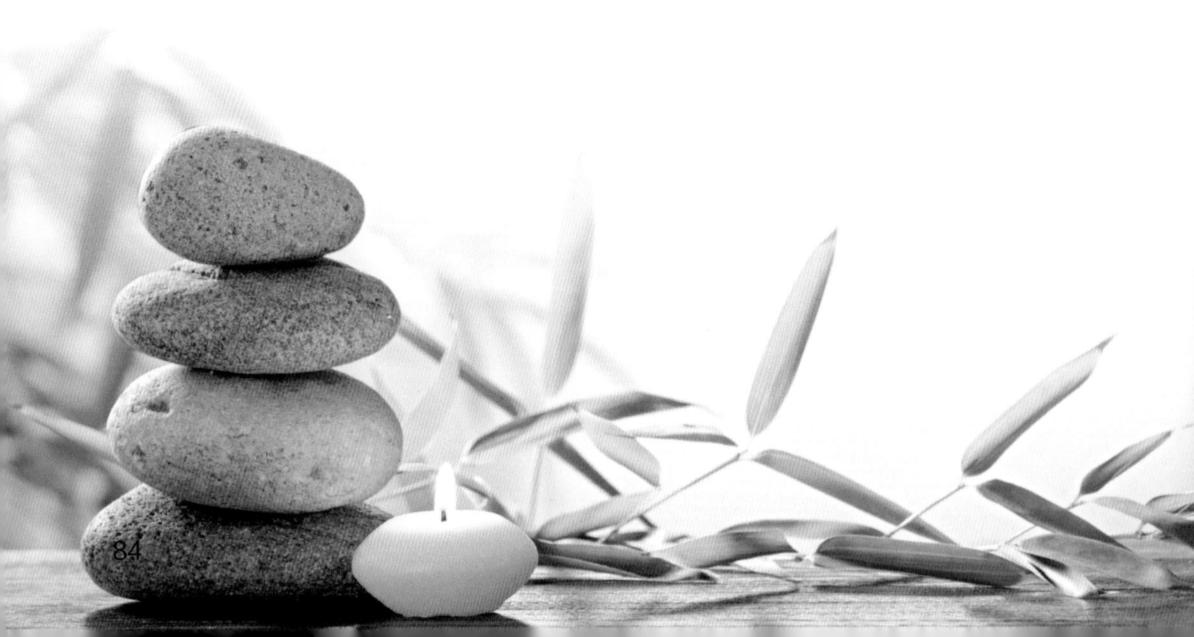

头部常用按摩手法

按法

手法 用拇指端或指腹按压穴位。按摩时，常与揉法结合应用，组成“按揉”复合手法。

操作要领 手指要紧贴体表，不可移动，用力要由轻而重，不可用暴力。

适用部位 适用于头面部各穴位。

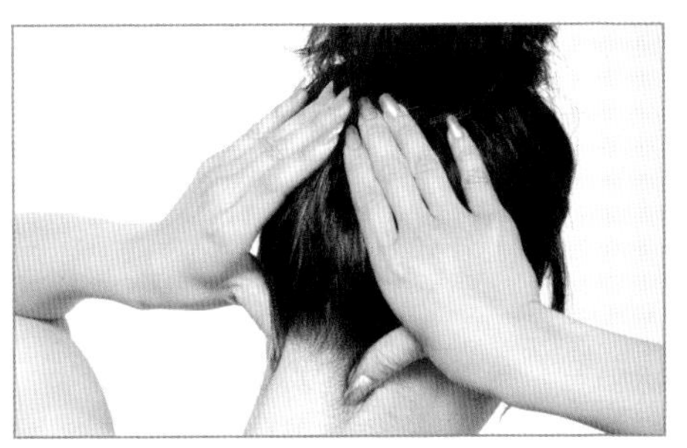

摩法

手法 用食指、中指、无名指面或手掌附着于体表做有节律性的打圈运动。

操作要领 力度适中，以皮肤不起皱褶为宜。

适用部位 此法对按摩部位的刺激轻柔缓和，是按摩头面部的常用手法。

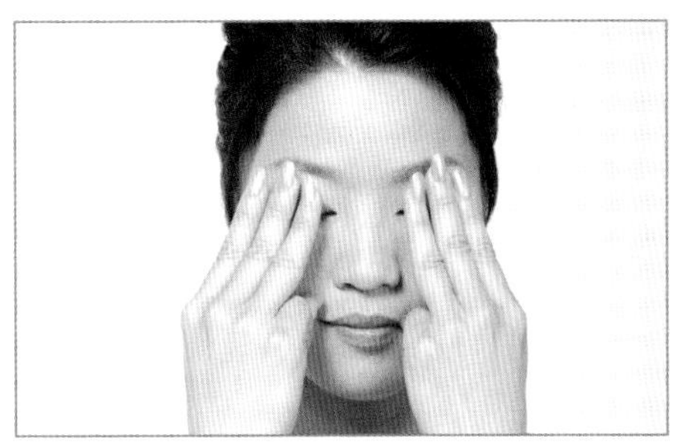

揉法

手法 用手指腹、大鱼际或全掌吸定于一定的部位或穴位上，带动皮下组织做环形运动。

操作要领 压力要轻柔，动作要协调而有节律，每分钟120～160次。

适用部位 本法轻柔和缓，对局部组织的刺激较小，适用于头部各穴位。

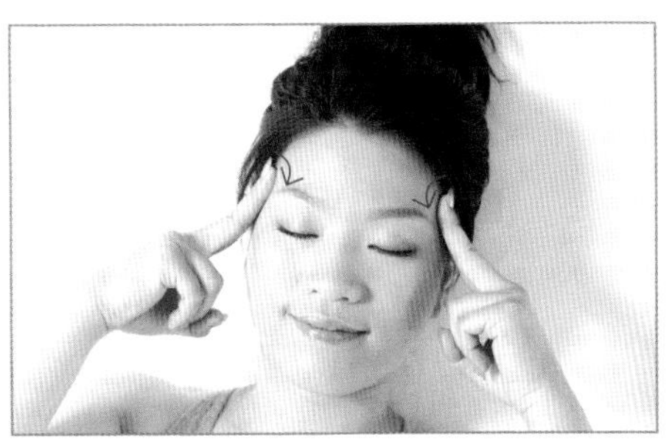

挤法

手法 用两手的拇、食指同时将穴位周围的皮肤夹住并轻轻提起，再相对用力挤压，以使局部产生疼痛。

操作要领 不可用暴力，以能耐受为度。

适用部位 多用于头部的太阳、印堂、风池等穴位，对感冒、暑热、嗜睡等有较好的疗效。

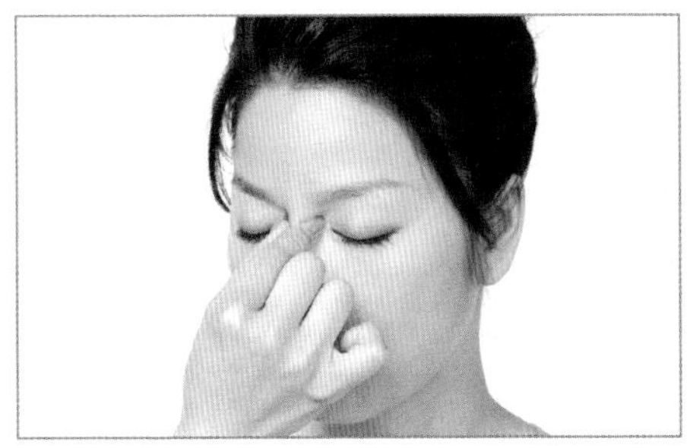

勾点法

手法 中指或食、中指屈曲，指端着力于施治穴位上，并以指尖着力向内按压，保持按压姿势适当时间。

操作要领 操作时，要以指端为着力点，避免使用指甲。

适用部位 适用于头部各经穴和经外奇穴，常用于治疗高血压、头痛、头晕、失眠、记忆力下降等。

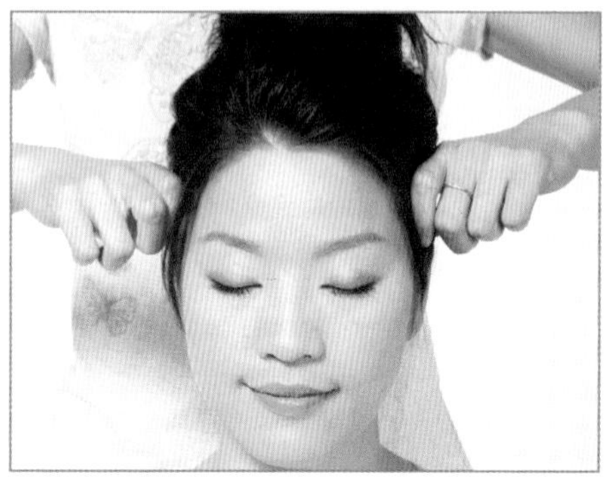

掐法

手法 用指甲重刺或有节律地按压穴位。

操作要领 按摩时要逐渐用力达到深透为止，注意不要损伤局部皮肤，掐后要轻揉按摩，以缓解不适之感。

适用部位 多用于急性病症的选穴治疗。

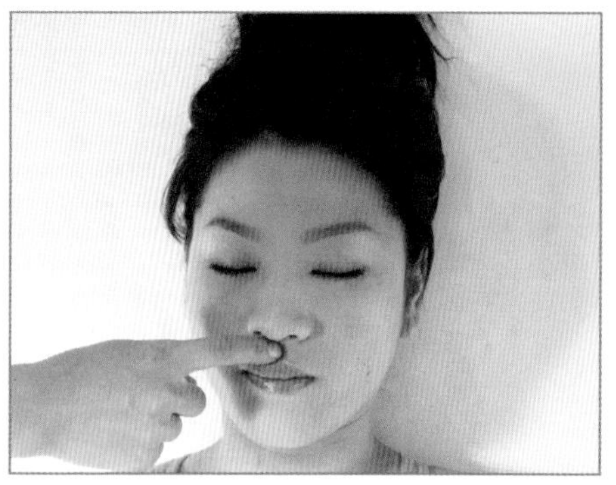

弹法

手法 以一个或多个手指的指甲面快速、连续地弹击所要治疗的部位或穴位。

操作要领 按摩时即用指腹紧压住施术手指的指甲，使其指间关节做快速的屈伸运动，并以指甲面快速、连续弹击穴位或治疗部位。弹击时用力要均匀，力度要适中，频率为每分钟80～120次。

适用部位 本法适用于头面部各穴，具有开窍醒脑、舒筋活络、镇静安神、活血化瘀的作用，多用于治疗颈项僵直、面部肌肉痛、头痛等。

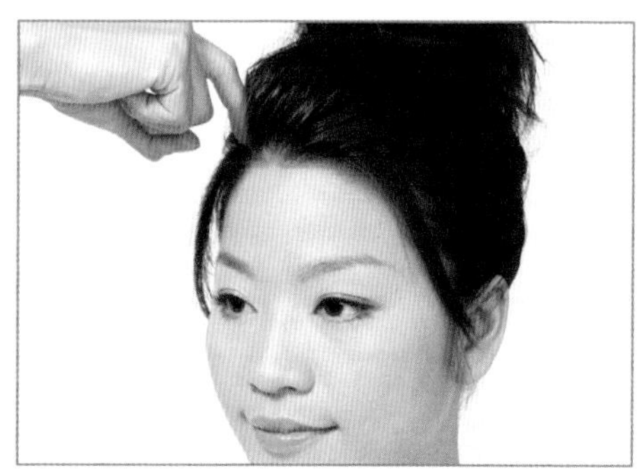

抹法

手法 用单手或双手拇指指腹紧贴皮肤，做上下左右或弧形推动。

操作要领 多为两手同时操作。

适用部位 常用于前额部的按摩。

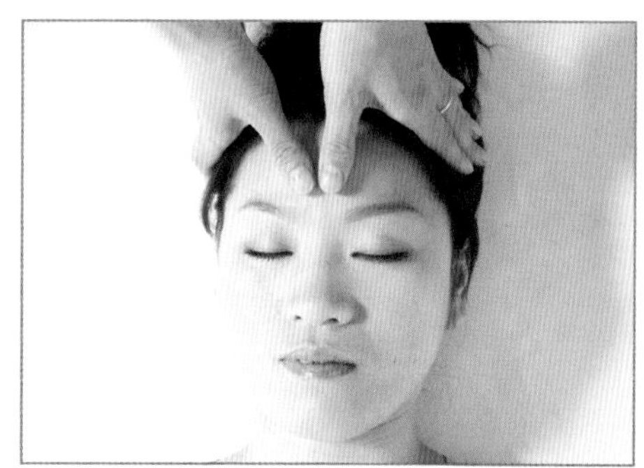

击法

手法 用拳背、掌跟、掌侧小鱼际、指尖叩击体表。头部按摩中多用指尖击法，即用指端轻轻打击所要按摩的穴位或部位体表，如雨点般落下；也常用小鱼际击法。

操作要领 要求用力快速而短暂，垂直叩击体表，不可在体表产生滑动，速度要均匀而有节奏。

适用部位 指尖击法和小鱼际击法适用于头面部各穴，具有舒筋活络、调和气血、活血化瘀等作用，用于辅助治疗风湿痹痛、中风、局部感觉迟钝、肌肉痉挛、头痛、头晕等。

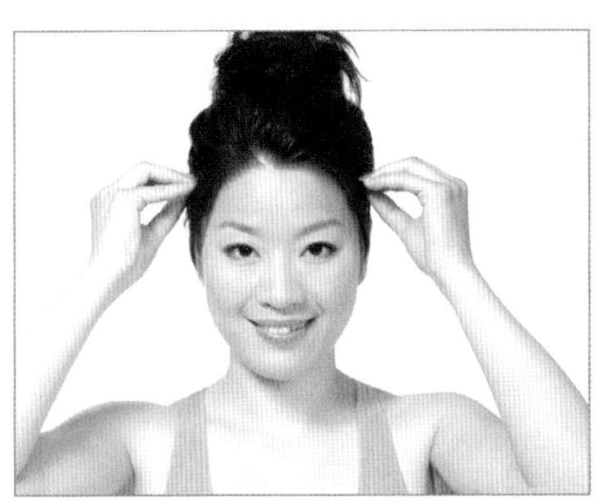

自我按摩手法

拇指按压太阳穴 双手拇指指端着力，按压太阳穴，出现胀感后，维持0～60秒，再缓慢放松。

四指按压前额 双手四指指端着力，按压前额，出现胀感后，维持5～10秒，稍上移再压，由下至上，反复5次。

中指推揉太阳穴 双手中指指端着力，按住太阳穴，出现胀感后，推揉5～10秒，缓慢放松。

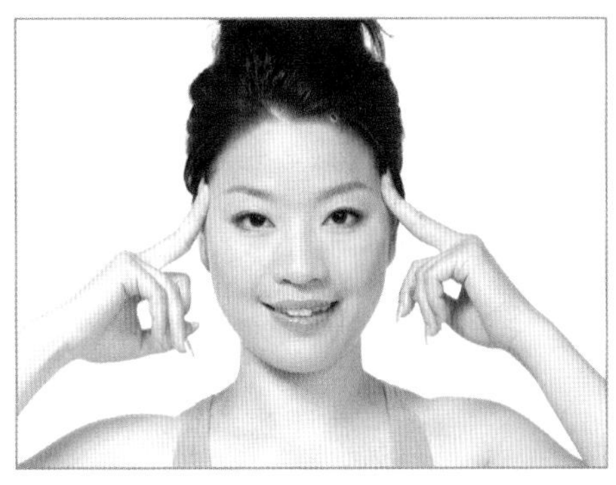

中指按压风池穴 双手中指指端着力，按压风池穴，至出现胀感后，继续维持5～10秒后慢放，反复5次。

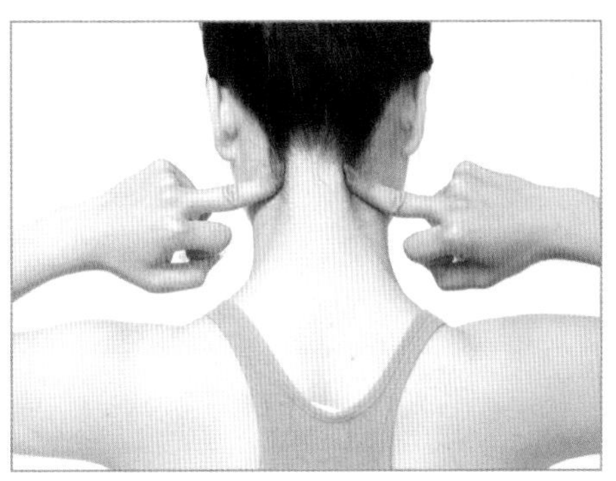

四指搓擦双鬓 双手四指掌面着力，与头皮发生摩擦，来回上下均匀错擦，使双颞部出现胀感、热感。

四指搓擦枕部 头部稍偏，对侧四指着力，搓擦枕部头皮，由轻渐重，出现热感后，换手搓另一侧。

五指梳头 双手五指指端用力，均匀梳头，逐渐由头中央向两侧移动，梳30～50次。

头面部 常用穴位对应图

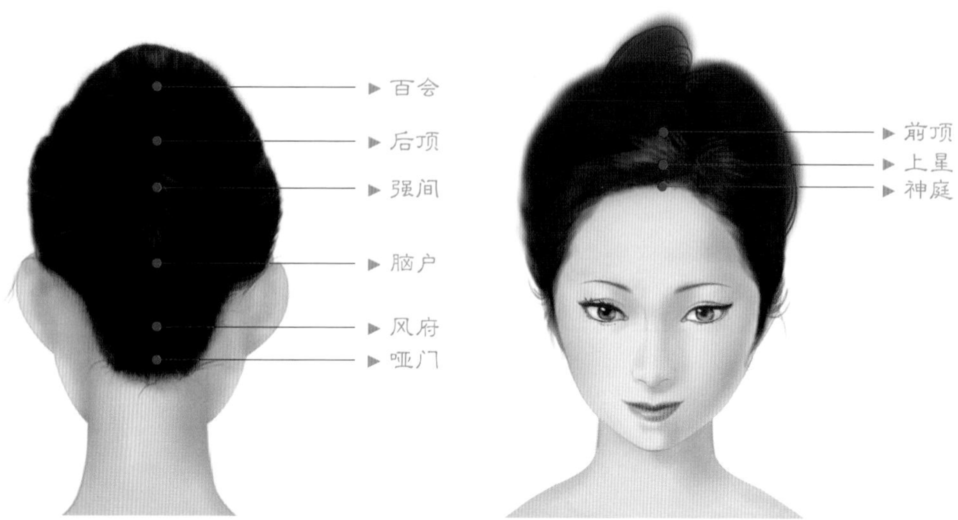

哑门

定位 属督脉，在颈后区，后发际正中直上0.5寸处，第1颈椎下棘突。

主治 头痛、舌强不语、颈项强急、癫痫、脑瘫、舌骨肌麻痹、脑膜炎、脊髓炎等。

按摩方法 拇指端按揉，向前上方按压。

风府

定位 属督脉，在颈后区，后发际正中直上1寸，枕外隆凸直下方，两侧斜方肌之间凹陷处。

主治 头痛、眩晕、颈部痉挛、偏瘫、眼部疾病、鼻出血、咽喉肿痛等。

按摩方法 用中指或拇指由上向下揉按，但按摩时，一定要注意将身体坐直，头颅稍微向前倾斜，颈部肌肉一定要放松。可根据自己需要定时间长短。

脑户

定位 属督脉，在头部，后正中线上，风府穴直上1.5寸，枕外隆凸的上缘凹陷处。

主治 头痛、面赤、目黄、眩晕、面痛、颈项强痛、癫狂症等。

按摩方法　用手指指腹向下按压，做环状运动。

强间

定位　属督脉，在头部，脑户上1.5寸，后发际正中直上4寸处。

主治　头痛、癫狂、颈部肌肉痉挛等。

按摩方法　用手指指腹向下按压，做环状运动。

后顶

定位　属督脉，在头部，后发际正中直上5.5寸。

主治　头痛、眩晕、颈部肌肉痉挛等及各种头部疾病。

按摩方法　用手指做环状按揉。

百会

定位　属督脉，在头部，前发际正中直上5寸。

主治　这个穴位的应用范围很广，可以缓解多种疼痛，同时使头脑清醒，具有提神的功效。

按摩方法　可用手指按压百会穴，也可用两手手指重叠按压。

前顶

定位　属督脉，在头部，前发际正中直上3.5寸。

主治　头晕、目眩、头顶痛、鼻炎、目赤肿痛等。

按摩方法　用手指指腹向下按压，做环状运动。或使用叩击法。

上星

定位　属督脉，头部，前发际正中直上 1 寸处。

主治　头痛、眩晕、失眠健忘、目赤肿痛、迎风流泪、面赤肿、鼻炎、鼻出血等。

按摩方法　拇指按揉，力度可适当加重，以患者舒适为度。

神庭

定位　属督脉，在头部，前发际正中直上0.5寸处。

主治　头痛、失眠、头晕、目眩、鼻炎、迎风流泪、目赤肿痛、夜盲、记忆力减退等。

按摩方法　拇指按揉，力度可适当加重，以患者舒适为度。

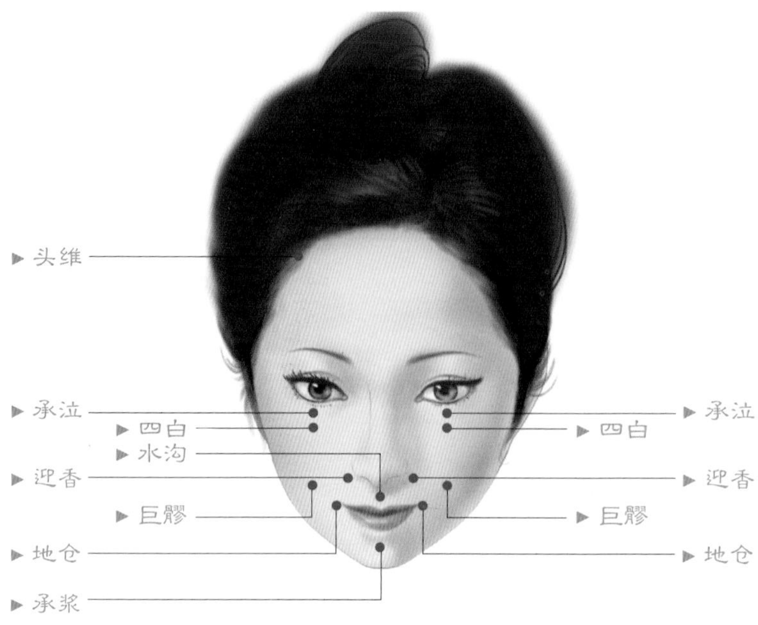

水沟

定位　属督脉，面部，在人中沟的上1/3与中2/3交点处。

主治　头痛、昏迷、晕厥、中暑、鼻塞、风水面肿、牙痛、牙关紧闭、黄疸、糖尿病、惊风、腰脊强痛等。

按摩方法　指端掐法。配伍委中穴治疗急性腰扭伤疗效显著。

承浆

定位　属任脉，颏唇沟正中凹陷处。

主治　口眼歪斜、面部肿痛、面肌痉挛、齿龈肿痛、流涎、口舌生疮、癫痫等。

按摩方法　用手指指腹垂直按揉。

迎香

定位　属手阳明大肠经，在面部，鼻翼外缘中点旁开约0.5寸，鼻唇沟中。

主治　本穴是治疗鼻部疾病的主要穴位，可治疗鼻塞、鼻炎、口眼歪斜、面痒、面部肿痛。经常按揉有消除眼袋、黑眼圈、嘴角八字纹的作用。

按摩方法　用两手手指指腹揉按此穴，也可以单手揉按，逐渐用力，不可力度过重。经常按摩此穴位，可提高抗病能力。

承泣

定位 属足阳明胃经，在面部，瞳孔直下，眼球与眼眶下缘之间。

主治 目赤肿痛、流泪、夜盲、近视、口眼歪斜，消除黑眼圈，减轻头晕目眩。

按摩方法 用两手手指指腹按压此穴，做环状运动。按摩时间宜短。

四白

定位 属足阳明胃经，在面部，瞳孔直下，眼眶下孔凹陷处。

主治 目赤肿痛、近视、视物不清、口眼歪斜，消除眼睛疲劳，增加面部肌肤弹性。

按摩方法 用两手手指指腹端按压此穴位，做环状运动。时间宜短。

巨髎

定位 属足阳明胃经，在面部，瞳孔直下，与鼻翼下缘相平，鼻唇沟外侧。

主治 口眼歪斜、齿痛、鼻出血、唇颊肿痛。经常按压此穴可紧缩肌肤，加强皮肤弹性。

按摩方法 用两手手指指腹端按压此穴，做环状运动。

地仓

定位 属足阳明胃经，在面部，口角外侧，上直对瞳孔。

主治 口眼歪斜、流涎、口臭。

按摩方法 用两手手指指腹端按压此穴，做环状运动。每次可按揉5分钟。

头维

定位 属足阳明胃经，在头侧部，额角发际上0.5寸，头正中线旁4.5寸处。

主治 偏头痛、三叉神经痛、眩晕、目痛、迎风流泪。

按摩方法 用两手手指指腹端按压此穴，做环状运动。

按摩头部穴位的技巧

◎按摩头面部穴位时，一手按摩，另一手负责固定头部，按摩时可逐渐用力，以被按摩者可承受为宜。

◎骨头边缘的穴位，按摩时可向骨头方向按压，以明显增强刺激强度。

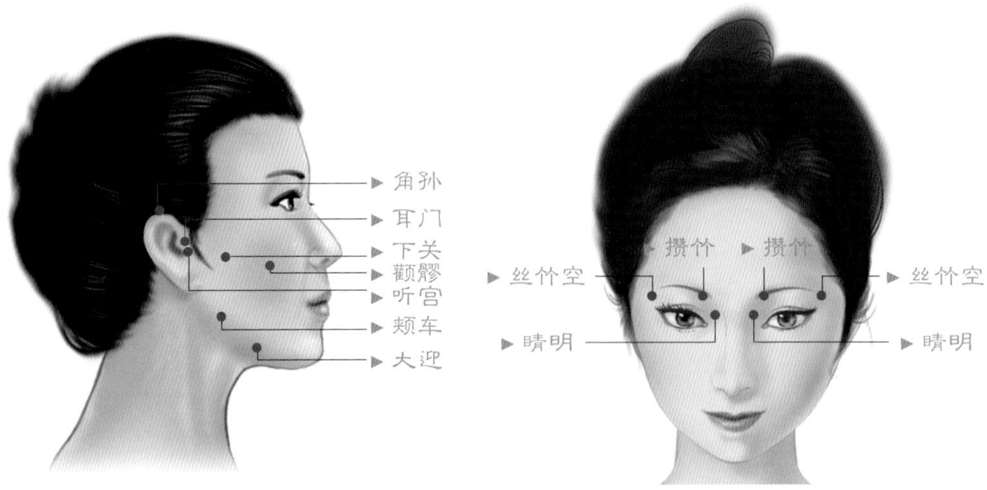

颊车

定位 属足阳明胃经，在面颊部，下颌角前上方大约1横指处，当咀嚼时咬肌隆起最高点处，按之有凹陷处。

主治 口眼歪斜、牙齿肿痛、痄腮、昏迷。常按压此穴可祛风活络，紧缩肌肤，瘦脸。

按摩方法 用两手手指指腹端按压此穴，做环状运动。最好左右两手同时操作。

下关

定位 属足阳明胃经，在面部耳前方，颧弓与下颌切迹之间凹陷中。

主治 耳聋、耳鸣、脓耳、齿痛、口眼歪斜、面部疼痛、牙关开合不利。按压此穴具有消炎止痛的功效，善治牙周炎。

按摩方法 用两手手指指腹端按压此穴，做环状运动。

大迎

定位 属足阳明胃经，在面部，下颌角前方，咬肌附着部的前缘凹陷中，面部动脉博动处。

主治 面颊肿痛、牙齿肿痛、口眼歪斜、昏迷。经常按压此穴能增加血液循环，去除脂肪，达到瘦脸的效果。

按摩方法 用两手手指指腹端按压此穴，做环状运动。

听宫

定位 属手太阳小肠经，在面部，耳屏前，下颌骨髁状突的后方，张开有凹陷处。

主治 可治疗耳鸣、耳聋、脓耳、齿痛、视力障碍、癫狂症、癫痫症、头痛等疾病。配合耳门穴治疗耳部疾病效果最好。

按摩方法 用两手手指指腹端按压此穴，每次按揉2分钟左右，效果很好。每日按摩多次，可缓解眼部疲劳。

颧髎

定位 属手太阳小肠经，在面部，目外眦直下方，颧骨下缘凹陷处。

主治 口眼歪斜，牙痛，面部疼痛、肿痛，治疗三叉神经痛、鼻炎效果尤其好，能改善面部肌肤松弛度，保持肌肤柔润有活力。

按摩方法 用两手手指指腹端按压此穴，但要按一定方向的操作。可由上而下，或者由下而上。

耳门

定位 属手少阳三焦经，在耳区，耳屏上切迹与下颌骨髁状突之间的凹陷中。

主治 耳鸣、耳聋、中耳炎、牙齿疼痛及颜面部神经麻痹。

按摩方法 用两手手指指腹端按揉、点压此穴。

角孙

定位 属手少阳三焦经，在头部，耳尖正对发际处。

主治 偏头痛、牙痛、痄腮、晕车等，为治疗偏头痛的常用穴。

按摩方法 用两手手指指腹端点压、按揉此穴，经常按摩此穴可缓解精神压力，降低脑血管病的发病率，为老年人日常保健常用穴。

攒竹

定位 属足太阳膀胱经，在面部，左右眉毛内侧端，即眉头的凹陷处，左右各一。

主治 眉棱骨痛、视力模糊、近视、远视、目赤肿痛、眼睑下垂、迎风流泪、头痛、面瘫及腰部疼痛。

按摩方法 用双手手指指腹端由上往下按压。攒竹是治疗眼部疾病的重要穴位之一，可以缓解眼睛疲劳。有无眼部疾患，都可以按摩此穴。

睛明

定位 属足太阳膀胱经，在面部，目内眦角稍上方的凹陷中。

主治 近视、远视、视力模糊、目赤肿痛、迎风流泪、夜盲、色盲等多种眼部疾病。

按摩方法 用拇指端按揉此穴，可以缓解眼睛疲劳。此穴是预防和治疗眼部疾病的主要穴位，为眼部日常保健常用穴。

丝竹空

定位 属手少阳三焦经，在面部，眉梢处的凹陷处。

主治 目赤肿痛、目眩、头痛、癫狂症、口眼歪斜、牙痛。

按摩方法 用两手手指指腹端按压此穴，做环状运动，常用于治疗各种眼部疾病，也是美容的重要穴位之一，又有明目止痛，消除脸部浮肿、黑眼圈、眼袋之功效。

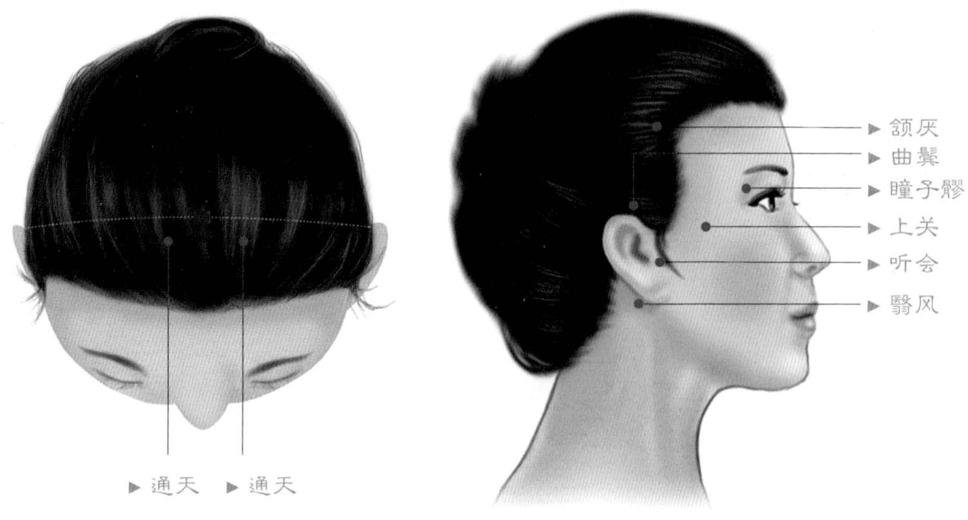

通天

定位　属足太阳膀胱经，在头部，前发际正中直上4寸，旁开1.5寸处。

主治　鼻塞、鼻出血，头痛、眩晕。也可治疗面瘫、颈痛。

按摩方法　用两手手指指腹端按压此穴，做环状运动。

翳风

定位　属手少阳三焦经，在颈部，耳垂后下方，乳突与下颌角凹陷中。

主治　耳鸣、耳聋、中耳炎、口眼歪斜、牙关紧闭、牙痛、呃逆、面颊肿痛、痄腮、眩晕、晕车等疾病。

按摩方法　用手指指腹端点按，按压时力度适中，以患者感觉到酸麻胀痛为宜。

瞳子髎

定位　属足少阳胆经，在面部，眼睛外侧凹陷处。

主治　目赤肿痛、白内障、青光眼、口眼歪斜、头痛、眩晕、视力减退、面部痉挛等疾病。本穴是治疗三叉神经痛、面神经麻痹的常用穴。

按摩方法　用两手手指指腹点揉此穴，力度不可过重。

听会

定位　属足少阳胆经，在面部，耳屏间切迹与下颌骨髁突之间的凹陷处。

主治　耳鸣、耳聋、中耳炎、齿痛、颞下颌关节炎、口眼歪斜、面部疼痛等。本穴是治疗耳部疾病的主要穴位。

按摩方法　用手指指腹端按揉此穴，每日2次，每次2分钟左右。

上关

定位　属足少阳胆经，在面部，下关直上，颧弓的上缘凹陷中。

主治　耳鸣、耳聋、中耳炎、偏头痛、口眼歪斜、牙痛、面部疼痛、三叉神经痛、颞下颌关节炎、癫狂症、癫痫等疾病。

按摩方法　用手指指腹端按压、按揉此穴，并做环状运动，逐渐用力，以局部有酸胀感为佳。

颔厌

定位　属足少阳胆经，在头部，从头维至曲鬓的弧形连线上1/4与下3/4的交点处。

主治　偏头痛、眩晕、癫痫、耳鸣、口眼歪斜等疾病。本穴有促进血液循环，缓解眼部压力，减少皱纹的功效。

按摩方法　用手指指腹按揉此穴，做环状运动，力度逐渐加强。

曲鬓

定位　属足少阳胆经，在头部，耳前鬓角发际后缘的垂线与耳尖水平线交点处。

主治　偏头痛、血管性头痛、三叉神经痛、目赤肿痛、中风失语、牙关紧闭等。本穴有缓解眼部疲劳，解痉止痛之功效。

按摩方法　用手指指腹端按揉此穴，逐渐用力做环状运动。

关于穴位的小知识

◎大多数人都会以为，穴位只是一个很小的点，而且必须跟书中描述的分毫不差。但事实上，如果你把穴位理解为一个小区域，那么你就不觉得找穴位是个很难的问题了，也不会钻牛角尖似地以为必须找到那个“针眼”。

◎每个人的体形、体格并不是完全一样的，因此，人与人之间的穴位也不是完全一样的。

◎只要你在按压穴位时，感到紧张、酸胀麻木以及疼痛，再加上如果按压时感到疼痛得到缓解或者疲劳得以消除时，那么你的穴位就找对了。

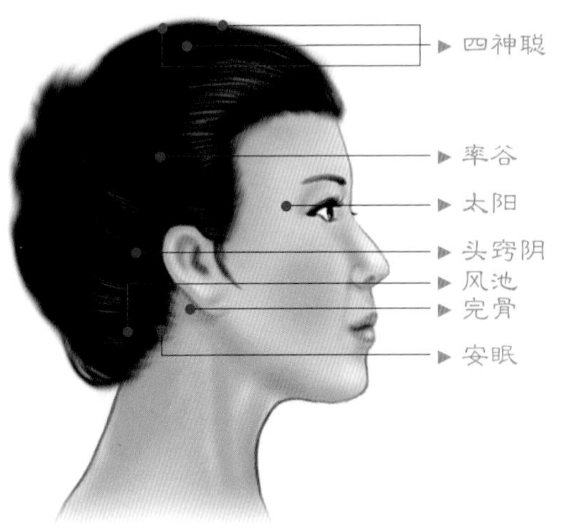

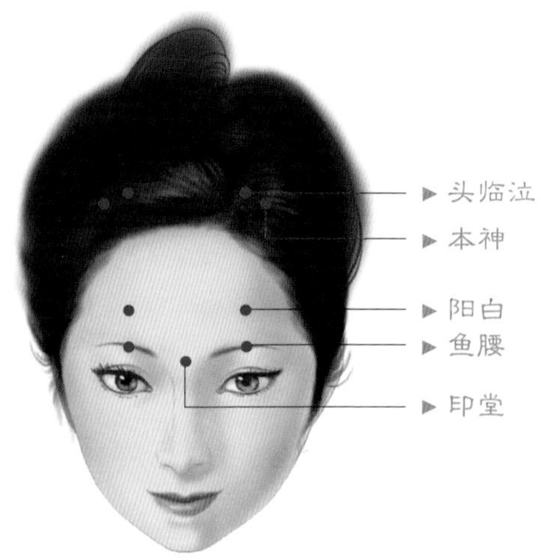

头窍阴

定位　属于足少阳胆经，在头部，耳后乳突的后上方，从天冲至完骨的弧形连线中1／3与下1／3的交点处。

主治　头痛、眩晕、颈项强直、高血压、耳鸣、耳聋等疾病，并有改善情绪之功效。

按摩方法　用手指指腹向下按压，做环状运动。

完骨

定位　属足少阳胆经，在头部，耳后乳突的后下方凹陷处，左右各一。

主治　多用于治疗偏头痛、颈项肌肉痉挛、失眠、牙痛、口眼歪斜、面颊肿痛、癫痫等疾病。

按摩方法　两手五指张开置于脑后部，用手指按压此处。

太阳

定位　为经外奇穴，在头部，眉梢与目外眦之间，向后约1横指处。

主治　头痛、目疾、鼻炎、口眼歪斜等疾病。按揉此穴可缓解眼睛疲劳，促进血液与淋巴液的循环，抗皱美白肌肤。

按摩方法　用手指做顺时针或逆时针方向按揉，力度逐渐加强，以患者舒适为度。

四神聪

定位　为经外奇穴，在头顶部，百会穴前后左右各1寸，共4穴。

主治　头痛、眩晕、失眠、健忘、癫痫等神志病。

按摩方法　双手指腹分别置于4穴上进行按压。

安眠

定位　为经外奇穴，在项部，翳风穴与风池穴连线的中点。

主治　失眠、头痛、眩晕、心悸等。

按摩方法　用拇指指腹按揉法。本穴为治疗神经衰弱失眠的经验效穴，经常按摩此穴可镇静安神、缓解压力、美容养颜。

率谷

定位　属足少阳胆经，在头部，耳尖直上入发际1.5寸处，角孙直上方。

主治　偏头痛、眩晕、小儿惊风、烦躁、失眠等。

按摩方法　用拇指指端按揉。

风池

定位　属足少阳胆经，在颈后枕骨下方，胸锁乳突肌与斜方肌上端之间的凹陷处。

主治　头痛、眩晕、失眠、癫痫、中风偏瘫、口眼歪斜、高血压、脑动脉硬化、颈项疼痛、目赤肿痛、视物不明、感冒、咽喉肿痛、鼻塞、鼻炎、耳鸣等多种疾病。

按摩方法　用两拇指指端按揉此穴，向对侧眼球方向按压，逐渐用力，以增加渗透力。

阳白

定位　属足少阳胆经，在头部，瞳孔直上，眉上1寸处。

主治　头痛、眩晕、口眼歪斜、近视、夜盲、视物模糊、目痛、眼睑下垂、迎风流泪等疾病。

按摩方法　用两手手指指腹端按压此穴，做环状运动。本穴为眼部保健常用穴。

鱼腰

定位　为经外奇穴，在额部，瞳孔直上，眉毛正中。

主治　近视、白内障、眼睑下垂、眼睑跳动、眉棱骨痛、三叉神经痛等。

按摩方法　用手指指腹按揉此穴，做环状运动。

印堂

定位　属督脉，在面部，两眉毛内侧端的中间凹陷处。

主治　各种头痛、眩晕、失眠、鼻塞、鼻炎、鼻出血、眉棱骨痛、目痛等疾病。本穴是治疗头痛、鼻塞的主穴。

按摩方法　用两手手指指腹端按压此穴，做环状运动。

本神

定位　属足少阳胆经，在头部，前发际上0.5寸，头正中线旁开3寸处。

主治　头痛、眩晕、目赤肿痛、癫痫、大脑发育不全、中风偏瘫等疾病。

按摩方法　用两手指指腹端按揉此穴，做环状运动。

头临泣

定位　属足少阳胆经，在头部，瞳孔直上，前发际上0.5寸。

主治　头痛、目眩、流泪、鼻塞、鼻渊；癫痫等疾病。

按摩方法　用两手手指指腹端按压此穴，做环状运动。

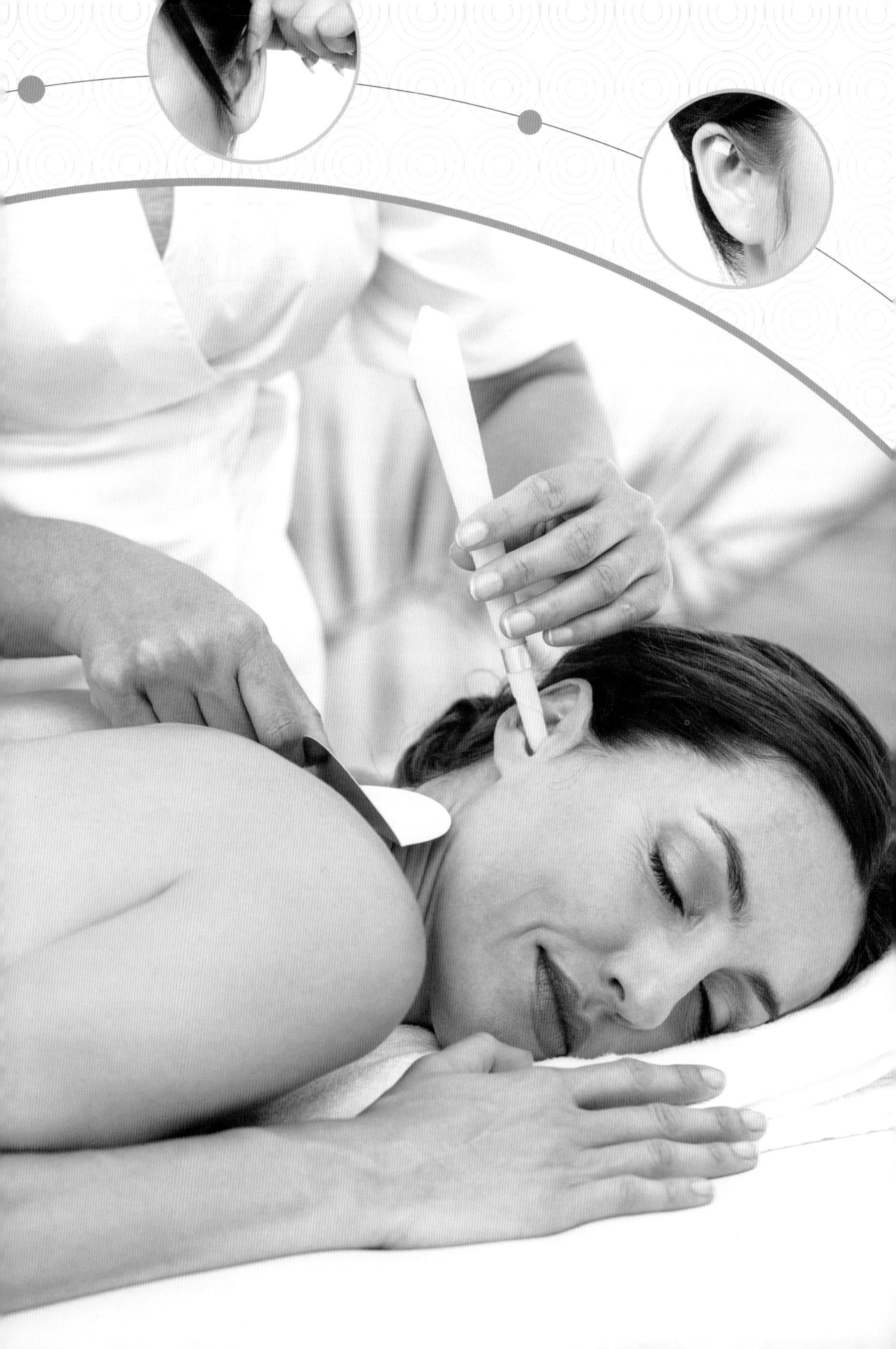

第四章

认识耳，美好从耳聪开始

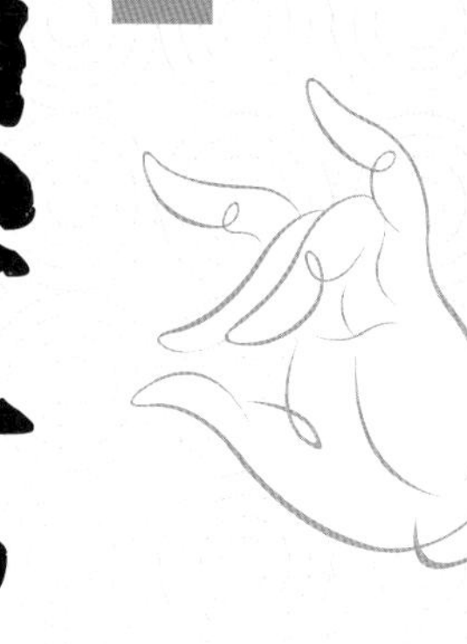

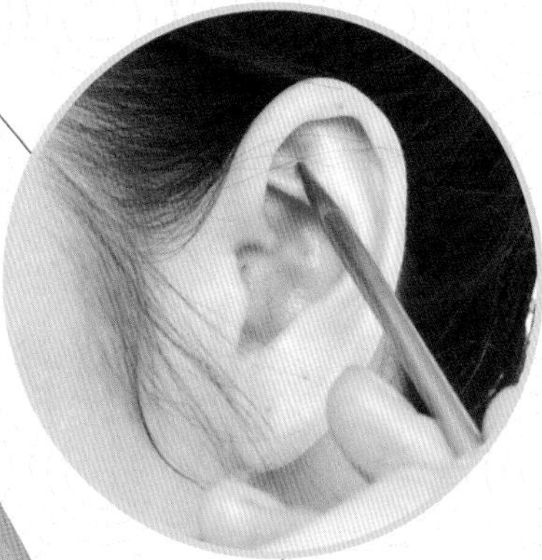

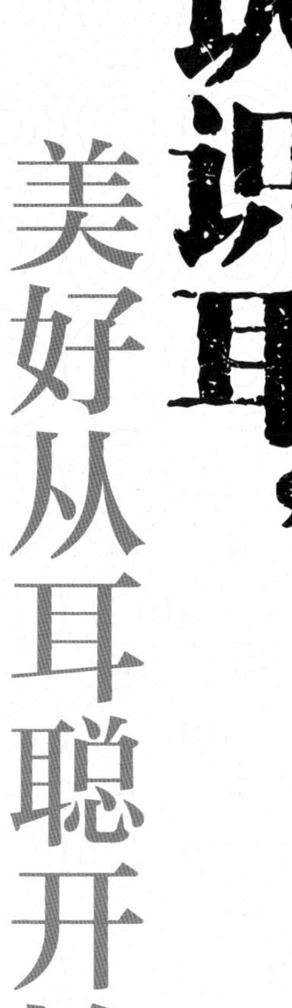

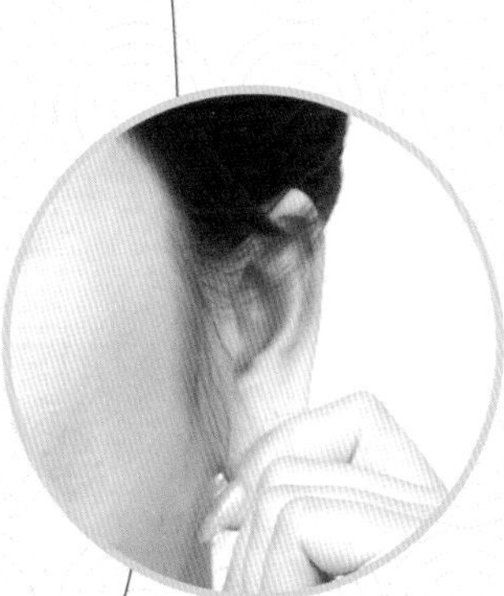

国家标准耳郭分区图

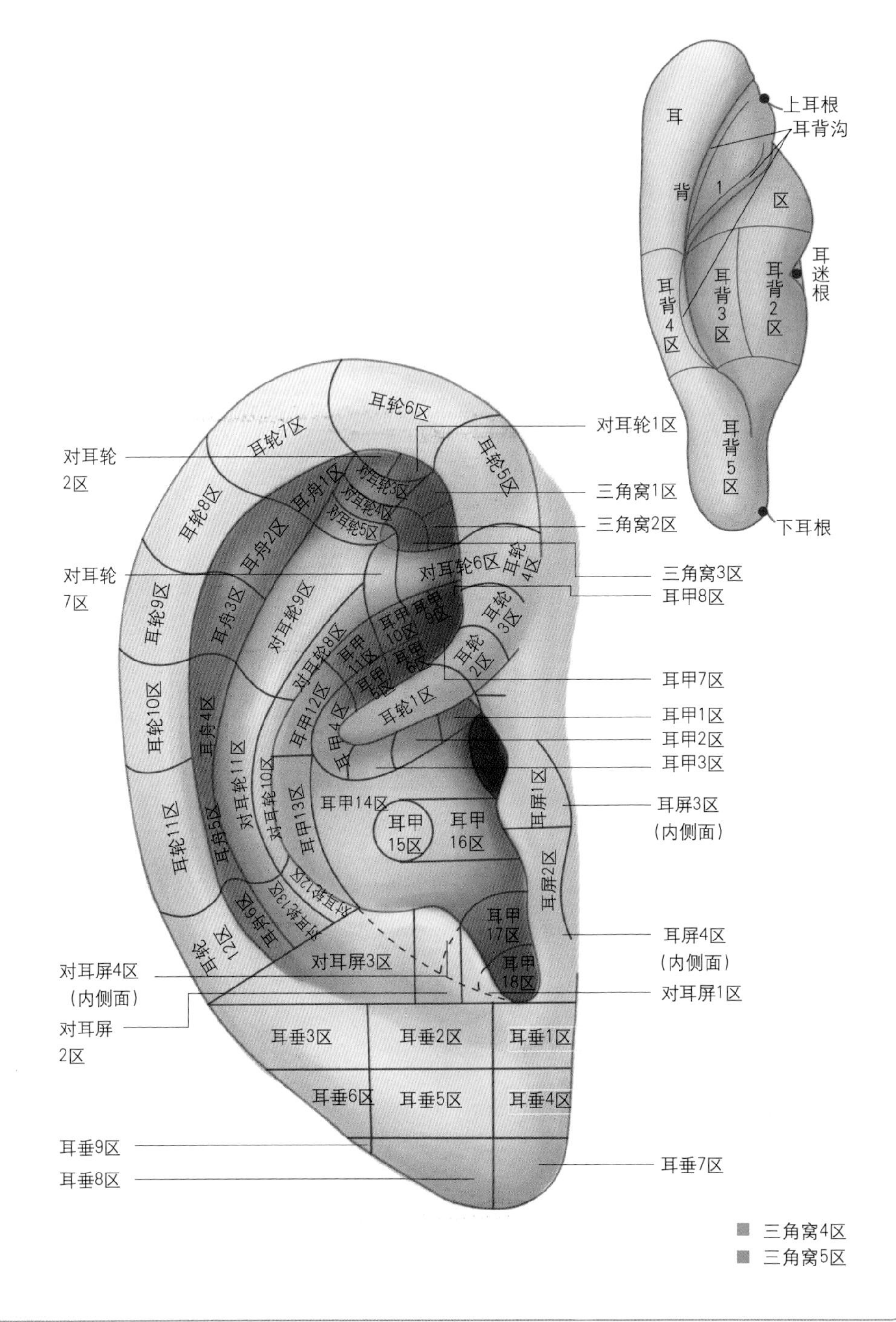
上耳根
耳背沟
耳背1区
耳迷根
耳背2区
耳背3区
耳背4区
耳背5区
下耳根
耳轮6区
耳轮7区
对耳轮1区
对耳轮2区
耳轮5区
三角窝1区
三角窝2区
耳轮8区
耳舟1区
对耳轮3区
对耳轮4区
对耳轮5区
耳舟2区
对耳轮7区
对耳轮6区
耳轮4区
三角窝3区
耳甲8区
耳轮9区
耳舟3区
对耳轮9区
耳甲10区
耳甲9区
耳轮3区
对耳轮8区
耳甲11区
耳甲6区
耳轮2区
耳甲7区
耳甲5区
耳轮1区
耳甲1区
耳轮10区
耳舟4区
耳甲12区
耳甲4区
耳甲2区
耳甲3区
对耳轮11区
对耳轮10区
耳甲13区
耳甲14区
耳屏1区
耳屏3区
（内侧面）
耳甲15区
耳甲16区
耳轮11区
耳舟5区
耳屏2区
对耳轮12区
对耳轮13区
耳舟6区
耳甲17区
耳屏4区
（内侧面）
耳轮12区
对耳屏3区
耳甲18区
对耳屏4区
（内侧面）
对耳屏1区
对耳屏2区
耳垂3区
耳垂2区
耳垂1区
耳垂6区
耳垂5区
耳垂4区
耳垂9区
耳垂8区
耳垂7区
三角窝4区
三角窝5区

国家标准耳穴定位图

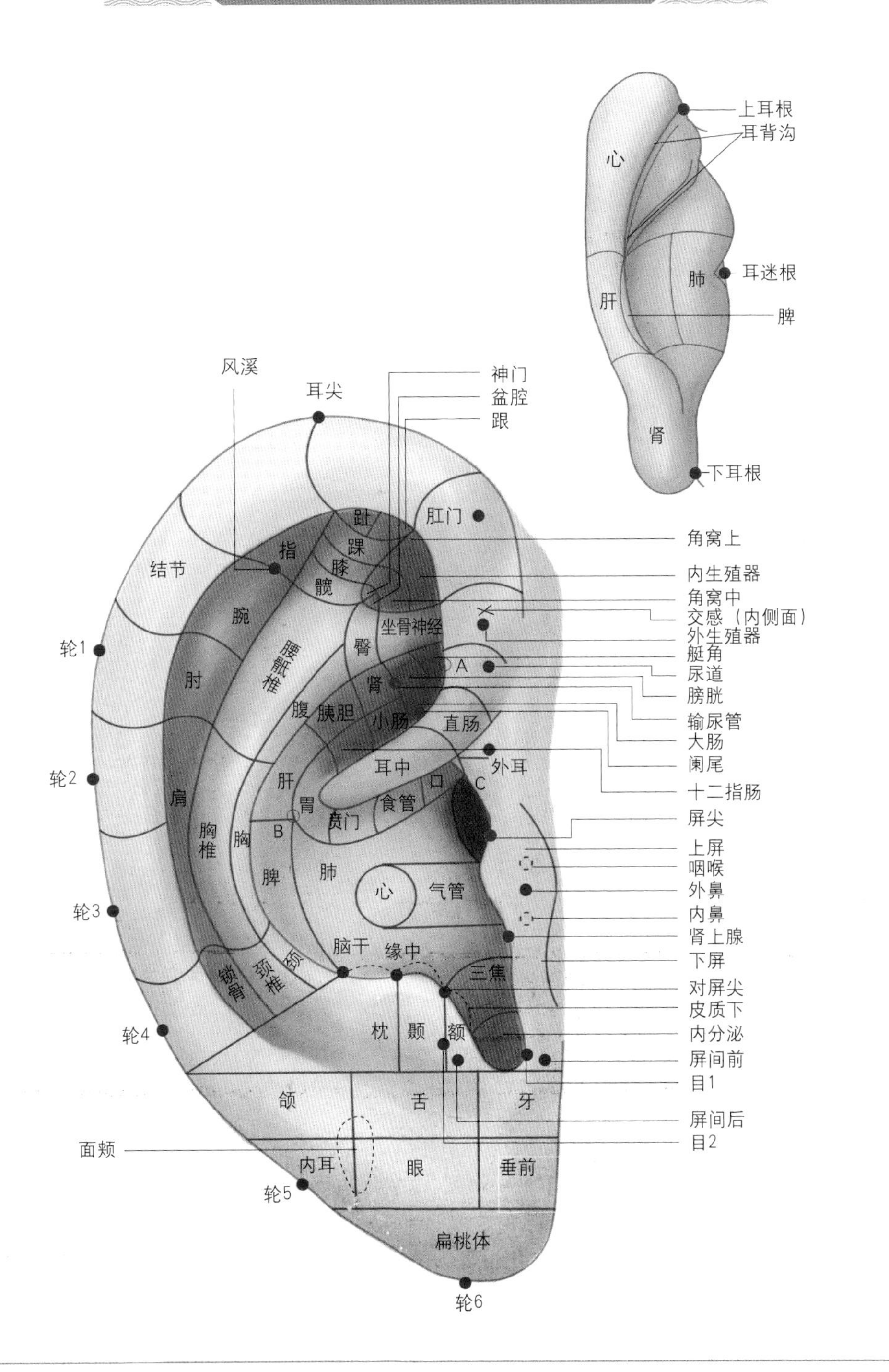
上耳根
耳背沟
心
耳迷根
肺
肝
脾
肾
下耳根
风溪
耳尖
神门
盆腔
跟
趾
肛门
踝
指
膝
髋
结节
角窝上
内生殖器
角窝中
交感（内侧面）
外生殖器
艇角
尿道
膀胱
输尿管
大肠
阑尾
十二指肠
屏尖
上屏
咽喉
外鼻
内鼻
肾上腺
下屏
对屏尖
皮质下
内分泌
屏间前
目1
屏间后
目2
腕
坐骨神经
臀
腰骶椎
肾
A
腹
胰胆
小肠
直肠
轮1
肘
耳中
外耳
肝
口
C
轮2
肩
胃
食管
胸椎
胸
B
贲门
脾
肺
心
气管
轮3
脑干
缘中
锁骨
颈椎
颈
三焦
轮4
枕
颞
额
颌
舌
牙
面颊
内耳
眼
垂前
轮5
扁桃体
轮6

耳部按摩为什么能祛病

古人通过长期的实践总结发现，耳与人体的经络、脏腑有着非常密切的联系。

耳与经络之间有着密切的关系，早在2000年前的《阴阳十一脉灸经》中就有了关于“耳脉”的记录，对耳与经脉、经别、经筋的关系作了较详细地阐述。手太阳、手足少阳、手阳明等经脉、经别都入耳中，足阳明、足太阳的经脉则分别上耳前至耳上角。六阴经虽不直接入耳，但都通过经别与阳经相合，而与耳相联系。因此，十二经脉都直接或间接上达于耳。奇经八脉中的阴脉、阳脉并入耳后，阳维脉循头入耳。所以，《灵枢·口问》说：“耳者，宗脉之所聚也”。

耳与脏腑之间的关系也很密切，据《黄帝内经》《难经》等书记载，耳与五脏均有生理功能上的联系。如《灵枢·脉度》说：“肾气通于耳，肾和则耳能闻五音矣”。《难经·四十一难》说：“肺主声，令耳闻声”。后世医家在论述耳与脏腑的关系时更为详细，如《证治准绳》说：“肾为耳窍之主，心为耳窍之客”。《厘正按摩要术》曰：“耳珠属肾，耳轮属脾，耳上轮属心，耳皮肉属肺，耳背玉楼属肝”。进一步将耳郭分为心、肝、脾、肺、肾五部，说明耳与脏腑在生理功能上是息息相关的。人体的内脏或躯体发病时，往往在耳郭的相应部位出现压痛敏感、皮肤电特异性改变和变形、变色等反应。参考这些现象来诊断疾病，并通过刺激这些部位可防治疾病。可见，耳无论从生理方面还是病理方面，都与五脏、六腑及人体各部之间息息相关。

此外，从中医整体观念和全息医学思维的角度考虑，耳与整个人体之间有着部分与整体的对应关系和全息统一性。这一点在法国医学博士诺吉尔发表的耳郭形如“胚胎倒影”的耳郭图的参照下不难理解，详见右图。

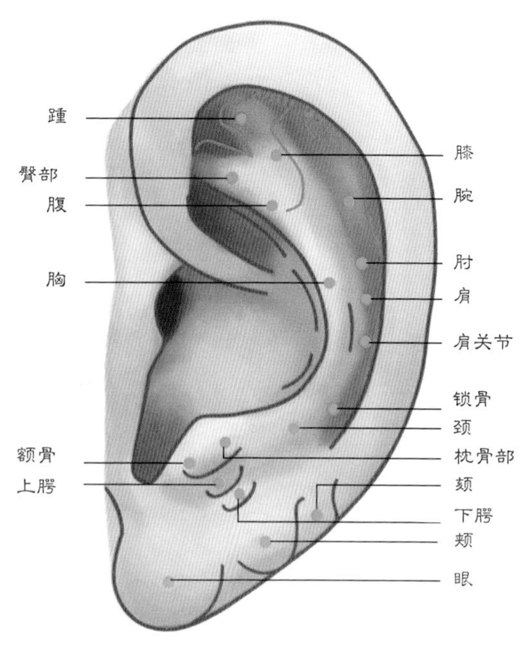

“胚胎倒影”耳郭示意图（1957）

耳部按摩的适应证及按摩禁忌

耳穴按摩适应证

◎疼痛类疾病：如各种扭伤、落枕、烫伤、外力损伤、头痛、三叉神经痛、肋间神经痛、坐骨神经痛、肿瘤及各种手术后等引起的疼痛。

◎炎性疾病及传染病：如急性结膜炎、角膜炎、牙周炎、中耳炎、扁桃体炎、腮腺炎、气管炎、胃炎、阑尾炎、急慢性结肠炎、乳腺炎、胆囊炎、附件炎、盆腔炎、子宫颈炎、睾丸炎、风湿性关节炎、流感、百日咳、菌痢等。

◎功能紊乱性疾病：如胃肠神经官能症、心脏神经官能症、高血压、内耳性眩晕症、多汗症、性功能障碍、神经衰弱、自主神经功能紊乱、内分泌紊乱、月经不调、遗尿、癔病等。

◎过敏及变态反应性疾病：如荨麻疹、哮喘、过敏性鼻炎、过敏性结肠炎、过敏性紫癜、结节性红斑、风湿热、药疹、红斑狼疮等。

◎内分泌代谢紊乱性疾病：如单纯性甲状腺肿大、急性甲状腺炎、甲状腺功能亢进或低下、糖尿病、肥胖症、尿崩症、垂体瘤、围绝经期综合征等。

耳穴按摩禁忌

耳穴疗法一般来讲比较安全，没有非常严格的禁忌界线。但是，如遇以下情况者，尽量不要使用或谨慎使用耳穴治疗：

◎严重的心脏病患者和年老体衰者尽量不要使用耳穴疗法，即便使用也要尽量轻柔。

◎严重贫血的患者。

◎有严重器质性病变的患者。

◎外耳患有溃疡、湿疹、冻疮及外伤创面未完全愈合者。

◎月经期的女性。

◎孕妇不宜采用，尤其是有习惯性流产史的孕妇忌用。

◎饥饿、饭后、酒后、过度劳累后、大病后、体质极度虚弱、精神极度紧张、大出血、凝血功能障碍等。

◎在进行耳部疗法操作前最好提示患者到正规医院进行全面体检，以判断是否适合耳穴按摩疗法。

查耳诊病

健康的耳按照部位来分，可分为外耳、中耳、内耳三部分，外耳和中耳是声波传导装置，内耳是位置觉感受器。健康的耳朵耳郭位于头部两侧，肉厚而润泽，无隆起物，耳郭血管隐而不见，耳轮光滑平整，上缘齐眉，下缘达鼻翼高度，其长轴与鼻梁平行，与头部侧壁约呈30°。中医认为，耳郭较长，耳垂丰满，是肾气充沛的象征。肾气充足者多健康长寿。

耳部望诊的准备

耳穴望诊时要求室内采光充足，室温适宜，环境安静，并充分暴露检查部位。诊前注意不要用力擦洗耳郭，以免引起血管扩张而变色，或把阳性物擦掉。耳郭不洁时，可用棉球轻轻擦净，同时，还要注意性别、季节、气候的差异。必要时还可借助放大镜，以观察耳郭耳穴皮肤的细微变化。

望耳郭的形态

◎耳郭相应部位产生形态改变，有一结节状隆起或见点状凹陷、圆圈形凹陷、索条样隆起及纵横交错的线条等形状，常见于肝病、胆石症、肺结核、心脏病、肿瘤等疾病。如肝硬化的患者，在耳郭肝区处多呈现隆起和结节，边缘清楚。

◎耳轮出现粗糙不平的棘突状结构，常见于腰椎、颈椎骨质增生等疾病。

◎耳面皮肤血管充盈易见，常见于支气管扩张、冠心病、高血压等疾病患者。

◎耳垂肉薄呈咖啡色，常见于肾脏病和糖尿病患者。

◎耳垂肉厚而宽，呈红色，常见于身体肥胖容易患脑出血者。

◎耳垂肉薄，连血管网都看得清者，见于患呼吸系统疾病和突眼性甲状腺肿患者。

◎耳郭上产生白色的糠皮样皮肤脱屑，擦之不易除去，常见于各种皮肤病患者。

◎用手摩搓耳朵，如果不见泛红，要疑为贫血。

◎耳郭萎缩、无力，是心脏衰弱的症状。

◎耳郭处有条片状隆起，多见于慢性器质性病变等。

◎耳部的乙状结肠、大肠区出现呈白色片状隆起，多见于便秘患者。

望耳郭的色泽

◎正常耳郭色泽微黄而红润。

◎如全耳色白，常见于暴受风寒，或寒邪直中，亦见于贫血病患者。

◎全耳色青而黑，常见于剧痛患者。

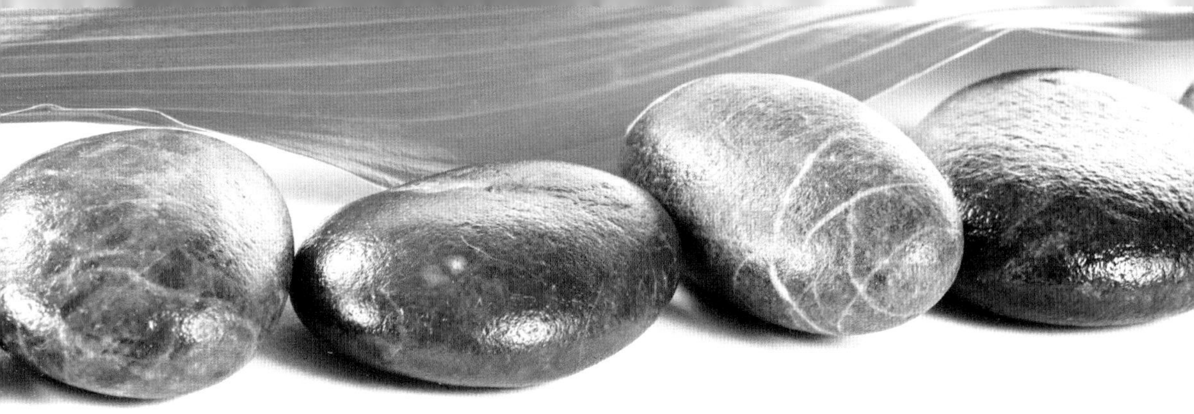

◎耳色为青白色，说明有虚寒。

◎耳垂青色，为房事过多的表现，也可能是风湿性关节炎的征兆。

◎耳轮焦黑、干枯，是肾精亏损的征兆。

◎耳郭鲜红表明有热症，常见于发热患者。

◎耳朵红肿，为少阳相火上攻，或为肝胆湿热火毒上蒸，也可能是中耳炎或疖肿、冻疮所致。

◎耳背上见到红色脉络，并伴耳根发凉，多为麻疹先兆。

◎耳垂经常潮红，为多血质体质者。由于受寒，耳垂变为紫红色，就会由肿胀，继而发展为溃疡，还容易生痂皮，这是体内糖过剩的表现，易患糖尿病。

◎耳朵色泽不正常，应留意血液循环障碍。

◎耳郭变褐色，多见于患有久治不愈的慢性疾病患者。

◎耳朵变灰色，提示可能会有内脏器官中毒等。

◎耳朵变暗红色，提示处于疾病恢复期、月经后期等。

◎耳部的肺区、支气管区呈暗红或褐色，多见于吸毒患者。

耳部阳性反应的主要类型

当脏腑或躯体发生病变时，在耳郭的相应部位就会出现各种阳性反应。

◎变色：耳穴部位呈点状或片状红晕、暗红、暗灰、苍白或中央苍白边缘红晕等，多见于消化系统疾病，如胃炎、胃及十二指肠溃疡、肝炎、肠炎等和肺炎、肾炎、关节炎、高血压及一些妇科疾病。

◎变形：常见的变形有结节状隆起、点状凹陷、圆圈形凹陷、条索状隆起或凹陷、线状等，多见于肝硬化、肝大、胆结石、结核病、肿瘤、心脏病、胃下垂等。

◎丘疹：有水泡样丘疹(似鸡皮疙瘩)，红色或白色丘疹，多见于妇科疾病、肠道疾病、肾炎、慢性气管炎等。

◎血管充盈：耳穴部血管过于充盈或扩张，可呈顺血管走向充盈、局部充盈或呈圆圈状、条段状等形态，多见于冠心病、心肌梗死、高血压、哮喘等。

◎脱屑：多为糠皮样皮屑，不易擦去，常见于肺区，多见于皮肤病、更年期综合征、便秘等。

耳部保健

耳尖提拉法

做法　用双手的拇指和食指捏住耳尖(耳郭的最上端)，向上提拉并进行揉捏，可做15～20次，要做到使局部发热发红。

作用　经常提拉耳尖具有养肾、镇静、止痛、退热、抗过敏等功效，此法适合有高血压、失眠、咽喉炎和皮肤病等病症的人使用。

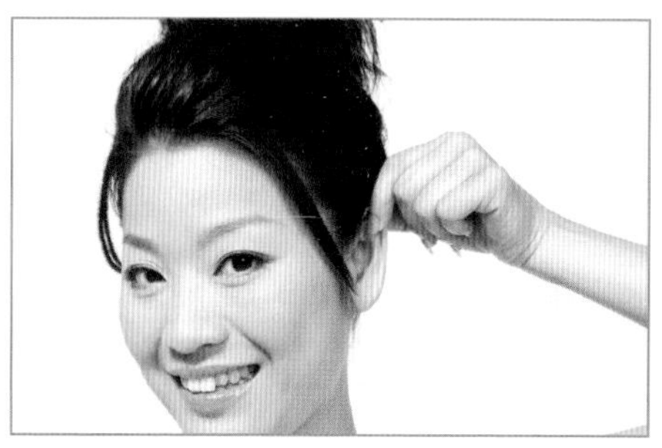

耳轮按摩法

做法　将双手握成空拳，用拇指的指腹和食指第1、2节的外侧沿着耳轮上下来回地进行摩擦，直至摩擦到耳轮有充血发热感为止。

作用　经常摩擦耳轮具有健脑、强肾、聪耳、明目的功效，此法也适合有阳痿、尿频、便秘、腰腿痛、颈椎病、心慌、胸闷、头痛、头昏等病症的人使用。

耳轮下拉法

做法　用双手的食指和拇指捏住耳垂进行揉搓使其发红发热，然后将耳垂向下牵拉，再松开手指让耳垂弹回去。每日可按此法做2～3次，每次做20下。

作用　经常搓弹耳垂具有促进耳朵血液循环、健肾壮腰的功效。

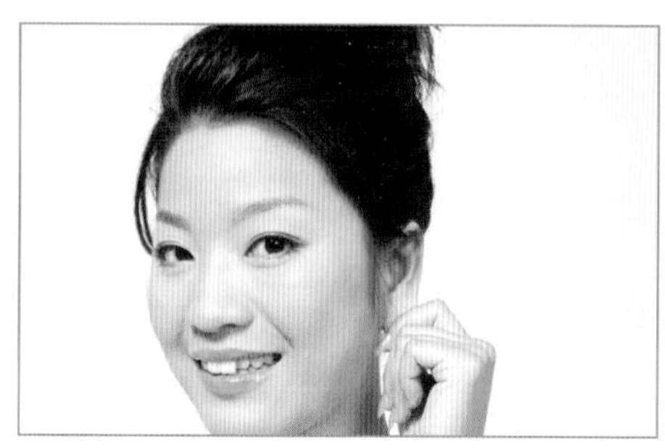

叩鸣天鼓法

做法　用双手的手掌掩住耳郭，让双手的手指自然托在脑后，用双手的食指叩击中指，可听到“隆隆”的声音，可连续叩击20下。

作用　坚持使用此法具有健脑、明目、强肾的功效。

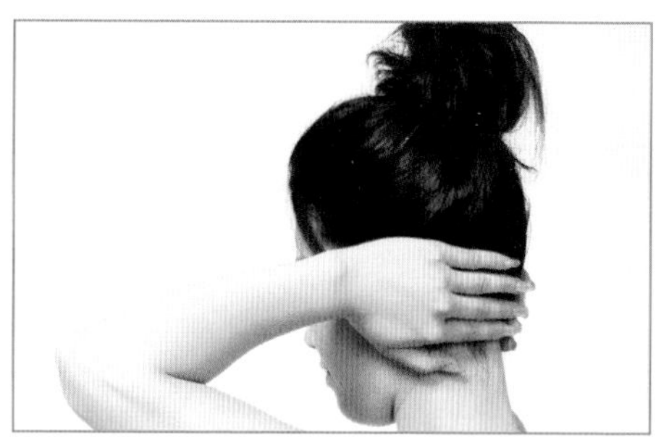

耳根夹推法

做法　中指放在耳前，食指放在耳后，双指同时向上压推20～40次，至耳部、面部和头部都有发热感止。按摩的速度不宜过快，也不宜忽快忽慢，要均匀、持久。按摩力度不宜过重，以皮肤不起皱褶为佳。按摩时，可单向操作，也可以上下交替进行。

作用 坚持按摩对治疗头痛、头昏、神经衰弱、耳鸣等都有非常好的疗效，还可以健脑。

耳穴贴压法

操作原理 选用质硬而光滑的小粒药物、种子或药丸等贴压耳穴以防治疾病的方法，也称压豆法、压丸法，是在耳针治病的基础上产生的一种简易方法。此法安全、无创、无痛且能起到持续刺激的作用，易被患者接受。适用于耳针治疗的各种病症，特别适宜于老人、儿童、惧痛的患者和需长期进行耳穴刺激的患者。

材料 多用表面光滑，质硬无副作用，适合贴压穴位面积大小的植物种子、药物种子、药丸等为材料，如王不留行子、油菜籽、六神丸、喉症丸、绿豆、小米等。

操作方法 首先将耳郭局部消毒，将材料粘附在0.5厘米×0.5厘米大小的胶布中央，然后贴敷于耳穴上，并给予适当按压，使耳郭有发热、胀痛感（即“得气”）。一般每次贴压一侧耳穴，两耳轮流，3天1换，也可两耳同时贴压。

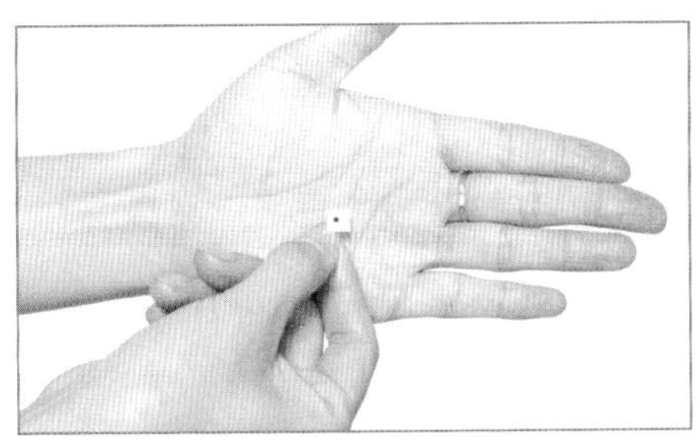

在耳穴贴压期间，应每日按压数次，每次每穴1～2分钟。使用此法时，应防止胶布潮湿或污染；耳郭局部有炎症、冻疮时不宜贴压；对胶布过敏者，可缩短贴压时间并加压肾上腺穴；按压时，切勿揉搓，以免搓破皮肤，造成感染。临床应用中，也可根据病情需要选用一些药液将王不留行子或其他压耳的种子浸泡，以起到压耳与药物的共同治疗作用。

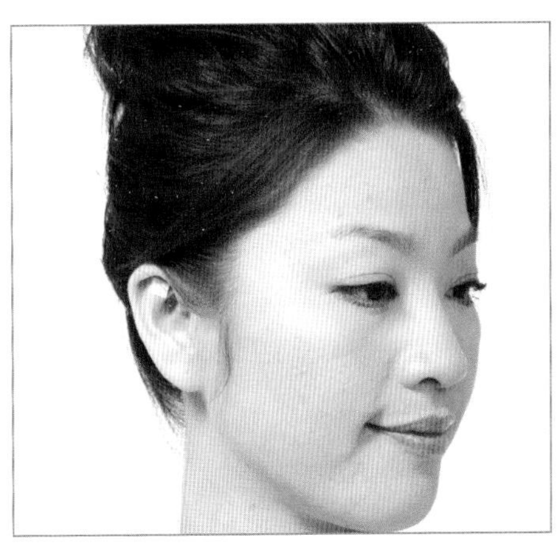

温灸法

操作原理 温灸法指用温热作用刺激耳郭以治疗疾病的方法，有温经散寒、疏通经络的功效，多用于虚证、寒证、痹证等。

材料 艾条、艾绒、线香等。

操作方法 艾条灸可温灸整个耳郭或较集中的部分耳穴。艾炷灸时，先用大蒜汁涂在选好的耳穴上，然后将麦粒大小的艾炷粘附其上，用线香点燃施灸，当皮肤感到灼热即换炷再灸，一般每次灸1～3穴，每穴灸3～9壮，此法适用于面瘫、腰腿痛、痹证等。若需对单个耳穴施灸时，可将卫生线香点燃后，对准选好的耳穴施灸，香火距皮肤约1厘米，以局部有温热感为度，每穴灸3～5分钟，适用于腰腿痛、落枕、肩周炎等。温灸耳穴，注意不要烧燃头发和烫伤皮肤。

刺血法

操作原理 用三棱针在耳郭皮肤上刺出血的治疗方法，有镇静开窍、泄热解毒、消肿止痛、去瘀生新等作用，用于实热、阳闭、瘀血、热毒等多种病证。

操作方法 事先按摩耳郭使其充血，常规消毒后，手持针具用点刺法在耳穴处放血3～5滴，然后用消毒干棉球擦拭、按压止血。一般隔日1次，急性病可每日2次。孕妇、出血性疾病和凝血功能障碍者忌用，体质虚弱者慎用。

磁疗法

操作原理 磁疗法是一种用磁场作用于耳穴治疗疾病的方法，具有镇痛、止痒、催眠、止喘和调整自主神经功能等作用，适用于各类痛证、哮喘、皮肤病、神经衰弱、高血压等。

操作方法 直接贴敷法：即把磁珠放置在胶布中央直接贴于耳穴上（类似压豆法），或用磁珠或磁片异名极在耳郭前后相对贴，可使磁力线集中穿透穴位，更好地发挥作用。间接贴敷法：用纱布或薄层脱脂棉把磁珠（片）包起来，再固定在耳穴上，这样可减少磁珠（片）直接接触皮肤而产生的某些副作用。

磁疗时，采用的磁体不宜过多过大，磁场强度不宜过强，有5%～10%的患者在行磁疗时出现头晕、恶心、乏力、局部灼热或刺痒等不良反应，若持续数分钟不消失时，可将磁体取下，即可消失。

耳部保健小窍门

◎自己不要乱挖耵聍（俗称耳屎）。耵聍常在人活动时自然掉落，当堆积成团堵塞耳道时应请医生取出，以防损伤耳道。

◎在感冒时不要捂住鼻子用劲擤鼻涕，以防气流从鼻咽部通过咽鼓管直冲进中耳腔而带入细菌，引起急性中耳炎。

◎要预防药物性耳聋，特别是儿童在确需使用庆大霉素、卡那霉素、链霉素等氨基苷类药物时需谨慎，要随时注意患儿有无耳鸣产生及听力变化。因为一旦发生药物性耳聋，康复将是很困难的。

◎老年性耳聋的人在逐年增多，不妨经常做些耳周穴位（如听宫、耳门等）按摩及对症用药，以改善症状。

◎已有慢性中耳炎的患者，流脓时要及时清洁患耳、滴药，以防止并发症发生。

耳部经穴及反射区对应图

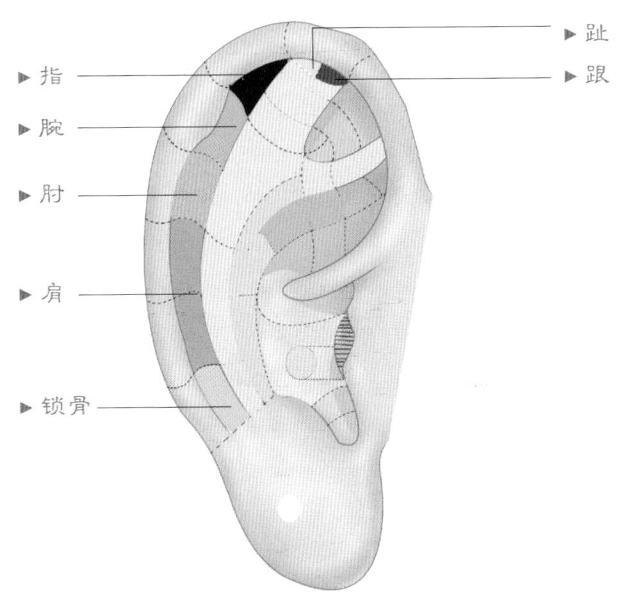

指

定位　耳舟的顶部、耳轮结节上弓。

主治　手指外伤疼痛，化脓性指甲沟炎、指关节炎，手指麻木、疼痛。

腕

定位　平耳轮、结节突起旁的耳舟部。

主治　腕部扭伤、疼痛。

肘

定位　在腕穴与肩穴之间。

主治　网球肘、肱骨外上髁炎。

肩

定位　肘区下方，与屏上切迹同水平。

主治　肩关节疼痛、肩关节周围炎、落枕、胆石症等多种疾病。

锁骨

定位　肩区下方，与轮屏切迹同水平线处。

主治　相应部位疼痛、无脉症、肩关节周围炎。

跟

定位　在对耳轮上脚的前上部。

主治　足跟痛、跟骨骨质增生。

趾

定位　在耳尖下方的对耳轮上脚后上部。

主治　趾痛、甲沟炎。

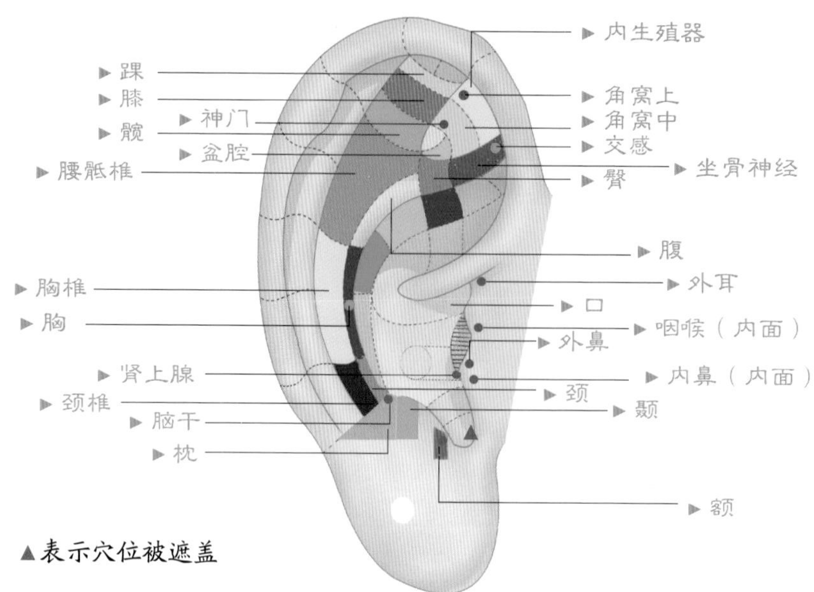

▲表示穴位被遮盖

踝

定位 在趾区、跟区下方，对耳轮上脚的内上角。

主治 踝关节扭伤。

膝

定位 在对耳轮上脚中1/3处。

主治 膝部肿痛、风湿性关节炎、膝关节滑囊炎等多种疾病。

髋

定位 在对耳轮上脚的下1/3处。

主治 髋关节疼痛、坐骨神经痛。

坐骨神经

定位 在对耳轮下脚的前2/3处。

主治 坐骨神经痛、腰痛。

交感

定位 在对耳轮下脚前端与耳轮内缘相交处。

主治 胃痛、会阴部疼痛不适等。

臀

定位 在对耳轮下脚的后1/3处。

主治 臀骶痛、坐骨神经痛。

腹

定位 在对耳轮体前部上2/5处。

主治 腹胀、腹痛、腹泻。

腰骶椎

定位 在腹区的后方。

主治 腰骶痛。

胸

定位 在对耳轮体前部中2/5处，与屏上切迹同水平。

主治 胸胁痛、乳腺炎、产后缺乳、经前紧张症、胸胁部带状疱疹。

胸椎

定位 在对耳轮体后部中2/5处。

主治 胸背痛及同胸区疾病。

颈

定位 在对耳轮体前部下1/5处。

主治 落枕、颈椎病、头昏、耳鸣。

颈椎

定位 在颈区后方。

主治 同颈区疾病。

角窝上

定位 在三角窝前1/3的上部。

主治 高血压。

内生殖器

定位 在三角窝前1/3的中下部。

主治 月经不调、痛经、遗精、阳痿。

角窝中

定位 在三角窝中1/3处。

主治 哮喘。

神门

定位 在三角窝后1/3的上部。

主治 麦粒肿、妊娠性呕吐等。

盆腔

定位 在三角窝后1/3的下部。

主治 慢性盆腔炎。

外鼻

定位 在耳屏外侧面正中稍前方。

主治 鼻炎、鼻疖、鼻塞、单纯性肥胖。

肾上腺

定位 在耳屏游离缘下部尖端。

主治 低血压、风湿性关节炎等。

内鼻

定位 在耳屏内侧面下1/2处。

主治 鼻炎、上颌窦炎、感冒、副鼻窦炎。

咽喉

定位 在耳屏内侧面上1/2处。

主治 扁桃体炎等。

外耳

定位 在屏上切迹前方近耳轮部。

主治 耳鸣、眩晕、听力减退。

额

定位 在对耳屏外侧面的前部。

主治 头昏、头疼、失眠、多梦。

颞

定位 在对耳屏外侧面的中部。

主治 偏头疼、眩晕、耳鸣、听力减退。

枕

定位 在对耳屏外侧面的后部。

主治 晕动症、头疼、恶心。

脑干

定位 在轮屏切迹处。

主治 后头痛、眩晕、假性近视。

口

定位 在耳轮脚下方前1/3处。

主治 口腔溃疡、胆囊炎、胆石症。

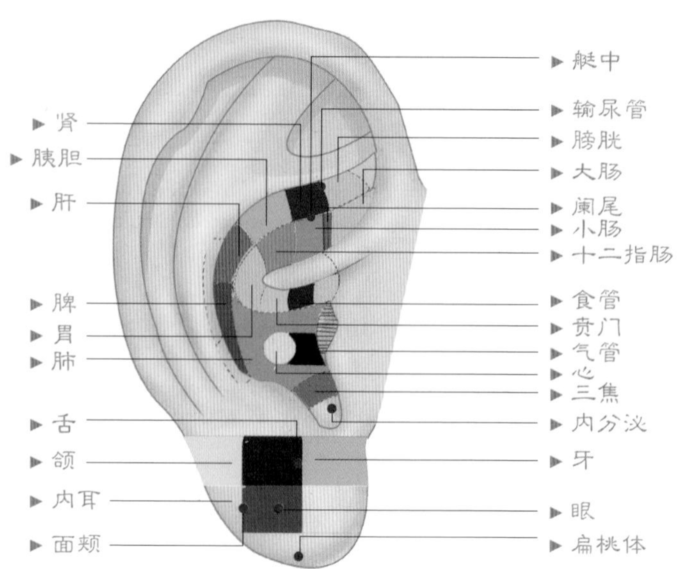

食管

定位 在耳轮脚下方中1/3处。

主治 恶心、呕吐、吞咽困难、胸闷。

贲门

定位 在耳轮脚下方后1/3处。

主治 食欲不振、贲门痉挛、胃痛。

胃

定位 在耳轮脚消失处。

主治 消化不良、牙痛、胃痛、失眠。

膀胱

定位 在对耳轮下脚下方中部，大肠穴直上方。

主治 后头痛、腰痛、坐骨神经痛、膀胱炎。

肾

定位 在对耳轮下脚下方后部，小肠穴直上方。

主治 耳鸣、腰痛、遗尿、遗精。

十二指肠

定位 耳轮脚上方外1/3处。

主治 十二指肠溃疡、胆石症、上腹痛。

小肠

定位 耳轮脚上方中1/3处。

主治 心律不齐、消化不良、腹痛、腹泻。

大肠

定位 耳轮脚上方内1/3处。

主治 腹泻、便秘、痤疮、咳嗽。

阑尾

定位 在小肠区和大肠区之间。

主治 阑尾炎、腹痛。

输尿管

定位 在肾区与膀胱区之间。

主治 输尿管结石绞痛。

胰胆

定位 在耳甲艇的后上部，肝肾穴之间。

主治 胁痛、胆囊炎、胆石症、耳鸣。

肝

定位 在耳甲艇的后下部。

主治 肝郁胁痛、高血压、青光眼、经前综合征、更年期综合征。

艇中

定位 在小肠区与肾区之间的中点。

主治 胆管蛔虫症、腹胀、醉酒。

脾

定位 在耳甲腔的后上部。

主治 眩晕、纳呆、腹泻。

心

定位 在耳甲腔正中凹陷处。

主治 心血管系统疾病、声嘶、癔症。

气管

定位 在外耳门与心穴之间。

主治 咳嗽、哮喘。

肺

定位 心穴的上、下、外三面。

主治 呼吸系统疾病、皮肤病、单纯性肥胖。

眼

定位 位于耳垂部位。从屏间切迹底部开始至耳垂底部，等分画两条水平线，再等分划两条垂直线，将耳垂平均分为九部分，眼穴位于九等份中间处。

主治 结膜炎、近视、麦粒肿等。

三焦

定位 在外耳门下，肺与内分泌穴之间。

主治 上肢三焦经部位疼痛、便秘。

内分泌

定位 在屏间切迹内，耳甲腔的前下部。

主治 更年期综合征、月经不调。

扁桃体

定位 在耳垂正面下部。

主治 扁桃体炎。

牙

定位 在耳垂正面前上部。

主治 牙痛、低血压。

面颊

定位 位于耳垂部位，眼区与内耳之间。

主治 三叉神经痛、口眼歪斜、腮腺炎、牙痛、痤疮等。

舌

定位 在耳垂正面中上部。

主治 舌痛、口腔溃疡。

颌

定位 在耳垂正面后上部。

主治 牙痛、下颌淋巴结炎。

内耳

定位 在耳垂正面后中部。

主治 内耳眩晕症、耳鸣、听力减退。

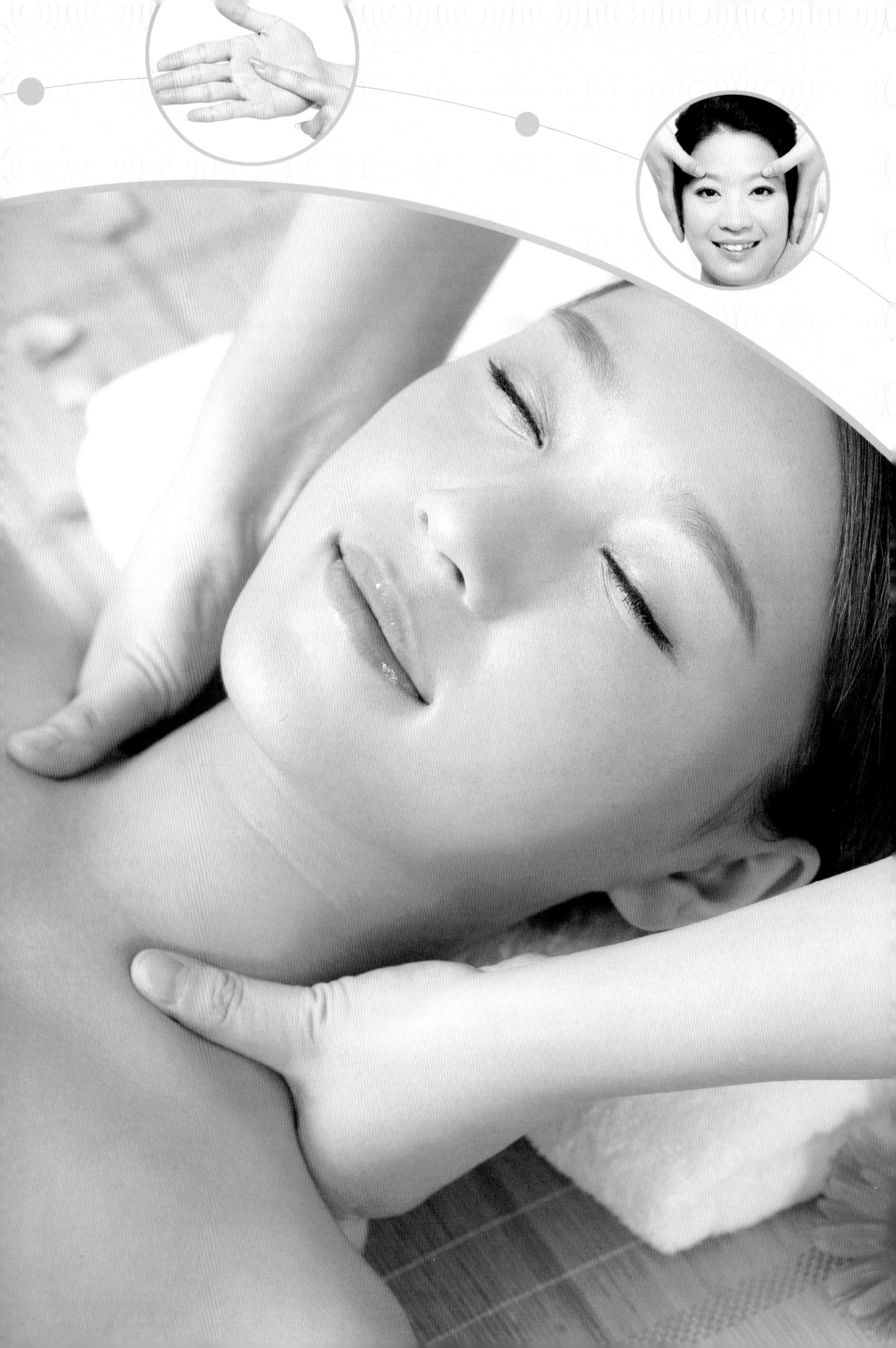

第五章

认识手足头耳按摩，

做好日常保健

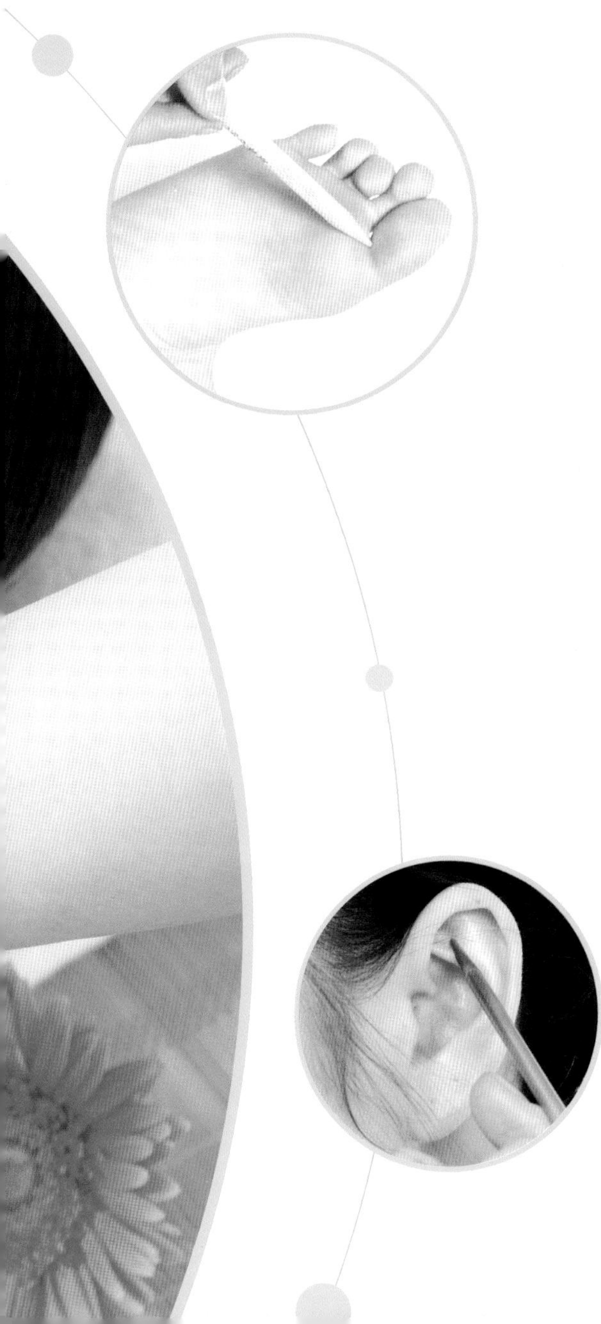

缓解不适症状

失 眠

失眠是指因各种原因导致的经常不能正常入睡或睡眠质量不佳。一旦发生经常性失眠，就要注意调理，如进食清淡、含蛋白质及维生素丰富的食物，保持规律的生活习惯等。

手部按摩

1.以中等力度点按合谷、神门、大陵、内关、劳宫（图①）各穴，每穴点按2~3分钟，以局部有轻痛感为宜。

2.揉掐心点、肾点、头顶点、颈中反射区（图②），每处1~2分钟，力度适中即可。

3.按揉或推按肾脏、膀胱、输尿管、肺、垂体、腹腔神经丛、心脏、胃、肝脏、脾脏、大肠、小肠反射区20~30次，至局部有热胀感为宜。

4.点按头、心脏、肺、脾脏、胃、肝脏、胆囊、肾脏反射区，力度以能被按摩者承受为准，至局部有轻胀痛感为宜，缓慢放松。

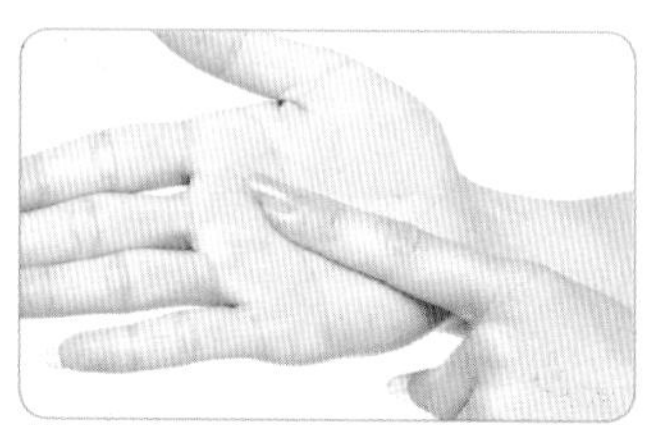

① 点按劳宫穴

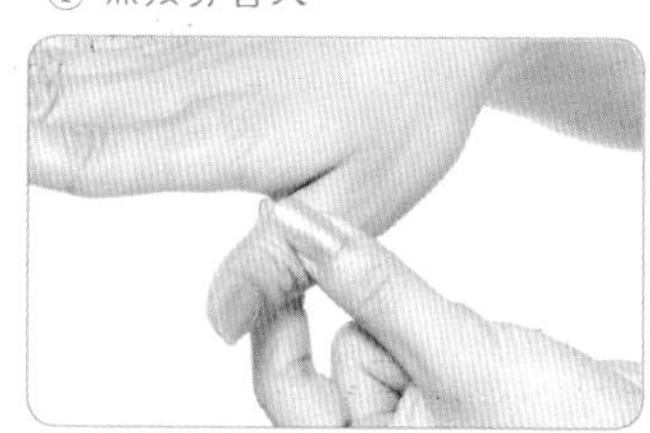

② 揉掐颈中反射区

足部按摩

1.按摩前，先以热水泡脚15~20分钟。

2.艾灸或用单食指压刮法以中等力度压刮额窦、心脏、肝脏、胃、肾脏（图③）、脾脏反射区（图④）各30次，以局部有胀痛感为宜。其中胃反射区可用双食指压刮法，也以食指指关节压刮。

3.单食指扣拳法推压大脑、腹腔神经丛、甲状腺反射区各20次，至局部有轻痛感即可。

4.扣指法推压脑干、小脑，三叉神经反射区各20次，以被按摩者能承受的力度为准，至局部产生酸胀感最佳。每晚入睡前，以热水泡脚，放松精神，也有助于入睡。

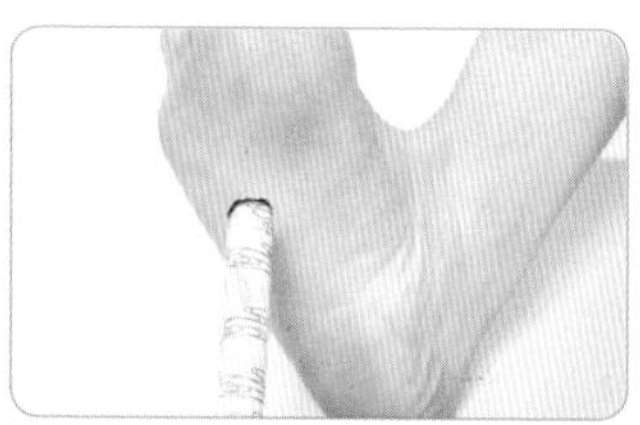

③ 艾灸肾脏反射区

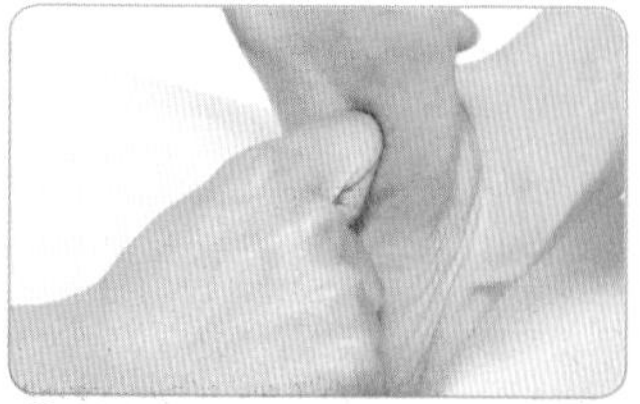

④ 压刮脾脏反射区

头部按摩

1.拇指指腹自印堂穴推至神庭穴，速度不宜过快，反复操作2～3分钟。

2.用双手拇指指腹由印堂穴至上星穴至百会穴交替点压5～6次，而后拇指轻揉百会穴2分钟。

3.双拇指自印堂起向内外依次点揉睛明、鱼腰、丝竹空、太阳、四白各穴，共3分钟。

4.用指端按揉安眠穴（翳风穴与风池穴连线中点处）（图⑤）、风池穴，逐渐用力点揉，各2～4分钟，有镇静助眠的作用。

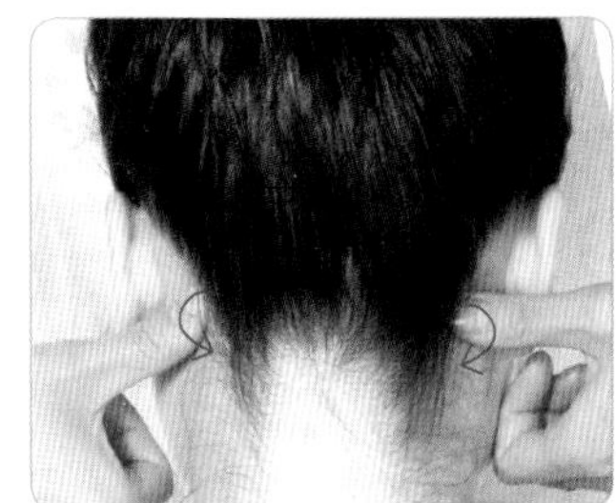
⑤ 按揉安眠穴

5.用双手拇指螺纹面紧贴在两眉头处，同时向两侧分抹至太阳穴止，逐渐向上至前发际处，反复操作2～3分钟。

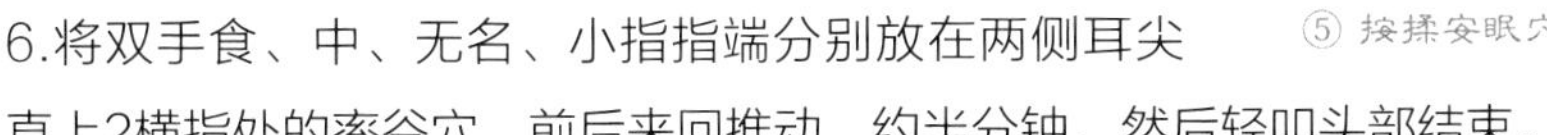

6.将双手食、中、无名、小指指端分别放在两侧耳尖直上2横指处的率谷穴，前后来回推动，约半分钟，然后轻叩头部结束。

耳部按摩

取穴：神门、心、肾、肝、脾、胃、内分泌反射区。

操作：1.清洁耳部，轻揉耳郭，用食指和拇指指腹反复摩擦5～10次。

2.食指端或尖状物点按神门（图⑥）、心、肝、肾反射区各2～3分钟，力度由轻到重，再由重到轻，均匀按摩，至局部有热胀感最佳，双耳交替进行。

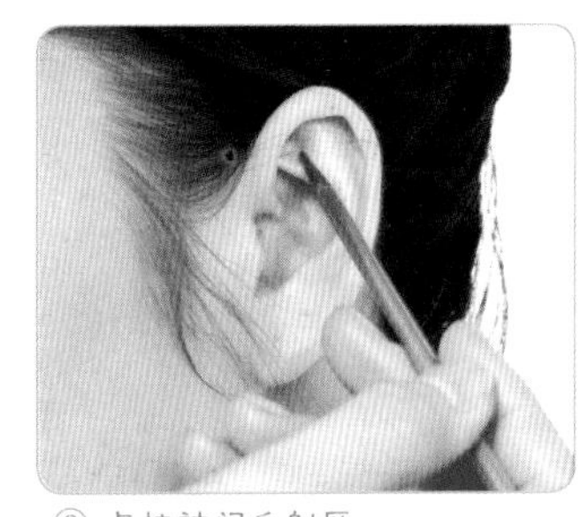
⑥ 点按神门反射区

3.点按脾、胃、内分泌反射区各1分钟，以被按摩者可耐受为度，双耳交替进行按摩。

4.最后在每个穴位或反射区用食指和拇指指腹反复摩擦，力度适中，重复3次，缓慢结束。

常用中药方推荐

★ 取适量洋葱，捣烂后装在一个小瓶中盖好，或把洋葱包在纱布中捣烂，临睡前放在鼻子边吸其气味。

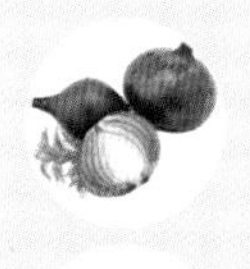

★ 取新鲜花生叶90克（或干品30克），煮20分钟。每日1剂，代茶饮。

★ 取莲子心30个，盐少许。将莲子心煎水，煎时加入少许盐。每晚临睡前顿服。

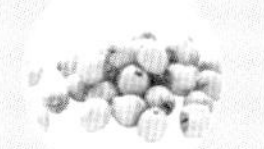

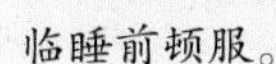

慢性疲劳综合征

现代社会竞争越来越激烈，人们承受着来自方方面面的压力：如生活、升学、就业、工作的升迁、养老等，久而久之，这些压力将会影响到人的健康。按摩能调节情绪，适当放松紧张的神经，有益于健康。

足部按摩

1.食指压刮或拇指压推腹腔神经丛、肾脏、输尿管、膀胱、尿道反射区，反复操作3～5次。

2.点按颈椎、颈项、大脑、斜方肌等各反射区5～10次，按摩力度以局部胀痛为宜。

3.食指指关节点肺脏、脾脏、肝脏、肾脏反射区各30次，以局部有酸胀痛感为度。

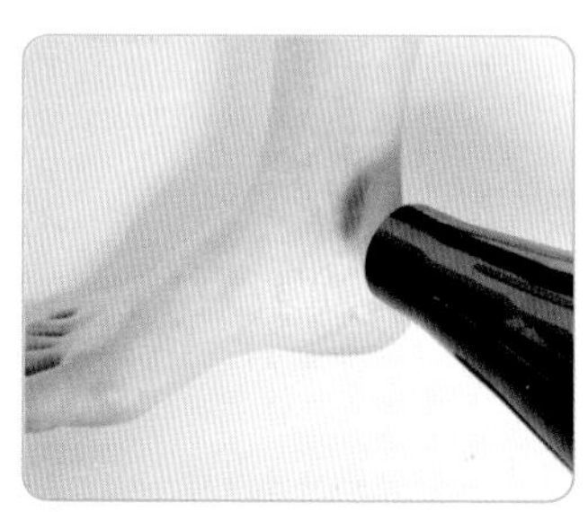

① 用电吹风吹髋关节反射区

4.用电吹风吹髋关节反射区（图①），拇指压推或双指钳肩部、肘关节、膝关节反射区10～20次，根据实际情况可适当延长肩部反射区的按摩时间，加大按摩力度。

5.食指指关节点或拇指推上身淋巴系统、下身淋巴系统反射区，也可用食指指尖关节点法加强刺激强度。

头部按摩

1.双手拇指指腹交替推印堂穴至神庭穴10～20次，以局部有微热感为宜。

2.双手拇指螺纹面分抹攒竹穴，经鱼腰穴至两侧太阳穴10～20次，推按速度不宜过快。

3.用拇指螺纹面按揉百会、四神聪、上星、头维、率谷、角孙各穴1分钟，以局部感觉酸麻最好。

4.拿捏天柱穴、风池穴、颈部肌肉各10～20次。

5.由前向后用五指拿头顶（图②），至后头部改为三指拿法，反复3～5次。

6.双手大鱼际从前正中线向两侧分抹，在太阳穴处按揉3～5次，顺势向下推至颈部。连续重复按摩三次。

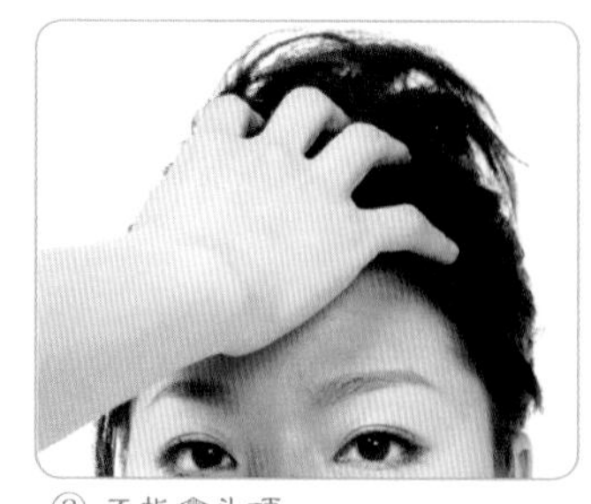

② 五指拿头顶

健 忘

健忘又称“喜忘”“善忘”“多忘”，是指记忆力减退，遇事善忘的一种病症。持续的压力和紧张，过度吸烟、饮酒，缺乏维生素等都可能诱发健忘。中医认为健忘主要由肾气亏虚、心肾不交、心脾两虚等因素所致。

足部按摩

1.单食指扣拳法推压甲状腺、额窦、腹腔神经丛、胃反射区各10次，以局部有酸胀感最佳。

2.食指指关节按揉或烟灸脑（图①）、垂体、肾脏、心脏反射区各20次，以能耐受为度。

3.扣指法推压脑干、小脑，颈椎，眼，耳，颈项反射区各10次，推压速度以每分钟20～40次为宜。

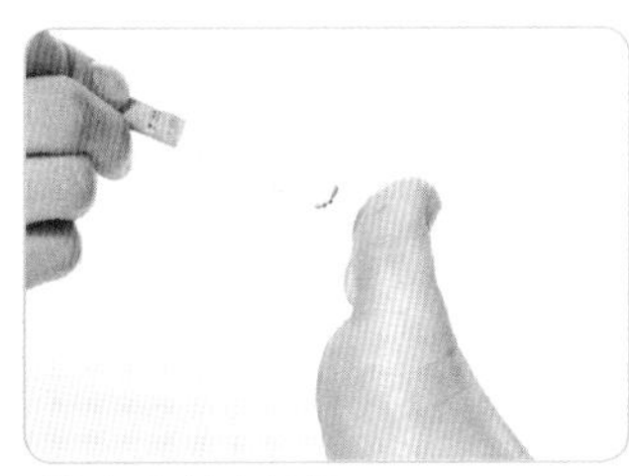

① 烟灸脑反射区

4.单食指刮压生殖腺、子宫或前列腺、内耳迷路反射区各10次，至局部有热胀感为宜。

5.食指指关节压刮胃、肝脏、脾脏、肾上腺、肾脏反射区各20次。

6.按揉上、下身淋巴系统反射区10次，此反射区比较敏感，以轻手法为主。

7.最后按摩肾上腺、腹腔神经丛、肾脏、输尿管、膀胱、尿道反射区2分钟。

头部按摩

1.双手拇指指腹交替推印堂至神庭10～20次。

2.双手拇指螺纹面分抹攒竹穴，经鱼腰穴至两侧太阳穴10～20次，推按速度不宜过快。

3.用拇指螺纹面按揉百会、睛明、头维（图②）、率谷、角孙、四神聪各穴1分钟，以局部感觉酸麻最好。

4.用大鱼际按揉太阳穴30次。

5.拿捏天柱穴、风池穴、颈部肌肉各10～20次，以局部有轻痛感为宜。

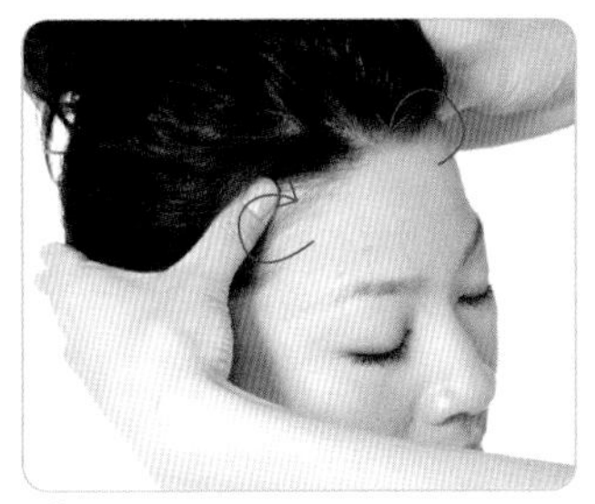

② 按揉头维穴

6.双手大鱼际从前正中线向两侧分抹，在太阳穴处按揉3～5次，顺势向下推至颈部。连续重复按摩3次。

眩 晕

眩晕是一种自身或外界物体的运动性幻觉，是对自身平衡感和空间位象的自我感知错误，眩晕往往是动脉硬化、脑血栓等心脑血管疾病的征兆之一，一旦发生，就需要提高警惕了。

手部按摩

1.揉掐合谷、内关、神门（图①）、关冲、阳谷各穴位，每穴揉掐1～3分钟，以局部有酸痛感为宜。

2.掐揉脾点、肾点、肝点、心点等各穴位，每穴按揉1～3分钟，逐渐用力，以局部有酸胀感最佳。

3.按揉头、脾脏、胃、肾脏、肝脏、胆囊反射区，每穴按揉3～5分钟，至局部有热胀感为宜。

4.点按垂体，脑干、小脑，内耳迷路，胃，颈项，耳、眼，肾脏（图②），肾上腺反射区，各1分钟。

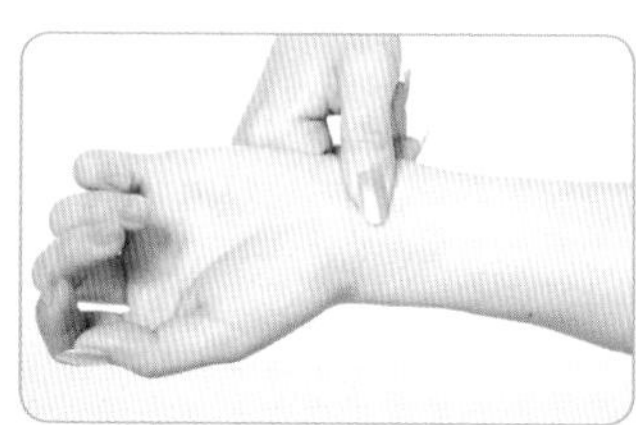

① 揉掐神门穴

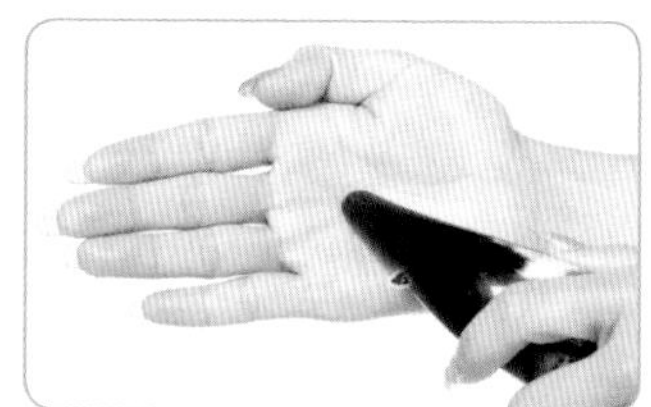

② 点按肾脏反射区

足部按摩

1.拇指推按腹腔神经丛、肾上腺、肾脏、输尿管、膀胱反射区各2分钟。用电吹风吹腹腔神经丛反射区也可以起到相同的作用（图③）。

2.点按胃、脾、胰、肝、胆反射区各1～2分钟。

3.用圆珠笔点按脑干、小脑（图④），垂体反射区各5分钟。

4.用食指指关节压刮额窦、眼、耳、心脏反射区各1分钟。

5.拇指压推颈椎、胸椎、腰椎反射区，反复3～5次。

6.拇指压推内耳迷路反射区5分钟。

7.推摩足背及足底部，放松足部，缓慢结束。

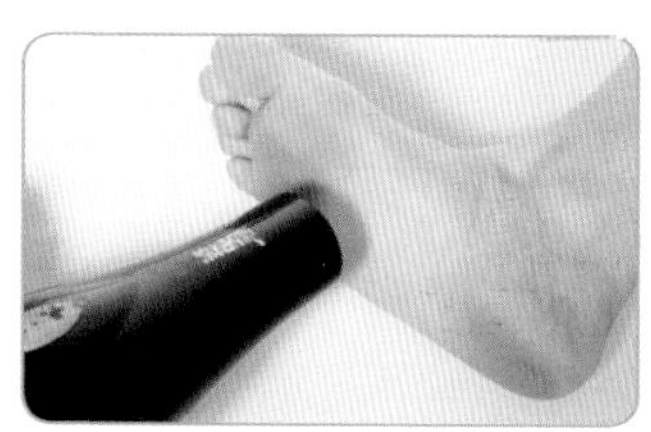

③ 用电吹风吹腹腔神经丛反射区

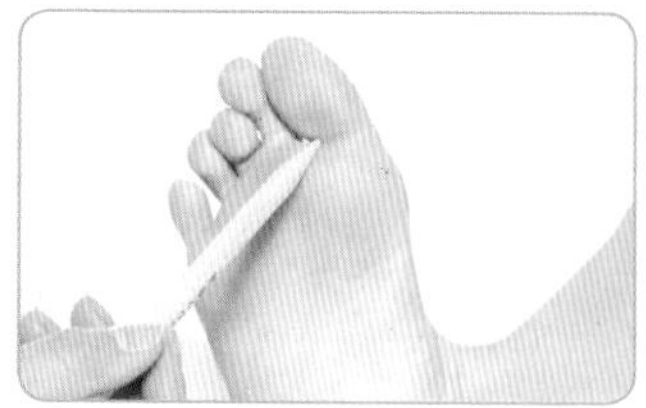

④ 点按脑干、小脑反射区

头部按摩

1.拇指指腹自印堂穴推至神庭穴20次。

2.用双手大鱼际从前额正中间抹向两侧，在太阳穴处按揉3次，至有轻痛感为宜，反复10～20次。

3.食指、中指螺纹面按揉百会、太阳、四神聪（图⑤）、睛明、角孙、率谷穴各2分钟。

4.用力拿捏风池穴，点揉风府穴，各2分钟。

5.拇指桡侧缘，以率谷穴为中心扫散头部两侧胆经各30次，然后叩击头部各区2分钟。

6.由前向后用5指拿头顶，转至后头后部时改为3指拿，顺势从上向下拿捏项部肌肉5～10次。

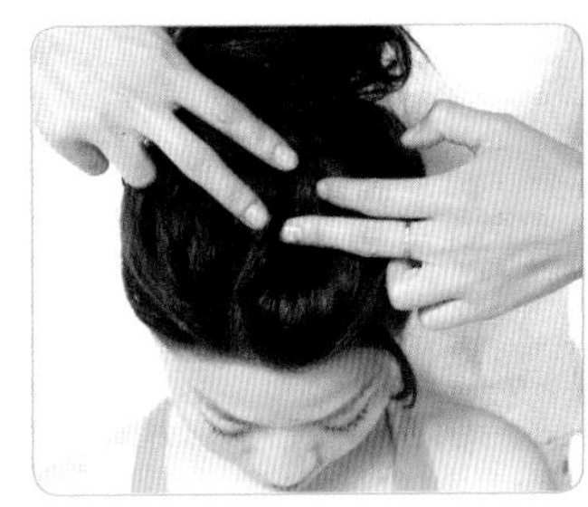

⑤ 按揉四神聪穴

耳部按摩

取穴：心、脑、耳、内分泌、肾、神门、交感反射区。

操作：1.每次选2～3个反射区，将六神丸或王不留行子等颗粒状物，置于0.5厘米见方的橡皮膏上，选准部位，贴于所选耳反射区处（图⑥）。

2.拇指和食指相对用力按压贴敷的反射区，每日按压6～8次，每次按压手法由轻到重，以有热胀痛感且能忍受为度。每两天更换1次，两耳交替操作，夏季或皮肤敏感者，可缩短贴压时间，如症状较重可增加按揉次数。

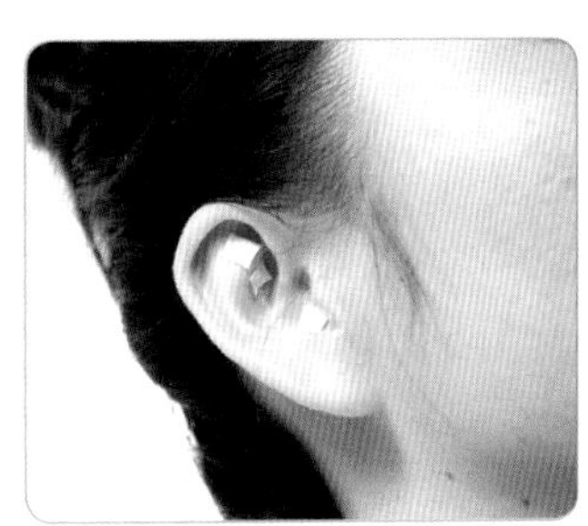

⑥ 贴压神门、心、肾反射区

常用中药方推荐

★ 取冬瓜子 500 克，烘干后研细末。每次服 50 克，每日 2 次。适用于肝阳上亢引起的眩晕。

★ 取白果仁 3 个，桂圆肉 7 枚。加水同煎取汁。每日空腹顿服。

★ 取人参粉 3 克，粳米 100 克，冰糖适量。人参粉和粳米一同煮粥，再把熬成汁的冰糖加入粥中，搅匀即成。佐餐用。

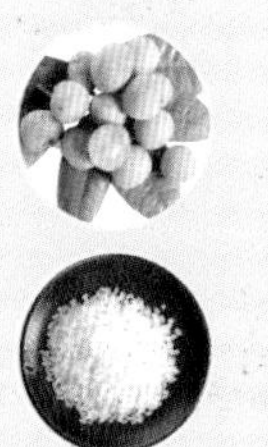

贫 血

血液中红细胞数和血红蛋白的含量明显低于正常值时称为贫血。诊断贫血的血红蛋白标准为：成年男性 <120 克 / 升，成年女性< 110 克 / 升，孕妇< 100 克 / 升。

手部按摩

1.点按或按揉胃反射区3～5分钟，手法由轻到重，逐渐用力，至局部出现酸、胀、痛的感觉为度。

2.拇指按揉肾脏、肝脏、脾脏、小肠、胰腺反射区3～5分钟，至局部有酸痛感为宜。手法要均匀、柔和、有渗透力。

3.揉掐胃肠点、三焦点、脾点（图①）、小肠点等，各点揉掐1～2分钟，至局部有热胀感最佳。

4.点按内关、合谷、商阳穴各1分钟，逐渐用力，以局部有酸胀感为宜。

5.最后在胃脾大肠区按揉2分钟，结束时缓慢放松。

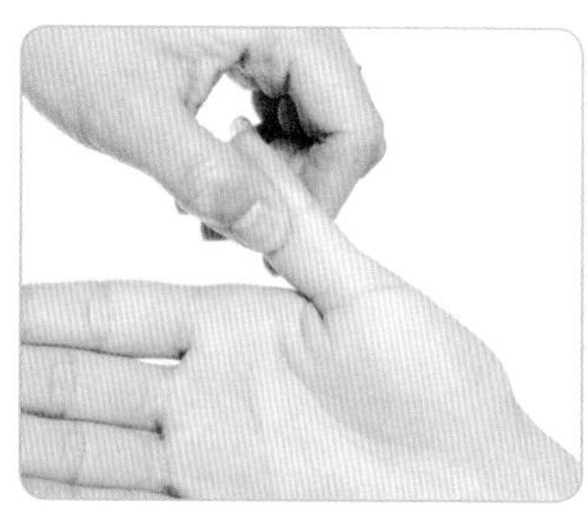

① 掐揉脾点

耳部按摩

取穴：脾、胃、皮质下、内分泌、小肠、肝、胆反射区。

操作：1.将1粒莱菔子或王不留行子置于0.5厘米见方的胶布中间，定准部位，将胶布对准反射区贴压，每次选3～4个穴位，每日每穴按压5次，每次按摩以局部有酸胀痛感为宜，可贴压2～3日更换1次，夏季可1日更换1次，皮肤敏感者使用时应随时观察，如有不适应及时拿掉。

2.也可用发卡或其他工具点压以上穴位（图②）。

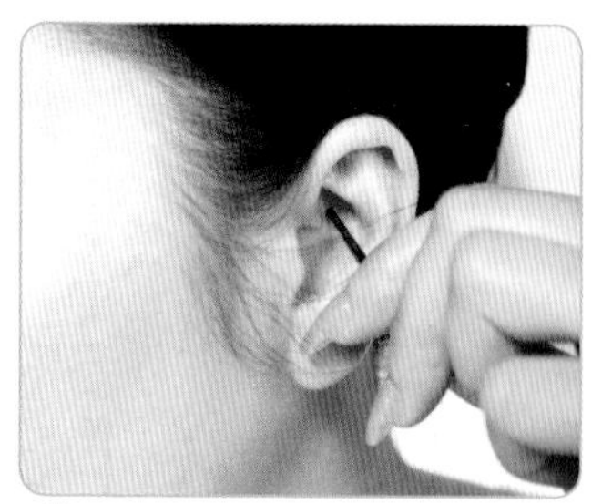

② 点按小肠反射区

手足冰凉

手足冰凉是由于手脚等部位血流不畅，末梢神经的排泄物不能充分排出而引起的。当外界气温过冷时，人体为了保持体内温度的恒定，将加快大脑和内脏器官的血液循环，相对来说手脚部位的血液循环就减慢了，所以会出现手脚冰凉的现象。

手部按摩

1.双掌心相对，快速搓动，至手掌发热后，一手的拇指与食指两指依次捻揉另一手五指，左右交替进行，反复捻揉3~5次。

2.用力点按或揉掐外关、合谷（图①）、后溪、劳宫、阳池穴，每穴1~3分钟。

3.按揉肝点、肾点、脊柱点、坐骨神经点，每处按揉1~3分钟。

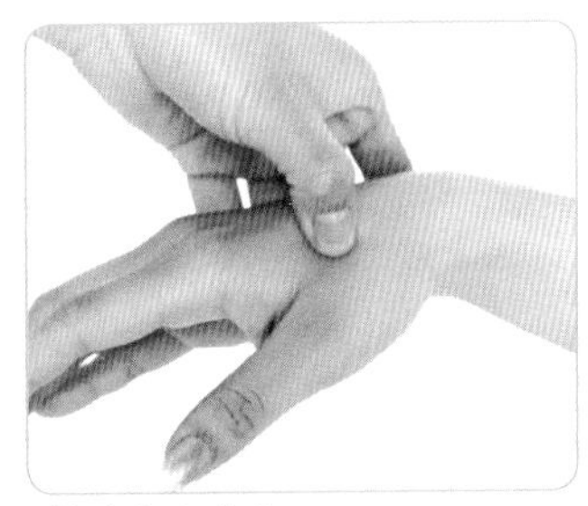

① 点按合谷穴

4.推按或点按肾脏、输尿管、膀胱、大脑、垂体、脾脏、胃各反射区，每反射区推按50~100次，以局部有微痛感为宜。

足部按摩

1.依次点按腹腔神经丛、肾脏、肾上腺、输尿管、膀胱反射区，反复按摩10次。

2.推按肺和气管、甲状腺反射区各20次。

3.点按大脑、垂体、脾脏、胃、胸部淋巴结、上身淋巴系统、下身淋巴系统反射区各10~20次。

4.点按或用艾条或用燃着的香烟灸肾脏、心脏、肩、肘、膝、肾上腺（图②）反射区各10~20次，按摩力度以局部有酸痛感为宜。

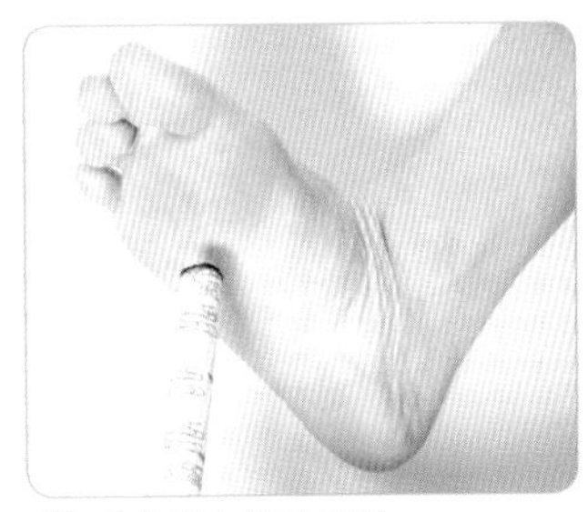

② 艾灸肾上腺反射区

5.点按或压刮肾脏、肾上腺、输尿管、膀胱、尿道反射区，反复操作10次，点按力度要以局部有胀痛感但不损伤皮肤为宜。

小腿抽筋

外界环境的寒冷刺激、疲劳、休息不足、老年女性雌激素下降、骨质疏松、血钙水平过低、睡眠姿势不当等都可能引起小腿抽筋。

足部按摩

1.依次点按肾脏、肾上腺、输尿管、膀胱反射区各10次。

2.用夹子夹按大脑反射区（图①），点按垂体、脾脏、胃、胸部淋巴结、上身淋巴系统、下身淋巴系统反射区各5～10次，症状严重者可增加按摩次数，力度以局部有胀痛感为宜。

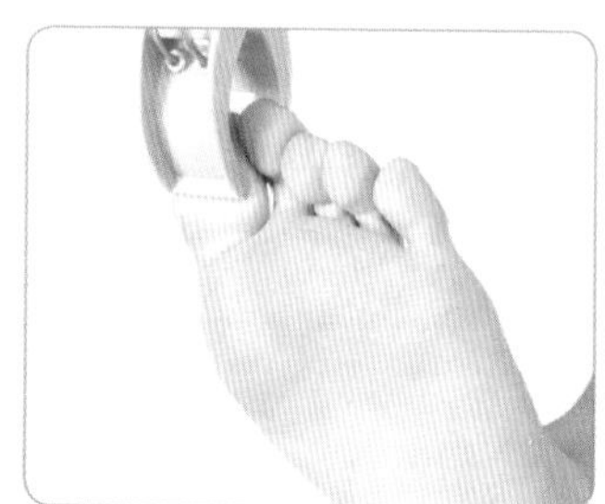

① 用夹子夹按大脑反射区

3.拇指依次压推升结肠、横结肠、降结肠、乙状结肠、直肠反射区，反复操作5～10次。

4.依次点按肩、肘、膝、髋反射区各10～20次。

5.推按颈椎、胸椎、腰椎、骶椎、尾骨反射区，各反射区连续做1遍为1次，反复操作10次。

6.依次点按或压刮肾脏、肾上腺、输尿管、膀胱、尿道反射区，反复操作10次，点按力度以局部有胀痛感，不损伤皮肤为宜。

耳部按摩

取穴：臀、髋、膝、踝、跟、皮质下、神门、肾上腺反射区。

操作：1.清洁耳部后，轻揉耳郭部，由下至上3～6次。

2.在臀、髋、膝、踝（图②）、跟反射区用重提轻放的手法，反复10次，以可耐受为度，双耳交替进行。

3.在肾上腺、皮质下反射区用向上重提向外轻拉的手法，反复2～3分钟。

4.点按神门反射区2～3分钟，至局部皮肤红润。

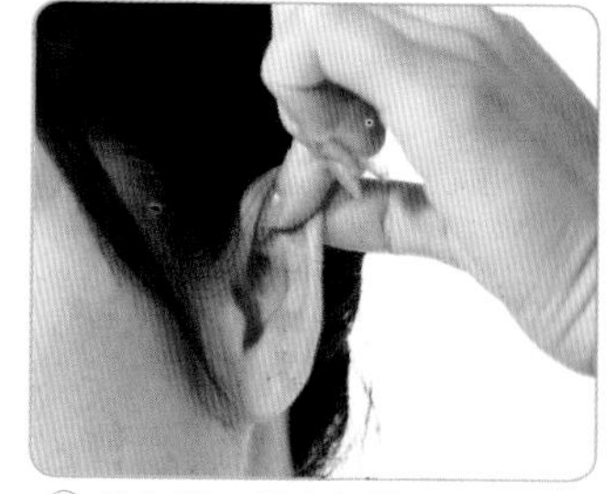

② 提拉膝、踝反射区

5.拇指和食指指腹反复轻揉上述反射区各5～10次，按摩力度由轻到重，再由重到轻，手法要均匀、柔和、有渗透力，双耳交替进行。

腰酸背痛

腰酸背痛是一种较常有的症状，在中老年人中较常见。导致腰酸背痛的主要原因是腰椎的退行性改变和慢性肌肉劳损，还有就是不良的站、坐、工作姿势给人体背部的椎间盘不同的压力造成的。

手部按摩

1.按揉养老穴、合谷穴（图①）、后溪穴、腰痛点各2～3分钟，至局部有酸胀感为佳。

2.按揉腰肌点、脊柱点、坐骨神经点各2～3分钟，逐渐用力，用力要均匀、柔和、深透。

3.点按或推按肾脏、输尿管、膀胱、髋关节、下肢淋巴系统、腰椎反射区各1分钟，按摩至局部有胀痛感为宜。

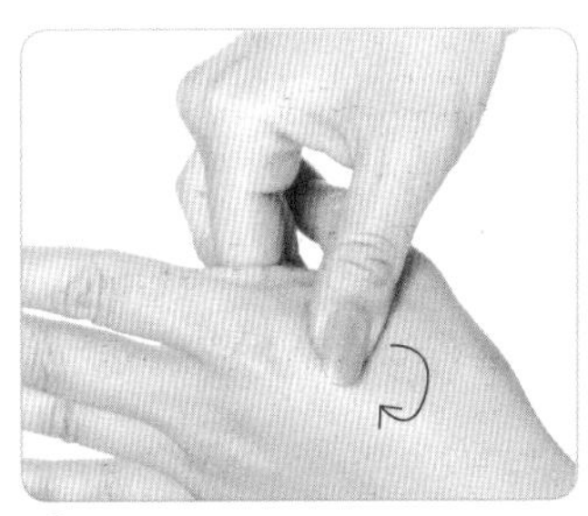

① 按揉合谷穴

耳部按摩

取穴：心、神门、肾、内分泌、肝、胆、枕、颈椎、胸椎、腰骶椎反射区。

操作：1.每次取2～4个反射区，将王不留行子或莱菔子或六神丸1粒，置于0.5厘米见方的胶布上，找准部位，贴敷于耳穴上（图②）。

2.用食、拇指捻压至酸沉麻木或疼痛为佳，每日按压4～6次。每次贴一侧耳，两耳交替，每次贴敷2日，夏季1日更换1次，10次为1个疗程。

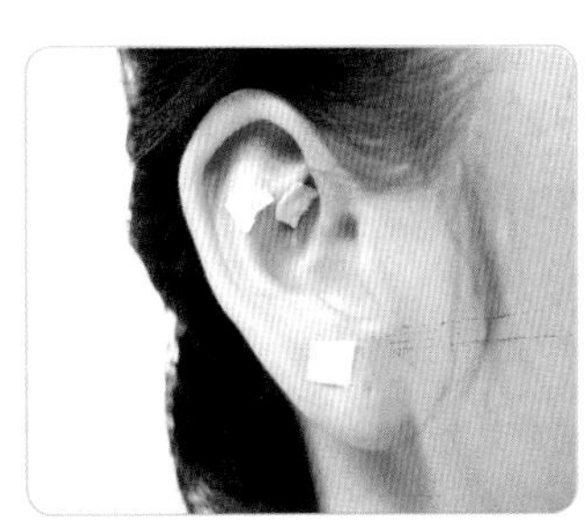

② 贴压腰骶椎、肾、枕反射区

自汗、盗汗

自汗、盗汗是由于阴阳失调、腠理不固，而致汗液外泄的病症。自汗主要属肺气虚不固或营卫不和；盗汗属阴虚火旺或心脾两亏的心液不藏。自汗、盗汗者多内虚，故平时一定要注意劳逸结合和锻炼身体。

足部按摩

1.食指指关节刮肾上腺、腹腔神经丛、肾脏、输尿管、膀胱、尿道反射区3～6遍。

2.拇指压推肺、甲状旁腺、十二指肠、心脏、脾脏（图①）、盲肠(阑尾)、回盲瓣、升结肠、横结肠、降结肠、乙状结肠、生殖腺反射区各1分钟。

3.拇指指端按揉肾脏、肺反射区各3～5分钟，逐渐用力，以透热为度。

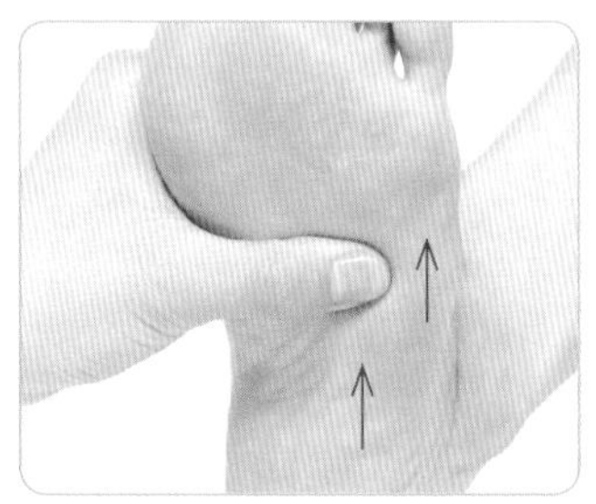

① 压推脾脏反射区

4.双食指关节刮胃、胰腺、脾脏反射区各1分钟，拳刮小肠3分钟，手法力度以被按摩者能耐受为度。

5.用食指外侧缘刮法刮生殖腺1分钟。双手握空拳轻叩足背结束。

耳部按摩

取穴：肺、肾、脾、胃、肾上腺、交感、皮质下反射区。

操作：1.耳郭局部消毒，将1粒莱菔子、六神丸或王不留行子置于0.5厘米见方的胶布中间，找准部位，将胶布对准反射区贴压，每次选3～4个反射区，以肺、肾、脾为主，两耳交替进行（图②）。

2.每日每区按压5～8次，使局部产生痛热胀感，隔两天更换1次，10次为1个疗程。

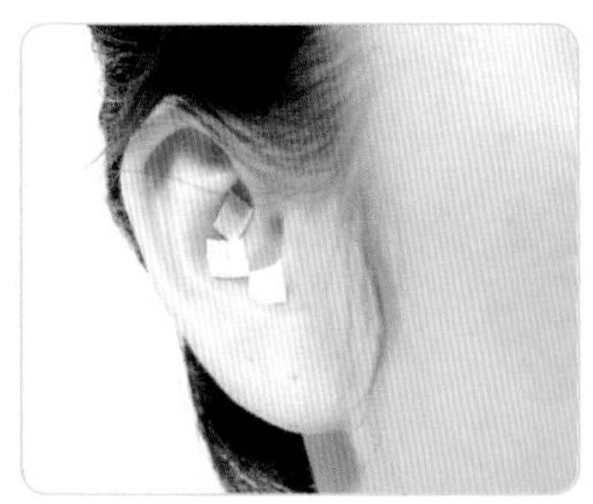

② 贴敷肾、脾、肺反射区

眼睛干涩

眼睛干涩指两眼干燥少津、滞涩不爽、易感疲劳，它不仅使人感到难受，时间长了还会影响人的视力。一般情况下，眼部干涩多和视疲劳有关。还可能是长期的营养不良、偏食而导致维生素A、维生素D、核黄素等多种营养素缺乏造成的。

头部按摩

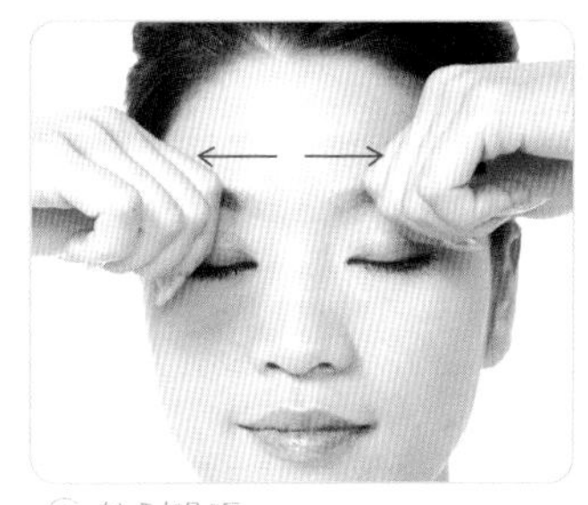
① 轮刮眼眶

1.以左右拇指指腹自印堂穴推至神庭穴，左右手交替进行，按摩1～2分钟。
2.按揉睛明穴，其他四指散开弯曲如弓状，支持在前额上进行操作。
3.左右手食指与中指分别并拢，按揉四白穴上，逐渐用力按摩，不可用暴力，以局部有热胀感为佳。
4.以拇指螺纹面按于太阳穴上，其余四指微握拳，以左右手食指第二节内侧面轮刮眼眶一圈，先上后下，上侧从攒竹开始至丝竹空止，下侧从睛明起至瞳子髎止（图①）。
5.双手大鱼际相互贴紧快速搓擦，感觉鱼际处发热发烫后，快速将双手大鱼际敷贴于上眼睑处，可反复操作。

耳部按摩

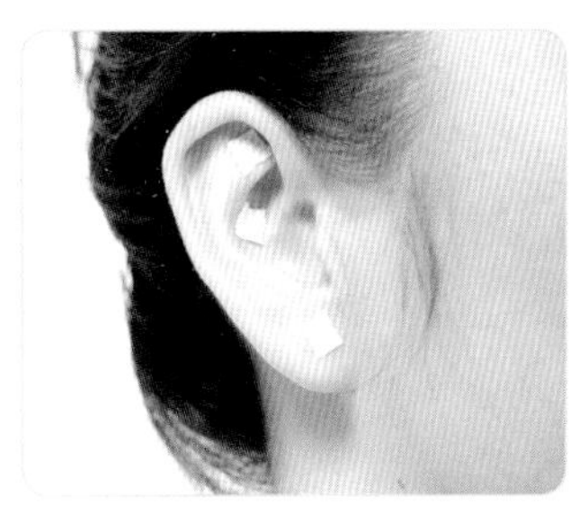
② 贴压肝、眼、神门反射区

取穴：眼、心、神门、肝、内分泌、脾、胃、肝、胆反射区。
操作：按摩时每次取2～4个反射区，将王不留行子或莱菔子1粒，置于0.5厘米见方的胶布上，找准部位，贴敷于耳反射区上（图②），用食指、拇指捻压至酸沉麻木或疼痛为佳，每日按压4～6次。每次贴一侧耳，两耳交替，每次贴敷两日，夏季每日更换1次，10次为1个疗程。

耳鸣

耳鸣是耳病的一种症状，也往往是耳聋的前兆，所以当出现耳鸣时，一定不要轻视，要抓紧时间治疗。耳鸣主要由肾精亏虚、脾气虚弱、情志失调、饮食所伤等因素所致。

足部按摩

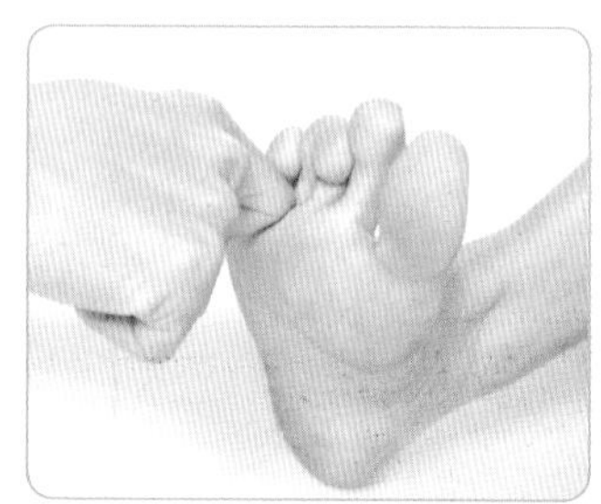
① 点按耳反射区

1.食指压刮或拇指压推腹腔神经丛、肾脏、输尿管、膀胱、尿道反射区，反复操作3～5次。

2.食指关节点按耳（图①）、肝脏、肾脏、脾脏反射区各2分钟。

3.拇指腹压推颈项、大脑、三叉神经、胆囊、胰腺、十二指肠、盲肠(阑尾)、回盲瓣、升结肠、横结肠、降结肠、乙状结肠、小肠反射区各1分钟。按摩力度以局部胀痛为宜。

4.食指外侧缘刮颈椎、胸椎、腰椎、骶椎、尿道、生殖腺反射区，反复操作5～10次。

5.左手掌搓摩右脚心，以透热为度。

耳部按摩

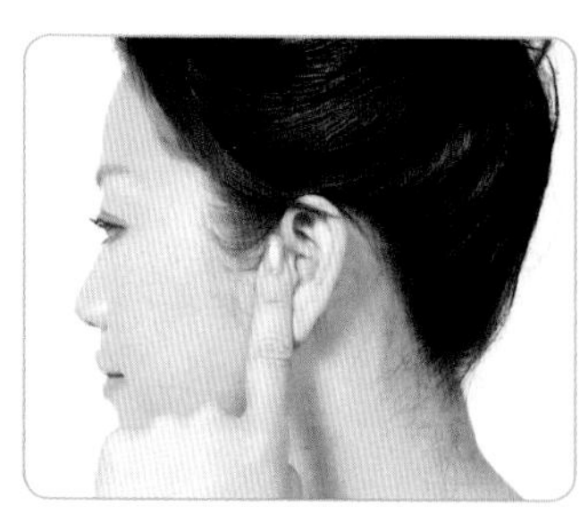
② 按揉听宫穴

1.两食指按揉两侧翳风、听宫（图②）、听会、耳门诸穴，顺时针揉转20圈，再逆时针揉转20圈。

2.两拇指腹紧贴耳后，两中指指腹紧贴耳屏前，两手同时用力上下来回摩擦为 1次，反复操作10次。

3.双手十指屈曲成耙形，从前额向后枕部梳理，经枕骨向下五指并拢，两手横掌分别紧贴两耳，用掌心摩耳。如此反复进行20次。

4.用两手食指分别塞入两耳道，吸气；转几圈骤然拔出，呼气。反复进行20次。

5.用两手横掌分捂两耳，两手食指并拢按压住后脑枕骨不动，吸气；两掌心骤然离开，呼气。两掌再捂耳，一吸一呼，反复进行20下。

食欲不振

在当今快节奏和竞争激烈的社会中，人们很容易产生失眠、焦虑等紧张情绪，导致胃酸分泌功能失调，引起食欲下降。食欲不振甚至不思茶饭，时间长了会导致精神疲惫、体重减轻、记忆力下降、免疫力减弱。

手部按摩

1.艾灸内关穴（图①），用力点按合谷、劳宫穴，每穴各2～3分钟，至局部有胀痛感为宜。

2.揉掐胃肠点、三焦点、脾点、大肠点、小肠点，各点揉掐1～2分钟，至局部有热胀感为最佳。

3.肾脏、腹腔神经丛、输尿管、膀胱、肺反射区，每次可选4～5个反射区，以中等力度按揉或推按30～50次，至局部有酸胀感最佳。

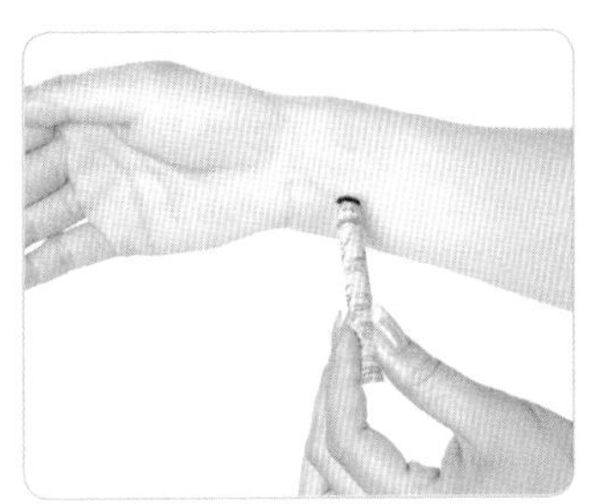
① 艾灸内关穴

4.点按胃、脾脏、胰腺、肝脏、胆囊、十二指肠、小肠反射区各2分钟。

5.最后在脾胃、十二指肠、小肠反射区按揉2分钟，缓慢放松。

耳部按摩

取穴：脾、胃、神门、皮质下、内分泌、小肠、肝、胆反射区。

操作：每次取2～4个反射区，将1粒王不留行子或莱菔子、绿豆、小磁珠，置于0.5厘米见方的胶布上，贴敷于耳反射区上（图②），用食、拇指捻压至酸沉麻木或疼痛为佳，每日按压4～6次。每次贴一侧耳，两耳交替，每次贴敷2日，隔日1次，10次为1个疗程。

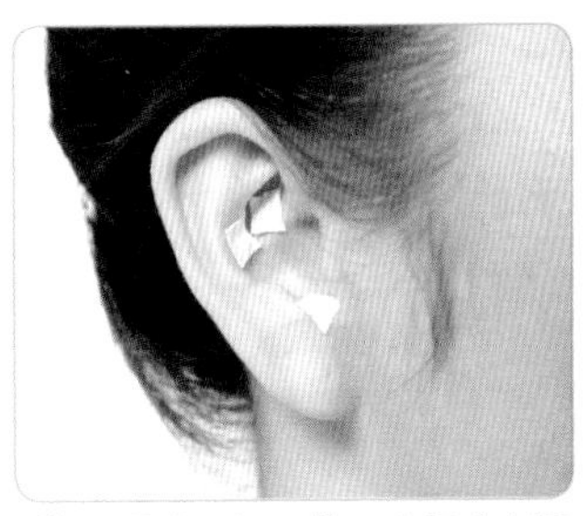
② 贴压内分泌、脾、小肠反射区

便 秘

便秘是指大便干燥，排出困难，或者排便间隔时间较长，或虽有便意，但艰涩难下，常数日一行，甚至需用泻药或灌肠才能排出大便的症状。

手部按摩

1.点按或按揉胃反射区3～5分钟，手法由轻到重，逐渐用力，至局部出现酸胀感为度，按摩速度每分钟50～100次为宜。

2.拇指按揉肝脏、脾脏反射区3～5分钟，至局部有酸痛感为宜。手法要均匀、柔和、有渗透力。

3.拇指指端掐揉或牙签后端点按大肠点，手法稍重，持续3～5分钟，力度适中，避免损伤皮肤（图①）。

4.点按内关（图②）、合谷、商阳穴各1分钟，逐渐用力，以局部有酸胀感为宜。

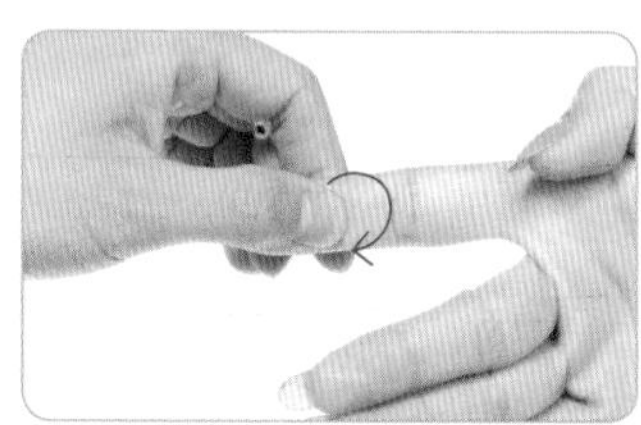

① 掐揉大肠点

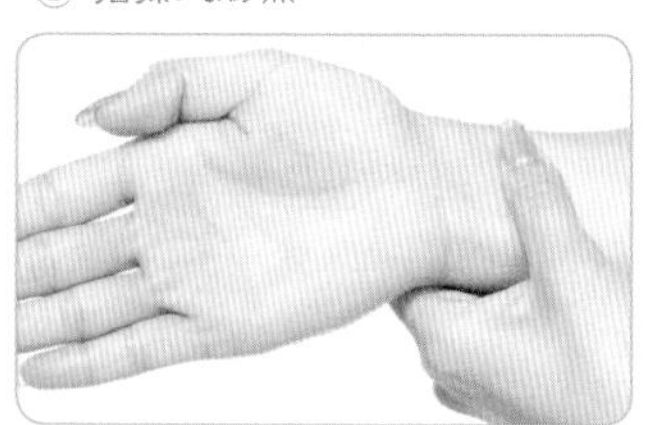

② 点按内关穴

足部按摩

1.单食指指关节压刮腹腔神经丛、肾脏、肾上腺、输尿管、膀胱、肝脏、胆囊、脾脏反射区各1～2分钟。

2.食指指关节点按大脑，脑干、小脑，心脏，甲状旁腺反射区各1分钟。

3.食指指关节压刮胃、胰腺（图③）、十二指肠、盲肠（阑尾）、回盲瓣反射区各2分钟。

4.以梳子背压推升结肠、横结肠、降结肠（图④）、乙状结肠、肛门反射区各2分钟。

5.拇指压推颈椎、胸椎、腰椎、骶椎反射区各2分钟。

6.食指指关节点按上身淋巴系统、下身淋巴系统反射区各1分钟。

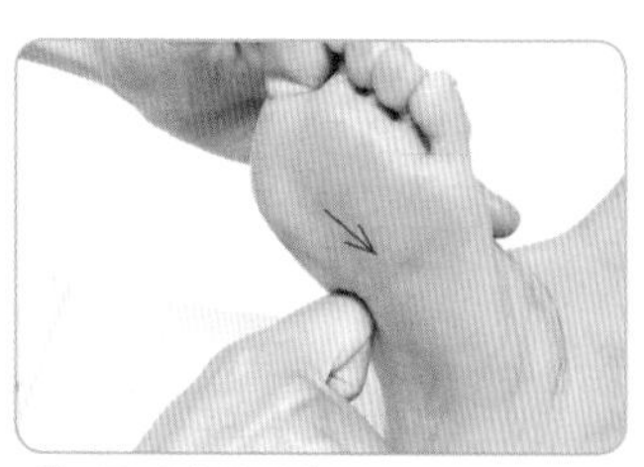

③ 压刮胰腺反射区

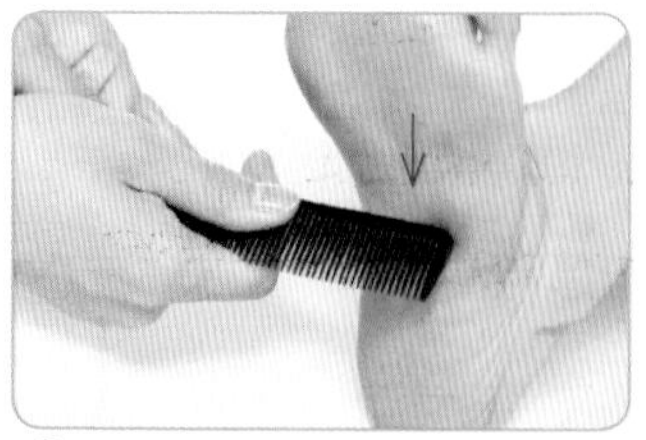

④ 压推右脚降结肠反射区

头部按摩

1.拇指指腹自印堂穴推至神庭穴，速度不宜过快，反复操作2～3分钟。

2.食指或中指点揉睛明、鱼腰、丝竹空、太阳、四白各穴，共3分钟。

3.用双手拇指螺纹面紧贴在两眉头处，同时向两侧分抹至太阳穴，然后逐渐向上抹至前发际处，反复操作2～3分钟。

4.由前向后用五指拿头顶，至后头部改为三指拿法，反复操作3～5次。

5.用双手食、中、无名、小指指端分别放在两侧耳尖直上两横指处的率谷穴，前后来回推按（图⑤），约2分钟，然后轻叩头部结束。

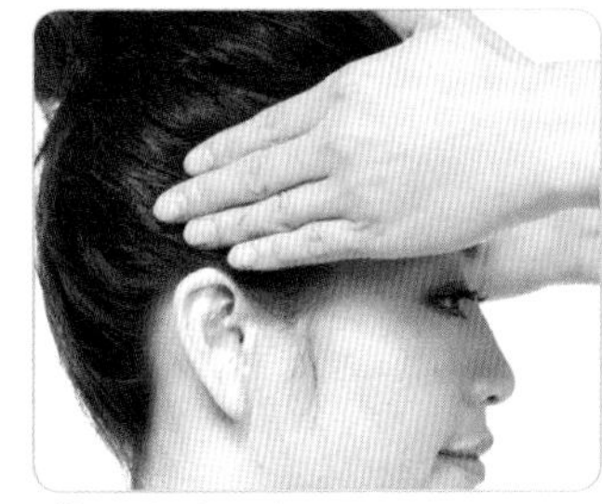

⑤ 推按率谷穴

耳部按摩

取穴：肺、大肠、直肠下段、胃、脾、小肠、十二指肠、肛门、肝、心、肾反射区。

操作：1.常规消毒耳部，清洁完成后，选3～4个反射区，用0.5厘米见方的小块胶布，中间粘1粒王不留行子或莱菔子，对准部位贴压，两耳交替进行。每日每区按压5～8次，以耳部有酸沉麻木或疼痛烧灼感为佳。可留置2日，至下次治疗时更换莱菔子，再选用其他穴位治疗。

2.按压大肠、胃（图⑥）、脾、小肠、肛门等反射区，至局部有酸胀感为宜。

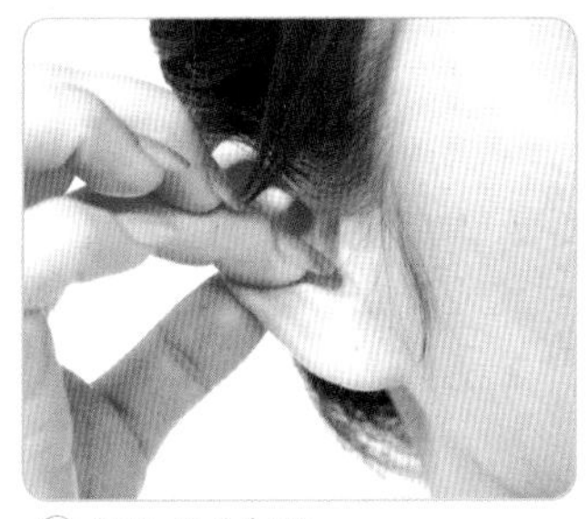

⑥ 按压胃反射区

常用中药方推荐

★ 取番泻叶20克，粳米100克。番泻叶水煎取汁；粳米淘净，并煮成粥；待粥熟时加入番泻叶汁，再煮1～2分钟即可。每日1次，3日为1个疗程。

★ 取韭菜根叶、黄酒各适量。韭菜根叶捣汁1杯，加适量黄酒开水冲服。每日1次。

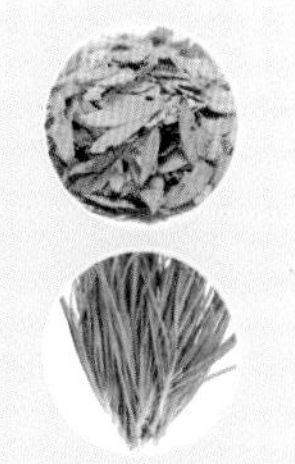

电视电脑综合征

电视、电脑对身体带来的伤害是累积性的，对其进行有效预防也应从生活点滴做起，才能避免引发更加严重的疾病。另外，经常按摩可以使血液循环得到改善，肌肉得到放松，眼睛疲劳、干涩得到缓解。

足部按摩

1.食指压刮或拇指压推腹腔神经丛、肾脏、输尿管、膀胱、尿道反射区，反复操作3～5次。

2.点按颈椎、颈项、大脑、斜方肌反射区5～10次，按摩力度以局部胀痛为宜。

3.食指指关节点按眼、肝脏、肾脏反射区各30次，以局部有酸、胀、痛感为度。

4.食指压推肩、肘、膝关节、髋关节反射区10～20次，如肩部症状较重可延长肩关节反射区的按摩时间，加大按摩力度。

5.用木槌轻敲颈椎、胸椎（图①）、腰椎、骶椎、尾骨反射区，反复5～10次。

6.拇指推上身淋巴系统、下身淋巴系统，也可用食指指尖关节点法加强穴位刺激强度。

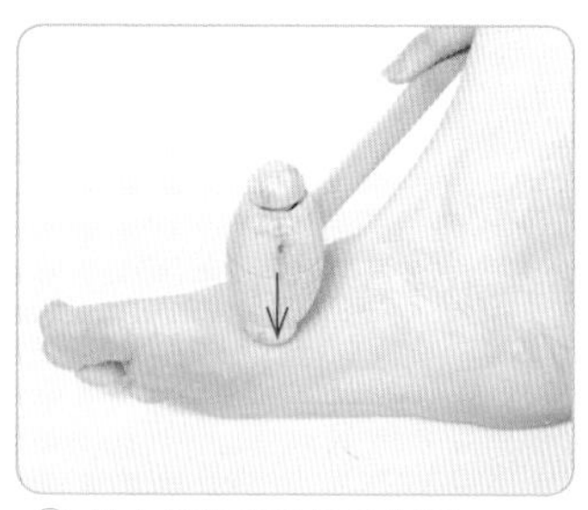

① 用木槌轻敲胸椎反射区

头部按摩

1.双手拇指指腹交替推印堂穴至神庭穴10～20次，以局部有微热感为宜。

2.双手拇指螺纹面分抹攒竹穴，经鱼腰穴至两侧太阳穴10～20次，推按速度不宜过快。

3.用拇指端掐压睛明、攒竹、鱼腰（图②）、丝竹空、头维、率谷、角孙、四神聪诸穴各1分钟，至局部感觉酸麻最好。然后双手大鱼际相互贴紧快速搓擦，感觉大鱼际处发热发烫后，快速将双手大鱼际敷贴于上眼睑处，可反复操作。

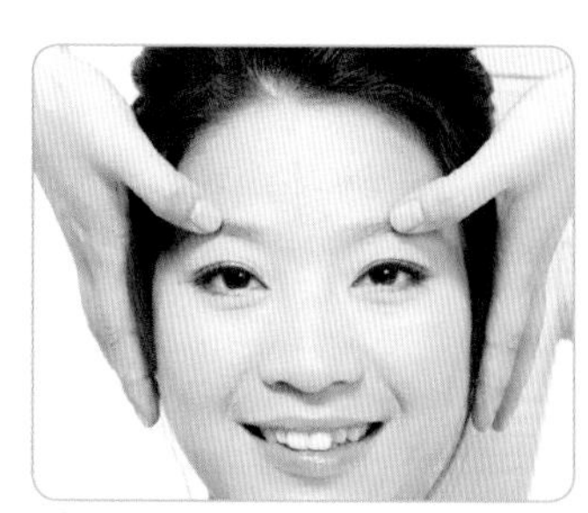

② 掐压鱼腰穴

4.两拇指点揉风池穴，以局部有酸胀感为宜。

经常用脑的办公室人员，常会感到脑部倦怠、麻木、迟钝、发昏等情况，尤其是在夏季午后，困顿感更强。这种倦怠、迟钝的危害很大，工作中打不起精神，感觉特别累，甚至出现害怕工作的情况。

提神醒脑

足部按摩

1.单食指扣拳法推压脑、额窦、腹腔神经丛等反射区各10次，至局部有酸胀感为佳。

2.食指指关节按揉垂体、肾脏、心脏反射区各20次，以能耐受为度。

3.用食指指关节压刮胃、肝脏、脾脏、肾上腺、肾脏反射区各20次。

4.按揉上身淋巴系统、下身淋巴系统反射区10次，此反射区比较敏感，应以轻手法为主。

5.最后用牙签束点按肾上腺、腹腔神经丛（图①）、肾脏、输尿管、膀胱、尿道反射区各2分钟。

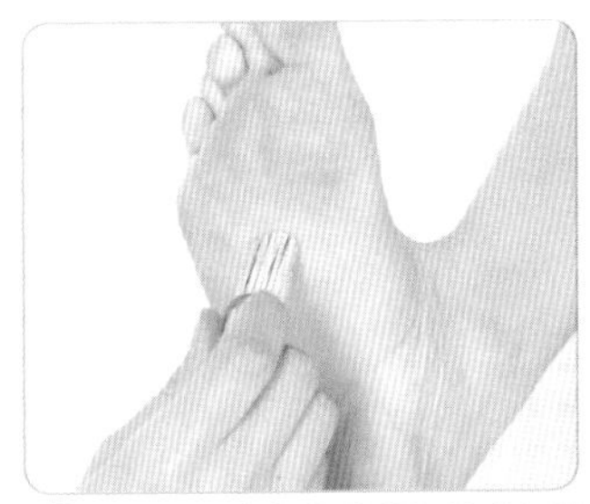

① 用牙签束点按腹腔神经丛反射区

头部按摩

1.醒来后，不要睁开眼，首先舒张手指，一张一握，反复数十次。

2.双手在面部做上下推擦，从地仓穴至迎香穴，至印堂穴、神庭穴、太阳穴，最后返回地仓穴，反复10次。

3.两手掌心相对摩擦，搓热后将两手掌心置于两眼眼睑上，并轻轻按压眼球，反复5次。

4.用中指指端点压睛明、攒竹、太阳（图②）、下关、颊车、阳白穴，每穴30秒。

5.牙齿咬紧，掌心在头顶百会穴叩击10次。

6.双手十指微屈，十指端从前发际向后发际做梳理头发的动作，如此反复20次。最后叩齿起床。

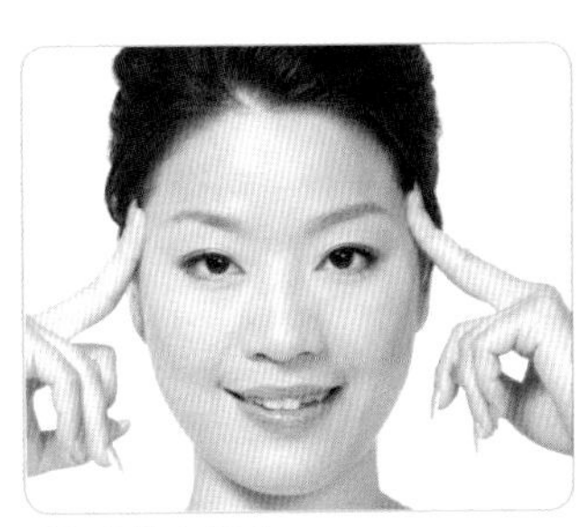

② 点揉太阳穴

舒缓压力

现代人，特别是生活在都市中的人们，身上的压力几乎超过了可以承受的范围。过大的压力会使人精神抑郁，往往会因为一点小事儿就大发脾气。通过按摩，可以帮助人们有效舒缓压力。

手部按摩

1.按揉神门、大陵、内关、合谷、劳宫穴各2～3分钟，以局部有轻痛感为宜。

2.揉掐心点、头顶点、肾点、颈中反射区各2～3分钟，以有微热、轻酸胀感最佳。

3.按揉或用衣服夹夹头（图①）、肾、腹腔神经丛、心脏、肝脏、小肠、脾脏、胃反射区各20～30次，推按速度为每分钟20～40次。

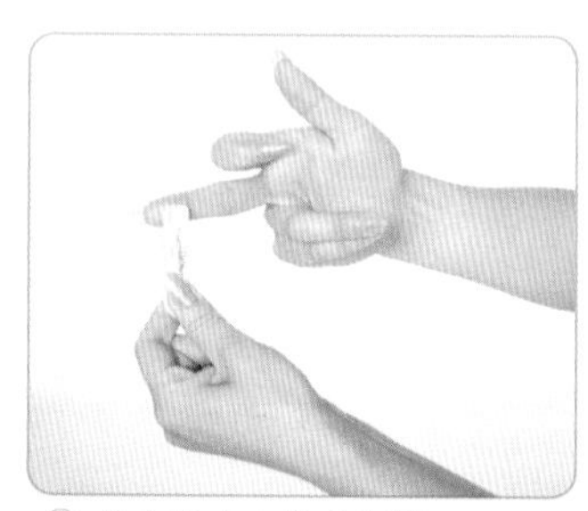

① 用衣服夹夹头反射区

4.点按手部生物全息图中的心包、三焦等部位各2～3分钟，按摩力度由轻到重，再由重到轻，缓慢结束。

头部按摩

1.先将两手搓热，将两手的食、中、无名、小指四指并拢或手掌，由鼻翼两侧自下向上擦面颊部，至额头，再由额头经耳前、面颊侧部至下颌部，反复操作20次。

2.用两手的中指按压风池穴，持续20秒，再以顺时针方向揉穴位20次，再从风池穴向下延颈椎擦至颈肩，重复30次。

3.以两手食指按双侧太阳穴，依顺时针方向按揉30圈，逆时针方向按揉30圈，逐渐用力。

4.中指按揉百会穴20秒，顺时针、逆时针各揉20圈。

5.用双手的食指、中指、无名指、小指四指的指端，有节奏地轻轻叩击头顶部、后头部、头侧部（图②），反复叩击30次。

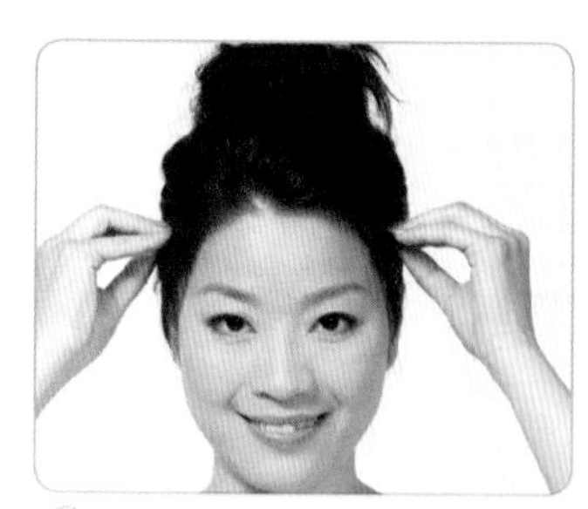

② 轻叩头侧部

益肾生精

中医学认为肾虚会出现腰膝酸软，男性表现为阳痿早泄，头昏耳鸣；女子表现为月经不调，不孕不育；儿童表现为发育迟缓，智力低下。由此可见，一个人身体是否健壮，与肾功能的强弱密切相关。

足部按摩

1.用拇指指腹点按大脑、颈部、甲状腺反射区，动作有节奏，用力均匀，力度适中，每区各点按3分钟。

2.按揉肾脏反射区，手法宜轻柔缓慢，时间约3分钟。

3.用食指第1节指关节压刮生殖腺反射区（图①），动作均匀连贯，力度适中，连续点按5～10次，持续约3分钟。点按此区可增精益髓、补肾壮阳。

4.食指指关节依次压刮肾上腺、腹腔神经丛、肾脏、输尿管、膀胱、尿道反射区，反复3～5次。

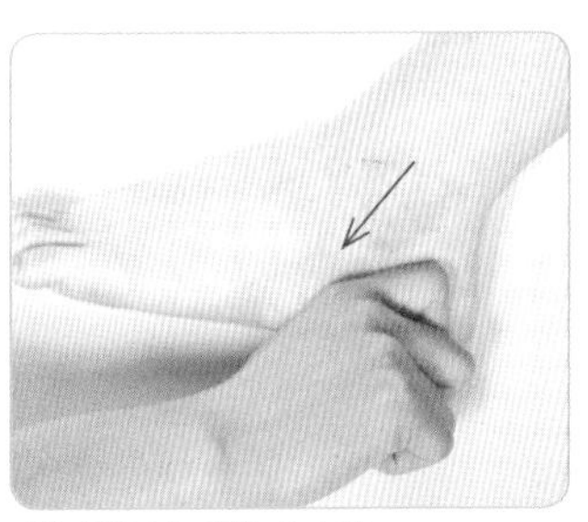

① 压刮生殖腺反射区

耳部按摩

取穴：神门、腰椎、皮质下、肾、内生殖器、膀胱反射区。

操作：1.清洁耳部，按摩前，找准反射区，逐渐用力按压穴位至发热，若能放射至腰部最好。

2.点按腰椎、神门、皮质下反射区（图②），各区持续约2分钟，以被按摩者能耐受为度，双耳交替按摩。

3.中等力度点按肾、内生殖腺器、膀胱反射区各3分钟，至局部皮肤红润为宜。

4.轻揉上述重点反射区2分钟，力度由轻而重，再由重而轻，缓慢结束，双耳交替进行。

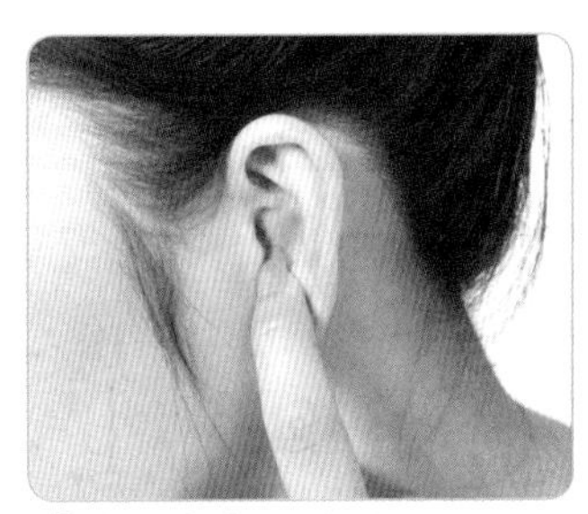

② 点按皮质下反射区

养心安神

中医认为心对神志、意识、思维活动起主宰作用。精神、意识、思维虽是大脑对外界事物的反映，但以心为主宰。所以进行养心安神保健按摩，不仅能够使人精神焕发，而且对心血管疾病有良好的防治作用。

手部按摩

1.用拇指和食指用力按捏对侧中指指尖20次，左右交替。

2.以中等力度点按合谷、神门、大陵（图①）、内关、劳宫穴，每穴点按2～3分钟，以局部有轻痛感为宜。

3.揉掐心点、肾点（图②）、头顶点各处，每区1～2分钟，力度适中即可。

4.按揉或推按肾脏、膀胱、输尿管、腹腔神经丛、心脏、垂体、胃、肝脏、脾脏、小肠反射区各20～30次，至局部有热胀感为宜。

5.点按头、心脏、肺、脾脏、胃、肝脏、胆囊、肾脏反射区，力度以被按摩者的承受力为准，至局部有轻胀痛感为宜，缓慢放松。

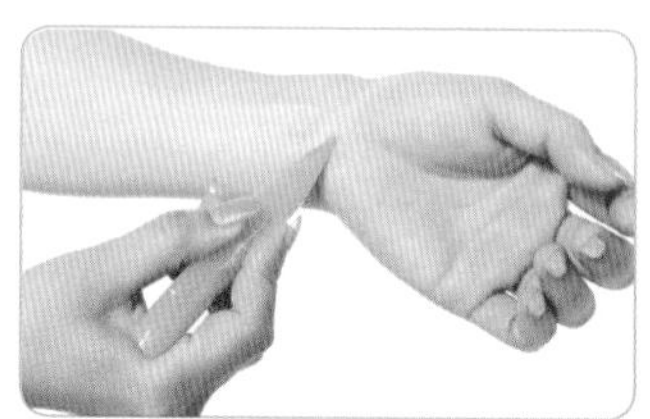

① 点按大陵穴

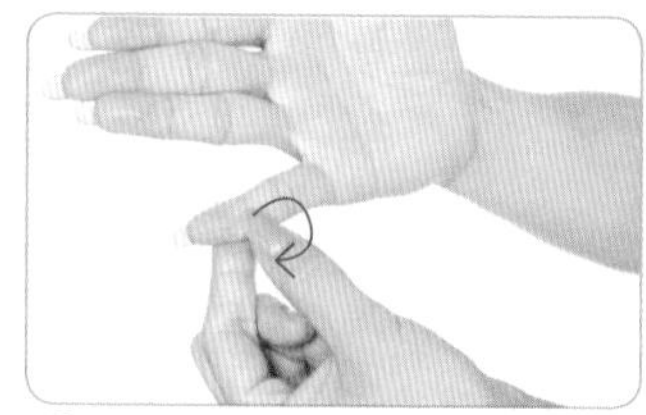

② 揉掐肾点

足部按摩

1.单食指扣拳法推压甲状腺、额窦、腹腔神经丛、胃反射区各10次，至局部有酸胀感最佳。

2.食指指关节按揉或牛角按摩器点按脑、垂体、肾脏、心脏反射区（图③）各20次，以被按摩者能耐受为度。

3.拇指推压脑干、小脑，颈椎（图④），眼，耳，颈项部位各10次，推压速度以每分钟20～40次为宜。

4.单食指刮压生殖腺、子宫或前列腺、内耳迷路反射区各10次，以局部有热胀感为宜。

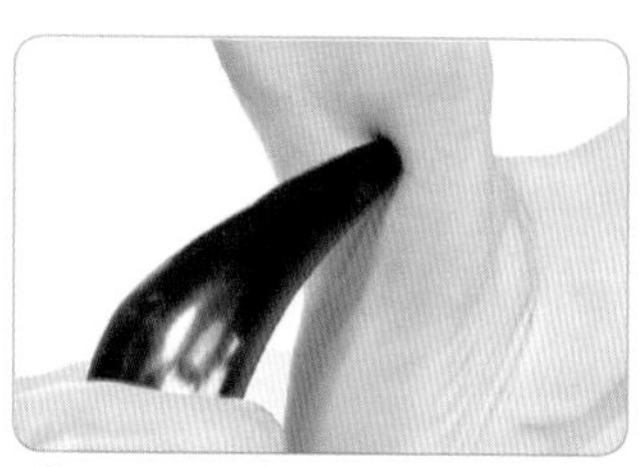

③ 用牛角按摩器点按心脏反射区

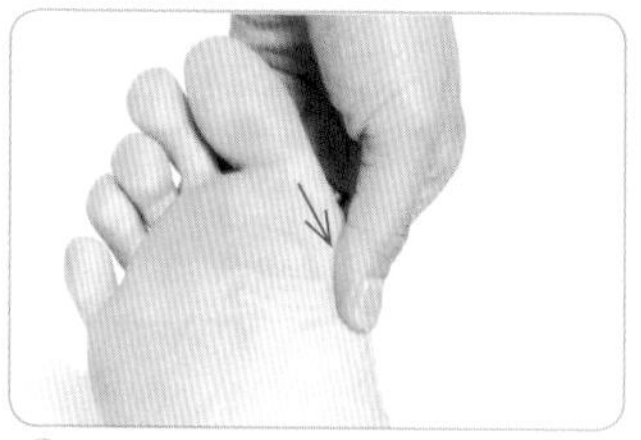

④ 压推颈椎反射区

5.食指指关节压刮胃、肝脏、脾脏、肾上腺、肾脏反射区各20次。

6.按揉上身淋巴系统、下身淋巴系统反射区各10次，此反射区比较敏感，以轻手法为主。

7.最后按摩肾上腺、腹腔神经丛、肾脏、输尿管、膀胱、尿道反射区2分钟。

头部按摩

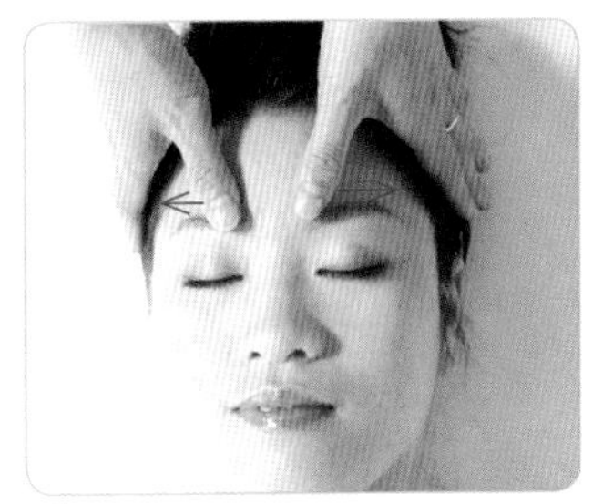

⑤ 分抹前额

1.拇指指腹自印堂穴推至神庭穴，速度不宜过快，反复操作2～3分钟。

2.用双手拇指指腹由印堂穴至上星穴至百会穴，交替点压5～6次，而后用拇指轻揉百会穴2分钟。

3.双拇指自印堂穴起向内外依次点揉睛明、鱼腰、丝竹空、太阳、四白穴，共3分钟。

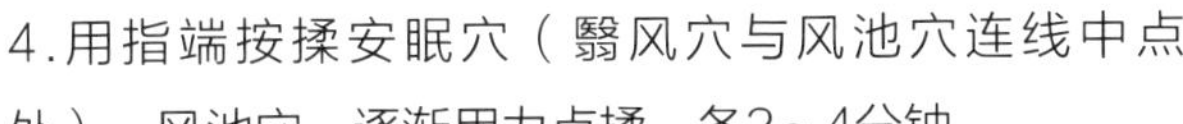

4.用指端按揉安眠穴（翳风穴与风池穴连线中点处）、风池穴，逐渐用力点揉，各2～4分钟。

5.用双手拇指螺纹面紧贴在两眉头处，然后在眉上方同时左右来回抹动，约半分钟（图⑤）。

6.用双手食指、中指、无名指、小指指端分别放在两侧耳尖直上两横指处的率谷穴，前后来回推动，约半分钟，然后轻叩头部结束。

耳部按摩

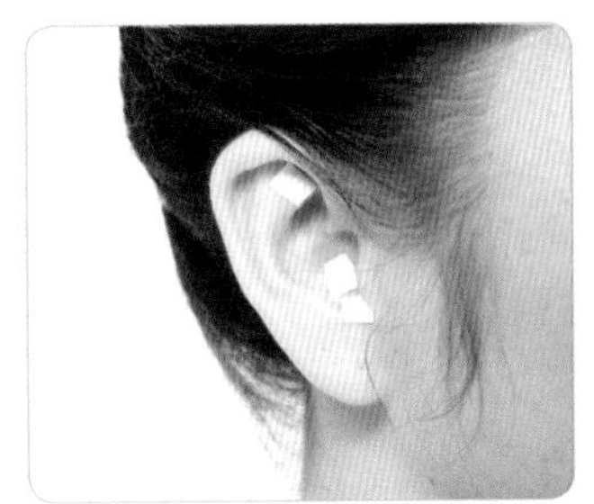

⑥ 贴压心、神门、内分泌反射区

取穴：心、神门、内分泌、脾、胃、肝、胆反射区。

操作：1.每次取2～4个反射区，将王不留行子或莱菔子1粒，置于0.5厘米见方的胶布上，找准部位，贴敷于耳反射区上（图⑥）。

2.用食、拇指捻压至酸沉麻木或疼痛为佳，每日按压4～6次。每次贴一侧耳，两耳交替进行，每次贴敷两日，夏季1日更换1次，10次为1个疗程。

常用中药方推荐

★取小米50克，鸡蛋1枚。共煮粥食用。每日2次空腹食用。临睡前先以热水泡脚，然后食用，效果更佳。

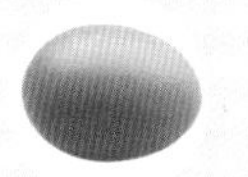

益智健脑

智商的高低对人的发展有着至关重要的作用，激活脑神经细胞，拓展脑神经网，开发大脑潜能是开发智力的主要办法。益智健脑按摩能促进儿童智力发育和延缓中老年人脑力衰退。

手部按摩

1.双手掌心相对，十指松散，然后以相对应的手指指腹相互触按，反复30次。

2.双手手掌相对用力摩擦，由慢至快，搓热为止；然后一手手掌贴着另一手手背相互用力摩擦，由慢至快，搓热为止（图①）。

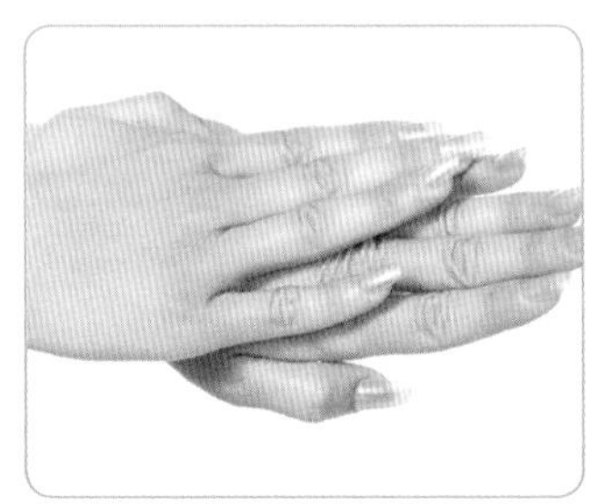

① 手掌搓手背

3.以中等力度点按合谷、神门、大陵、内关、劳宫各穴，每穴点按2～3分钟，至局部有轻痛感为宜。

4.揉掐心点、肾点、头顶点、颈中反射区，每区1～2分钟，力度适中即可。

5.点按头、心脏、肺、脾脏、胃、肝脏、胆囊、肾脏反射区，力度以被按摩者的承受力为准，至局部有轻胀痛感为宜，缓慢放松。

头部按摩

1.用双手拇指指腹由印堂穴经神庭穴至百会穴，交替点压5～6次，而后拇指轻揉百会穴2分钟。

2.拇指指腹置于攒竹穴（图②），逐渐用力按压，待穴位周围有酸胀感，按压1分钟，反复5次。

3.双拇指自印堂穴起向内外依次点揉睛明、鱼腰、丝竹空、太阳、四白穴，共3分钟。

4.中指指腹点揉两侧头维、上星、角孙穴各1分钟。

5.用双手食指、中指、无名指、小指指端分别放在两侧耳尖直上两横指处的率谷穴，前后来回推动，约半分钟，然后轻叩头部结束。

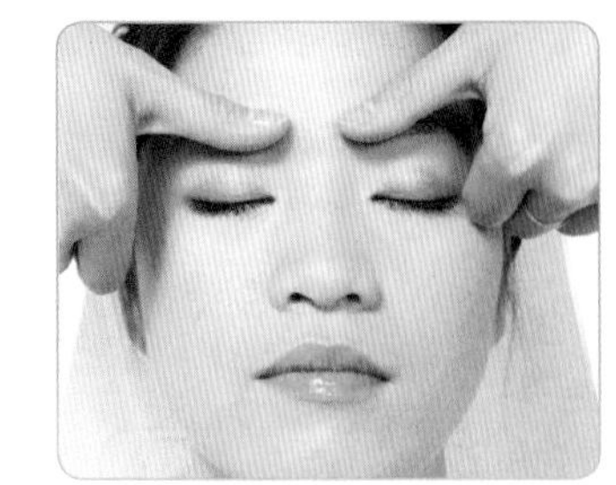

② 按压攒竹穴

“胃动力”是指胃排空的能力，胃出现了问题就会影响人体的消化功能。胃动力减弱患者大多是食物停留在胃中，积聚不消化，导致胃气停滞，长期胃动力不足会引起多种胃肠疾病。

增强胃动力

手部按摩

1.指端点按或按揉，或艾灸胃反射区3～5分钟，手法由轻到重，逐渐用力，至局部出现酸、胀、痛的感觉为度。

2.拇指按揉肝脏、脾脏反射区3～5分钟，至局部有酸痛感为宜。手法要均匀、柔和、有渗透力。

3.拇指指端或牛角按摩器点按大肠反射区，手法稍重，持续3～5分钟，力度适中，避免损伤皮肤（图①）。

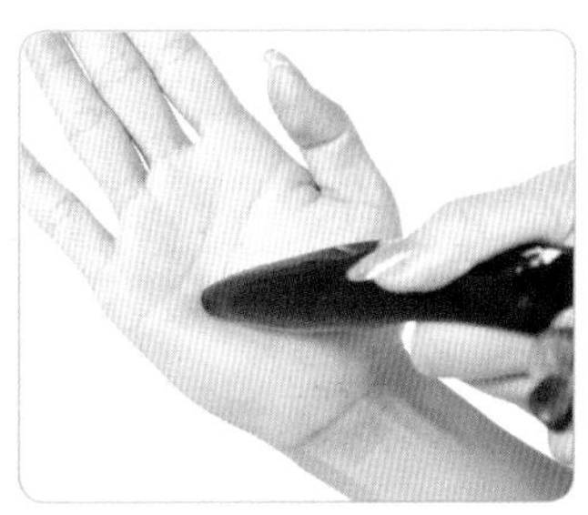

① 用牛角按摩器点按大肠反射区

4.点按内关、合谷、商阳穴各1分钟，逐渐用力，以局部有酸胀感为宜。

耳部按摩

取穴：小肠、脾、胃、肾、心、十二指肠、皮质下、贲门、肝、胆反射区。

操作：选取3～4个反射区，耳郭局部消毒，将莱菔子或王不留行子或绿豆1粒，置于0.5厘米见方的胶布中间，选准部位，将置药粒的胶布对准反射区贴压，两耳交替进行。每日每区按压5～8次，使局部产生痛热胀感。每次贴敷2日，隔2日贴1次，10次为1个疗程，如果症状较重者，每日可适度增加按摩次数（图②）。

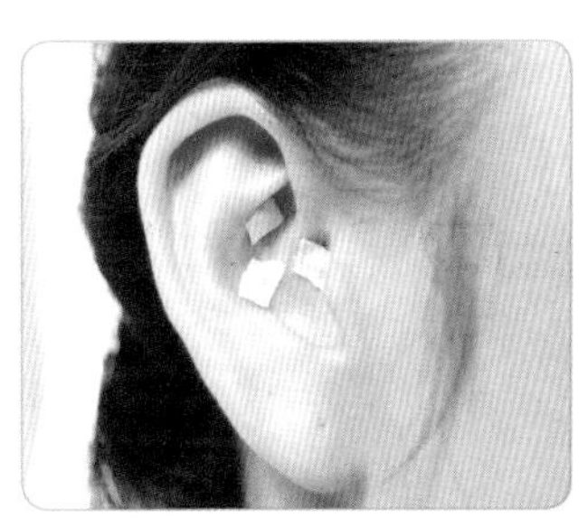

② 贴压胃、肾、贲门区

增强免疫力

免疫力是人体自身的防御机制，是人体识别和消灭外来的病毒、细菌，处理衰老、死亡的自身细胞及识别和处理体内异常细胞的能力。因此，在日常生活中，应注意提高免疫力。

手部按摩

1.以中等力度点按合谷、劳宫、神门、大鱼际（图①）、内关各穴位，每穴2～3分钟，至局部有轻痛感为宜。

2.按揉或推按肾脏、膀胱、输尿管、腹腔神经丛、心脏（图②）、肝脏、肺、垂体、脾脏反射区各20～30次，至局部有热胀感为宜。

3.揉掐头顶点、心点、颈中反射区、肾点反射区各2～3分钟，力度适中即可。

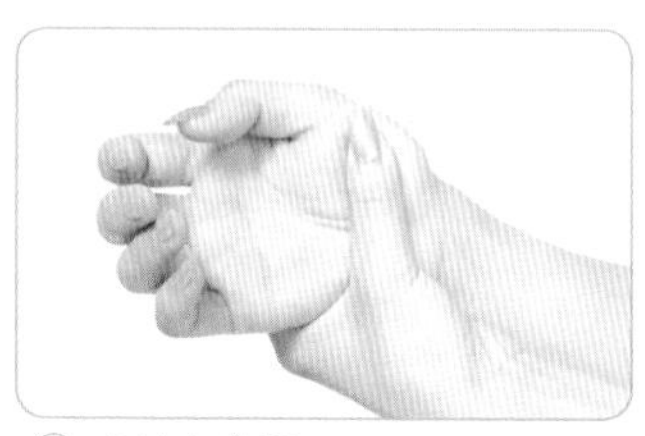

① 点按大鱼际

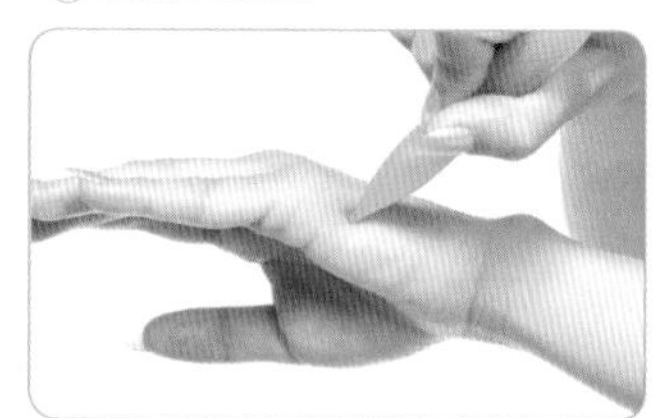

② 点按心脏反射区

足部按摩

1.单食指扣拳法推压甲状腺、额窦、腹腔神经丛、胃反射区各10次，至局部有酸胀感最佳。

2.食指指关节按揉脑、垂体、肾脏、心反射区各20次，以被按摩者能耐受为度。

3.扣指法推压脑干、小脑，颈椎，眼，耳，颈项反射区各10次，推压速度以每分钟20～40次为宜。

4.单食指刮压生殖腺、子宫或前列腺、内耳迷路反射区各10次，至局部有热胀感为宜。

5.按揉上身淋巴系统、下身淋巴系统反射区各10次，此反射区比较敏感，以轻手法为主（图③）。

6.食指指关节压刮胃、肝脏、脾脏、肾上腺、肾脏反射区各20次，或用电吹风吹脾反射区（图④）。

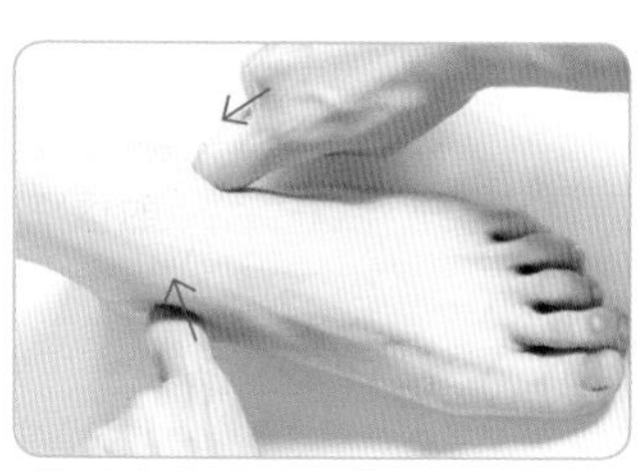

③ 点按上身淋巴系统、下身淋巴系统反射区

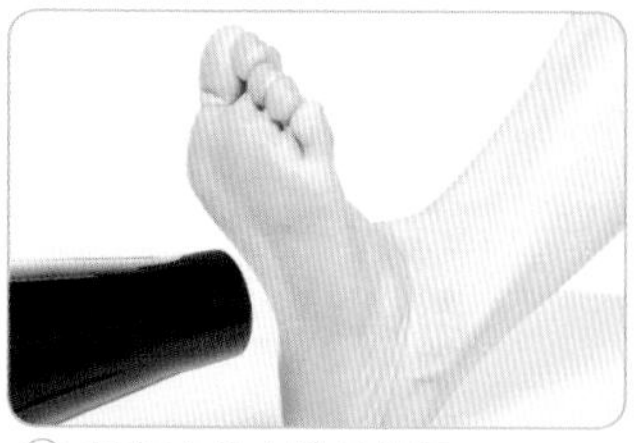

④ 用电吹风吹脾反射区

7.最后按摩肾上腺、腹腔神经丛、肾、输尿管、膀胱、尿道反射区2分钟。

头部按摩

1.按摩鼻根，两手拇指或食指放在鼻根两侧上下反复揉擦20次左右。

2.按摩眼眶，两手拇指放在两侧太阳穴上，食指放在眼眶上，由内向外，先上后下，反复擦揉眼眶。

3.脸部按摩，闭上双眼，双手自下而上、自内向外反复干洗脸10圈，长期坚持可减少面部皱纹，使面色红润，并可预防上呼吸道感染和防止牙龈萎缩。

4.两手掌心紧按两耳孔（图⑤），两手食指、中指、无名指轻击后枕部10次，然后掌心掩按耳孔，突然抬离，反复操作10次，最后两食指插入耳孔内转动3次，再突然放开。

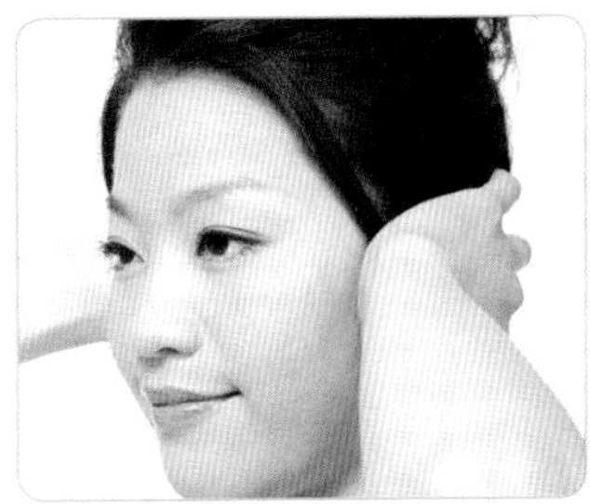

⑤ 掌心按压耳孔，其余四指置于后枕部

耳部按摩

取穴：心、神门、内分泌、脾、胃、肝、胆、肾反射区。

操作：每次取3～4个反射区，将1粒莱菔子或王不留行子，置于0.5厘米见方的胶布上，找准部位，贴敷于耳反射区上（图⑥），用食、拇指相对用力捻压，至耳部酸沉麻木或疼痛为佳，每日按压6～8次。每次贴一侧耳，两耳交替进行，每次贴敷2日，夏季1日更换1次，10次为1个疗程。

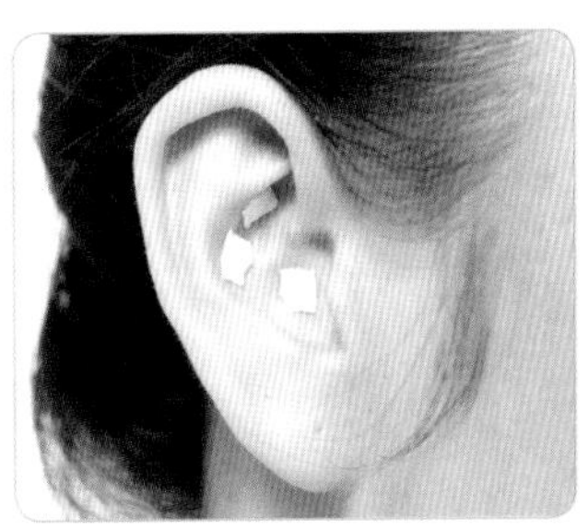

⑥ 贴压脾、心、肾反射区

常用中药方推荐

★ 取黄芪30克，猴头菇150克，盐、味精各适量。黄芪用布包住，猴头菇以水泡发，洗净后同入锅中，加适量清水，小火炖2～3小时，去黄芪包，加盐、味精调味服食。佐餐食用。

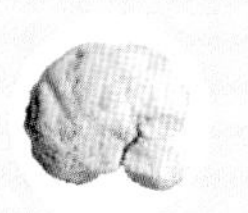

增强心功能

人体全身均需要氧气，而心脏则负责把氧气输送到各个器官及部位，故心功能的强弱会影响整个人体的功能活动。按摩能改善四肢末端的血液循环状态，加强心脏功能，减少心绞痛、心肌梗死的发生。

手部按摩

1.用力点按神门、大陵、劳宫穴各2分钟，以局部有轻痛感为宜。

2.揉掐心点、三焦点各2分钟，以被按摩者能耐受为度。

3.在肺点处按揉约1分钟，以局部有热胀感最佳。

4.按揉或推按肾脏、输尿管、膀胱、肺、胸部淋巴结、胸腔呼吸器官、胸椎等反射区各100～200次。只有心慌而无明显心脏病迹象的，只需重点按揉心点即可。若是自己按摩，不要选穴过多。坚持1日1次即可。

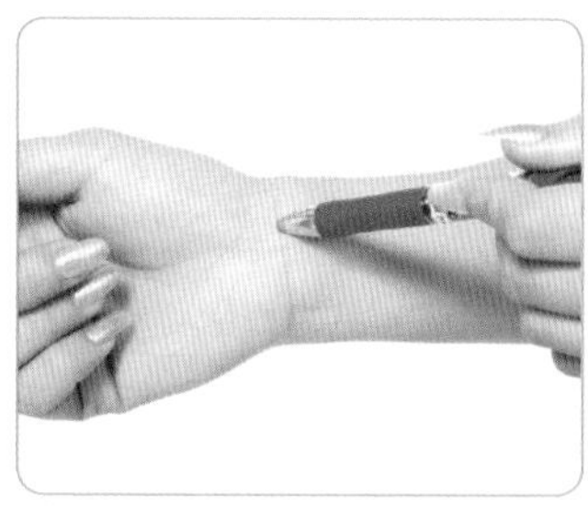

① 用圆珠笔端点按太渊穴

5.食指指尖或圆珠笔端点按摩大陵、太渊（图①）、少冲、中冲等穴位，均有较好的效果。按摩力度以可耐受为度，手法要连贯，用力要均匀，以局部有酸胀感为宜，而不可用力过猛，刺激过强。缓慢结束按摩。

耳部按摩

取穴：心、神门、肾、脾、胃、肝、肺、小肠、耳尖、内分泌反射区。

操作：1.清洁耳部，轻揉耳郭部，由下至上5～10次，在相应的反射区加重手法，按摩3～5分钟，以局部有胀痛感为宜。

2.在心、神门、肾、肝、肺、小肠反射区用中度点掐手法，反复进行20次，以能耐受为度，双耳交替进行。

3.持续搓揉耳尖（图②）、内分泌反射区3～5分钟，反复操作，至局部红热为止。

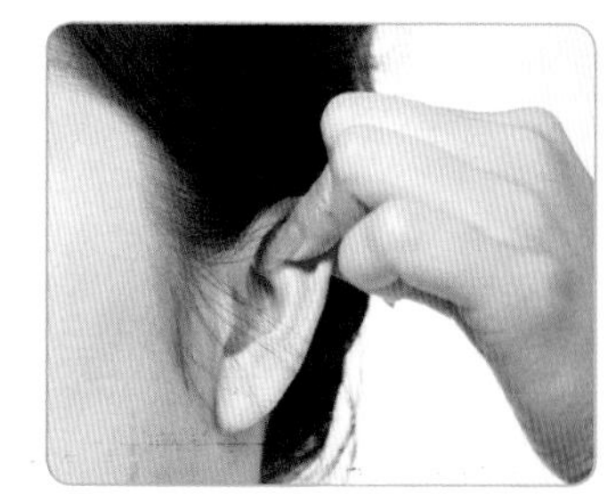

② 揉搓耳尖

4.拇指和食指指腹反复轻揉心、神门、脾、胃反射区各5～10次，力度由轻到重，再由重到轻，双耳交替进行按摩。

排毒

由于平时不良的生活习惯，导致身体不能正常新陈代谢，使得脸部和身体肌肤出现肤色晦暗、无光泽、长痘痘、暗疮、容易过敏等现象。这些都是体内毒素堆积造成的。掌握一些按摩的小技巧，可以促进体内毒素的排出。

足部按摩

1.食指指关节压刮肾上腺、肾脏、胸腔神经丛、输尿管、膀胱和尿道反射区，反复操作3～5次，以足底有温热感为宜。

2.拇指点按大脑、垂体反射区，可逐渐用力，点按3～5分钟。

3.拇指压推胃、脾脏、心脏、肝脏、胆囊反射区各1～2分钟。

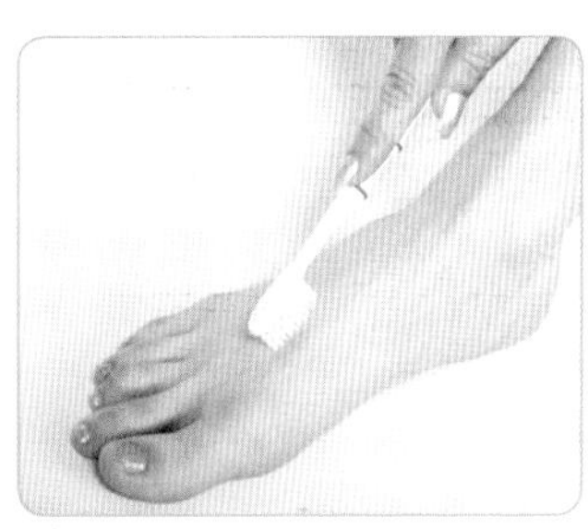

① 刷胸部淋巴结反射区

4.食指指关节点按上身淋巴系统、下身淋巴系统反射区，软毛刷刷胸部淋巴结反射区（图①），各2～3分钟。

头部按摩

1.由上眉骨处开始，用手指指腹以弹钢琴的方式由内至外地绕眼周弹动，最后在太阳穴上轻轻按压。

2.在眼周部以中指腹轻轻地由内眼角至外眼角滑动5圈，至眼周有温热感。

3.从鼻翼两侧缓慢地推摩至耳际，由耳后部推至锁骨处。再由额头经太阳穴，经面颊部推摩至锁骨上窝。

4.四指并拢从下颌中央开始向耳的后下方按摩，再由耳后部推至锁骨处（图②）。

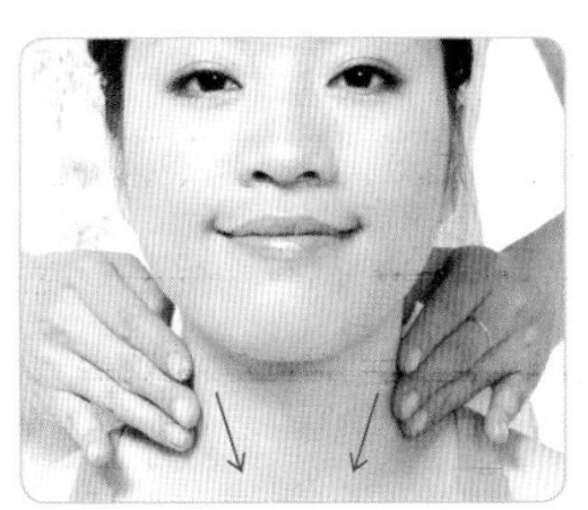

② 四指自耳后推向锁骨

祛眼袋

眼袋主要是指下眼睑浮肿，多发生在40岁以上的人群，男女均可出现，也是人体开始衰老的表现之一。虽然遗传是其中的重要原因之一，随着年龄的增长会更加明显。此外，肾脏不好、睡眠不足、疲劳过度、长期酗酒都会形成眼袋。

足部按摩

1.用食指指关节压刮肾上腺、腹腔神经丛、肾脏、输尿管、膀胱、尿道反射区，反复5~10次。

2.以单食指扣拳法推压眼部、脑、额窦、颈项反射区，各推压50次，推压速度以每分钟20~40次为宜，至局部产生轻痛感为止。

3.拇指压推肝脏、脾脏、肺反射区各50次。

4.拇指压推或软毛牙刷刷上身淋巴系统、下身淋巴系统、胸部淋巴结（图①）、腹股沟反射区各50次。

5.最后再次按摩肾脏、输尿管、膀胱、尿道反射区，各按摩50~100次，有利于使代谢废物及时排出体外，按摩至局部有酸胀感为宜。

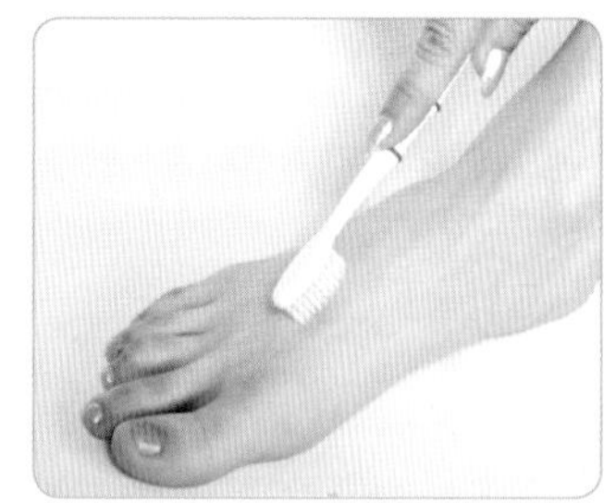

① 用软毛牙刷刷胸部淋巴结反射区

头部按摩

1.食指、中指并拢轻微压颤眼球10次，然后按顺、逆时针方向分别按摩眼周10次。

2.双手食指轻揉两侧睛明、太阳穴，并以指尖轻轻按压此穴各10次。

3.双手食指按揉鱼腰、承泣（图②）、太阳、攒竹穴及眼周围酸胀点各10次。

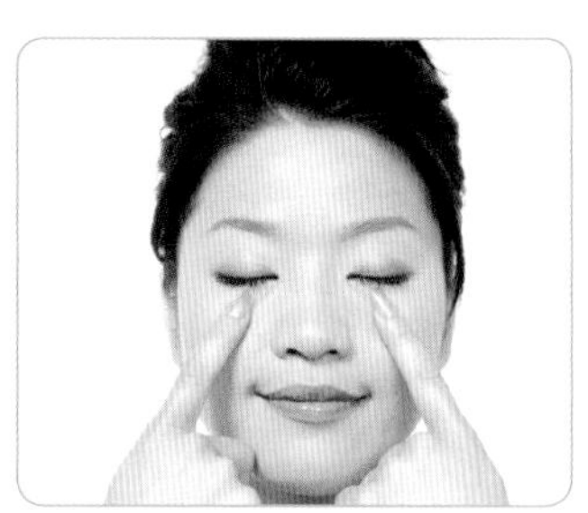

② 点按承泣穴

4.双手大鱼际相互贴紧快速搓擦，感觉大鱼际处发热后，双眼闭合，快速将双手大鱼际敷贴于上眼睑处，可反复操作。

5.双手拇指、食指对捏耳垂部，并向外下方轻扯10次。

祛痘

青春痘是发生在皮脂腺的慢性皮肤病，与皮脂腺分泌旺盛、内分泌失调、饮食、睡眠、使用药物及化妆品等有关。容易长青春痘的人，平常应注意不要对易长痘的部位进行过多的刺激。穴位按摩能调整人体的肝脏、脾脏功能，调节内分泌和新陈代谢，减轻症状。

足部按摩

1.泡脚至全足放松后操作，按摩肾脏、输尿管、膀胱反射区，以局部有热胀感为宜。

2.用按摩棒或梳子柄点按垂体反射区30～50次，以局部有酸胀感为宜（图①）。

3.拇指由外向内推肝脏、脾脏反射区10～20次，拇指由下至上推肾反射区10～20次。

4.取肾上腺、肾脏、输尿管、膀胱反射区进行按摩，反复3～5次。

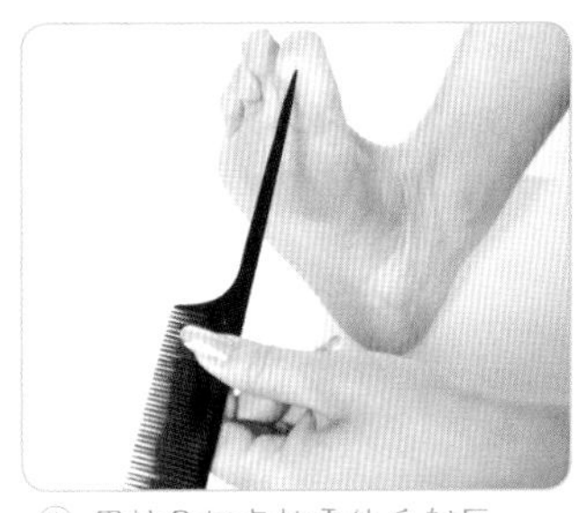

① 用梳子柄点按垂体反射区

头部按摩

1.用双手拇指桡侧缘交替推印堂穴至神庭穴20～30次，至局部有微热感为宜。

2.用双手拇指螺纹面分推攒竹穴，经阳白穴至两侧太阳穴20～30次。

3.用拇指螺纹面按揉百会、风府、印堂、四神聪穴各20次，至局部有轻微痛感即可。

4.用双手大鱼际按揉太阳穴30次，方向旋转向前。

5.以率谷穴为重点扫散头侧面左右各30次。

6.用力拿捏风池穴20次，以局部有酸胀感为宜。

7.由前向后由五指拿头顶，至后头部改为三指拿，顺势从上向下拿捏项肌5～10次。

8.用双手大鱼际从前额正中线抹向两侧（图②），在太阳穴处按揉3～5次，再推向耳后，并顺势向下推至颈部。连续按摩3～5遍。

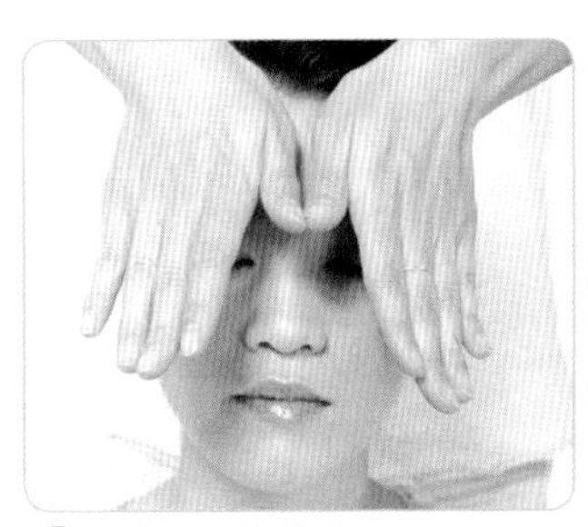

② 大鱼际分抹前额

祛斑

雀斑是常见于脸部的黄褐色或褐色的小色素沉着斑点，病变的发展与日晒有关，尤以夏季重。到夏季的时候，日晒皮损加重，冬季减轻。皮损为淡黄色、黄褐色斑点，主要集中在脸部，尤其是双眼到两颧骨凸出的部位。

头部按摩

1.拇指伸直，其余四指握起，用拇指端点压斑面中心，用力由轻到重，稳而持续。按压点由中心向外围扩展，达到斑的边缘。

2.拇指肚在斑面区环形揉动，用力轻柔缓和，每分钟50～60圈，动作协调有节奏，作用部位为表皮与真皮之间，在每个位置上做半分钟。

3.中指和无名指指腹点按斑面，由内向外做直线抹动，压力应均衡，抹动速度宜缓慢（图①）。

4.两手掌心对擦，产生热量，将掌面放在整个斑面上，做环行而有节奏的摩动，频率为每分钟50～60次，有利于已向局部扩散的色素快速吸收。

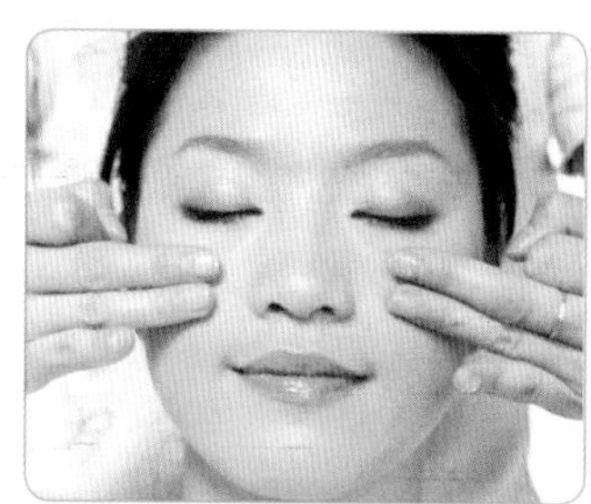

① 中指和无名指指腹点按斑面

耳部按摩

1.清洁耳部后，轻揉耳舟及耳郭部，由上至下5～8次，以有轻痛感为宜。

2.先在面颊（图②）、内分泌、皮质下、肾反射区用重按轻提的手法，反复10～20次，手不离开皮肤，以可以耐受为度，双耳交替按摩。

3.点按脾反射区3～5分钟，力度适中，揉掐至局部皮肤红润为止。

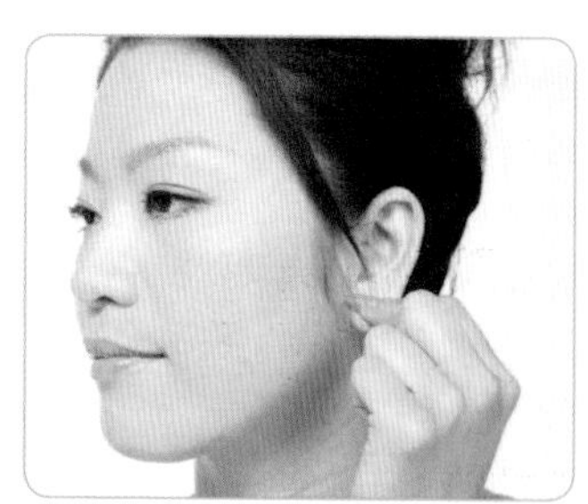

② 捏揉面颊反射区

4.最后轻揉以上重点反射区，每区5～6次，持续5分钟，力度由轻到重，再由重到轻，均匀按摩，双耳交替放松。

乌发养发

大多数人都希望自己拥有一头乌黑发亮的头发，然而因环境、营养、基因等各种原因，导致许多人的头发出现了问题，原先乌黑的头发失去了往日的光泽。按摩可以刺激头皮，促进局部血液循环，有助于滋养头发和保持头皮健康。

足部按摩

1.食指指关节依次压刮肾上腺、腹腔神经丛、肾脏、输尿管、膀胱、尿道反射区各3~5次。

2.食指或按摩棒点按肾脏（图①）、脑、垂体、生殖腺反射区各3~5分钟。

3.对于因为工作或其他方面原因导致压力过大等而引起的白发增多，可以经常用单食指扣拳法推压肾、腹腔神经丛反射区，手法宜均匀渗透，以局部有轻痛感为宜。

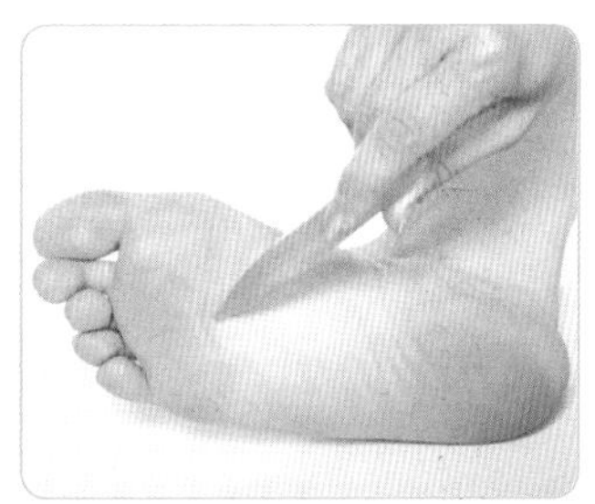
① 点按肾反射区

4.对于脱发的患者，在运用单食指扣拳法推压肾、腹腔神经丛反射区的同时，应加上按揉甲状腺、胃、十二指肠、子宫或前列腺反射区，以可耐受为度，至局部有酸胀感为宜。

头部按摩

1.以拇指指腹按揉百会穴，3~5分钟，逐渐施力，力度需适中，以不觉眩晕为宜。

2.两拇指端分别点揉双侧风池穴（图②），向对侧眼球方向施力，逐渐用力，以局部有酸胀感为度。

3.中指指端用点法或揉法按摩太阳穴，力度由轻至重，再至轻，旋转揉动5次，动作连贯，着力深透。

4.双手食指、中指点按四神聪，四指分别按于左、右、上、下4点，先点按1分钟，后按揉2~3分钟。

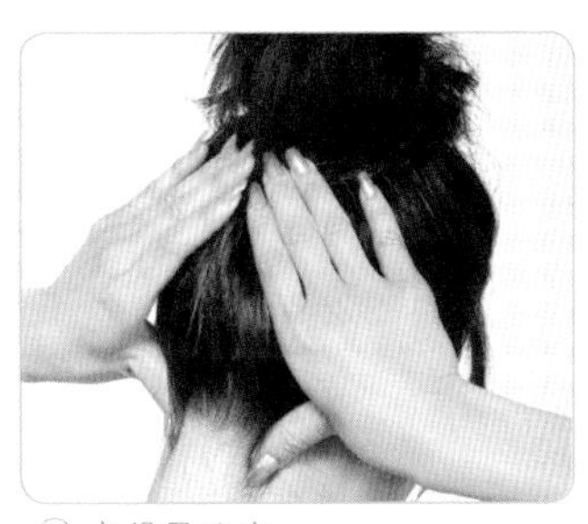
② 点揉风池穴

美白嫩肤

美白嫩肤按摩可以促进面部皮肤的血液循环，并促进肌肤通过毛细血管网和淋巴组织来吸收营养成分，及时排除废物，去除老化角质，达到延缓衰老的目的。

手部按摩

1.放松手部，拇指轻轻按揉头部各反射区2～3分钟，再稍用力点按此反射区，至局部有酸痛感为宜。按摩的手法要柔和渗透，逐渐加力。

2.拇指指腹从指尖向指根方向推头反射区，至局部产生热胀感最佳。

3.拇指按揉肾脏、输尿管、膀胱反射区2～3分钟，每分钟50～80次。

4.用牛角按摩器点按脾脏、肾脏（图①）、胃反射区2～3分钟，手法要由轻到重，再由重到轻，逐渐渗透。

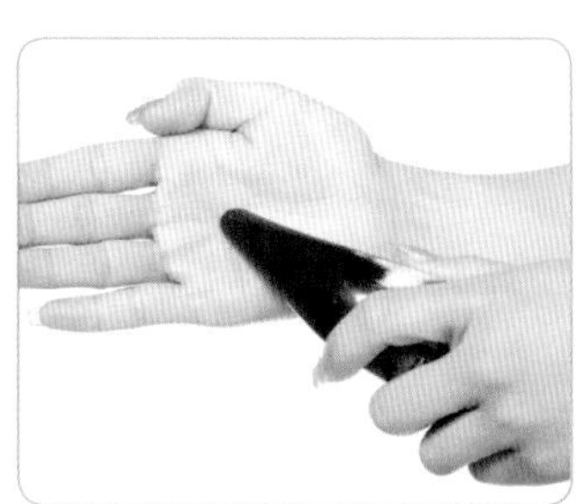

① 用牛角按摩器点按肾反射区

头部按摩

1.由额头中间开始用中指和无名指在前额（图②）以打圈方式按向太阳穴，重复3次。

2.按摩时由内眼角开始以顺时针方向按摩眼部一圈，重复5次。

3.按摩时由内眼角开始循眼眶向外按，至太阳穴处稍微用力按压。

4.在鼻梁上下按摩10次，鼻翼上下按摩10次。

5.由人中开始，顺时针方向按向下唇中间的承浆穴。

6.由下巴开始，以顺时针方式向上打圈至太阳穴，用力按压。

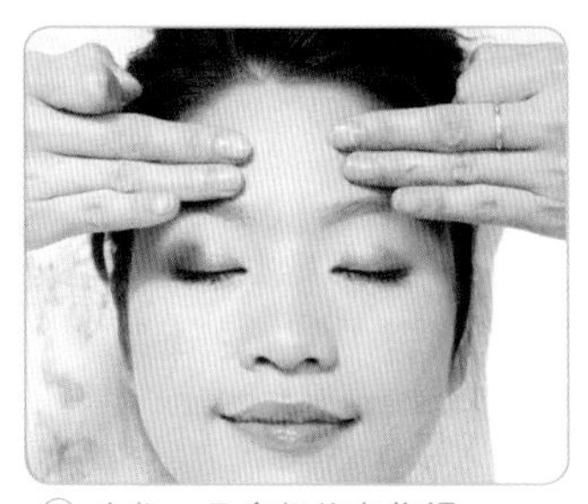

② 中指、无名指放在前额

除 皱

中年以后，皮肤开始衰老，变薄、变硬，张力降低，随着年龄的增长，皱纹逐渐加深。皮肤皱纹出现的顺序一般为前额、下眼睑、外眼角、耳前区、面颊、颈部、下颏、口唇周围。适当的按摩可减少皱纹，延缓衰老。

足部按摩

1.放松全足，按摩肾、输尿管、膀胱、尿道反射区，以局部有酸胀感为宜。

2.拇指点按脑、垂体（图①）、肾上腺反射区各30～50次，以局部有微胀感最佳。

3.拇指压推肾脏、肝脏、脾脏反射区各20～30次，以局部有轻微胀痛感为宜。

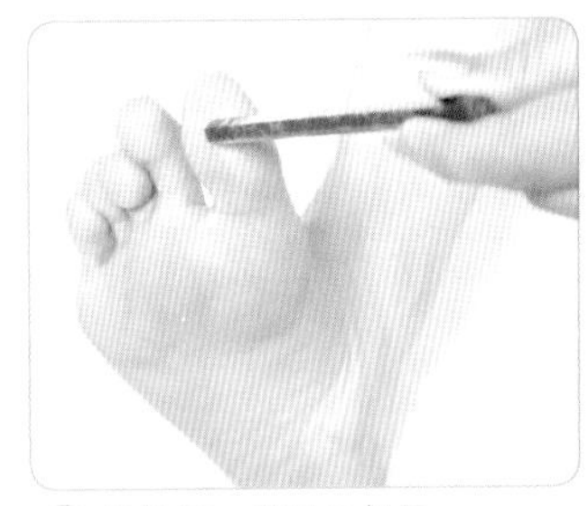

① 点按脑、垂体反射区

4.最后按摩肾上腺、腹腔神经丛、肾脏、输尿管、尿道反射区，反复3～5次，再次放松全足结束。可使按摩后机体产生的代谢废物及时排出体外。

头部按摩

1.从颈部开始，在两侧自下而上，在正面自上而下做按揉法。

2.在下颌部用手指指腹自左向右，自右向左推摩，以局部皮肤有热感为宜。

3.自下颌部及颈下部以掌指面自下颌骨向上做推摩法，直至耳根部（图②）。

4.中指和无名指置于两颊中部，自嘴角向耳中部做牵拉，再由鼻梁部向两侧太阳穴牵拉，重复做3次，手法宜轻柔连贯，不宜用暴力。

5.双手中指、无名指自前额部向两鬓角，过眉毛至头顶部做推揉法，持续3～6分钟，以局部有热胀感为佳。

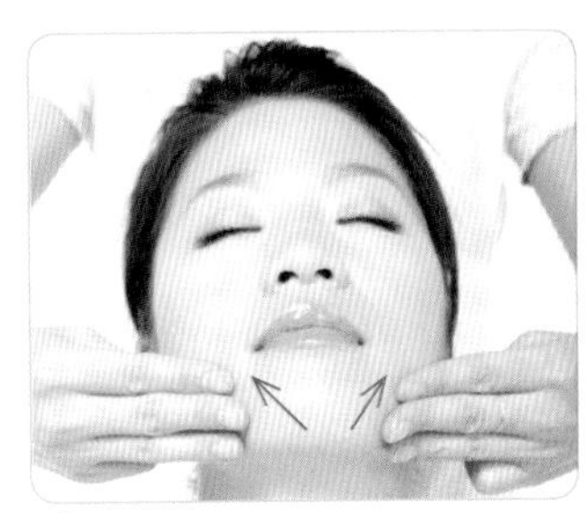

② 自下颌推向耳根

美腿

人的身体上有一些穴位，通过按摩这些穴位可以防止小腿浮肿，达到瘦身美腿的作用。体重合适而腿部脂肪较多的女性，可以尝试用按摩的方法来加强身体新陈代谢、促进淋巴循环、去除多余脂肪，达到健身美腿的功效。

手部按摩

1.在双手均匀涂满按摩介质，对全掌进行放松。

2.拇指按揉左下肢、右下肢反射区各3~5分钟，再稍用力点按此反射区，至局部有酸痛感为宜。按摩的手法要柔和渗透，逐渐加力。

3.拇指指腹从指尖向指根方向推小手指，至局部产生热胀感为最佳。再用拇指按揉2~3分钟，每分钟50~80次（图①）。

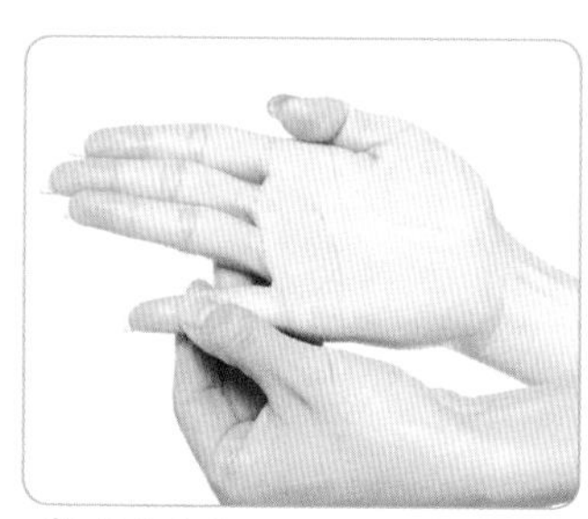

① 推小手指

4.点按胃、脾脏、大肠、肾脏反射区各2~3分钟，手法要由轻到重，逐渐渗透。也可用塑料发卡或纸夹子夹住胃、脾脏、大肠反射区，以达到刺激的效果。

耳部按摩

取穴：髋、膝、跟、趾、内分泌、胃、肺、神门、脾、肝反射区。

操作：每次选2~3个反射区，操作时先将耳穴部位的皮肤用75%的酒精棉球消毒。将王不留行子、小米粒或绿豆放于0.5厘米见方的胶布中心，贴压在相应的反射区上（图②）。每日按压6~8次，每次按压以有微胀痛感为度。贴压2~3日为1次，夏季可缩短贴压时间，休息1日后再贴压第2次。

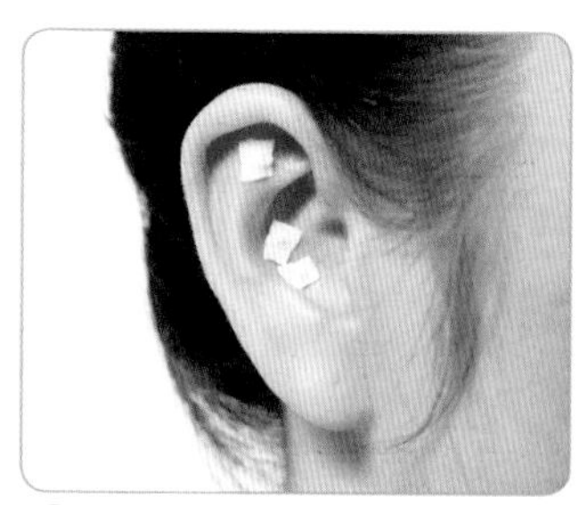

② 贴压髋、肺、脾区

每日耐心、细心地对胸部进行按摩，找对了穴位与力度适宜，能防止乳腺阻塞，达到丰胸的效果。

丰胸

手部按摩

1.可在手部均匀涂抹按摩介质，如按摩膏、精油、蛋清等，对全掌进行放松。

2.一手拇指按揉另一手胸点3～5分钟，至局部有酸痛感为宜（图①）。但要注意手法要柔和渗透、逐渐加力。

3.拇指指腹从指间向指根推胸点反射区，至局部产生热感为度。

4.点按脾脏、肾脏反射区，排除代谢废物，逐渐结束按摩。

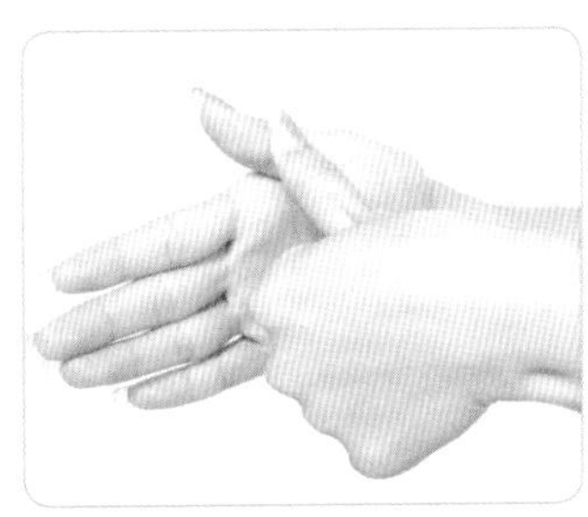
① 按揉胸点

耳部按摩

取穴：胸、脑、内分泌、甲状腺、肾上腺反射区。

操作：1.清洁耳部后，轻揉耳舟及耳郭部，由上至下5～10次。

2.在胸部反射区用细棍状物体点按或以重按轻提的手法提拉，反复10次，手始终不离开皮肤，以可以耐受为度，双耳交替按摩（图②）。

3.点按脑、内分泌反射区，持续3～5分钟，中等力度，反复3次。

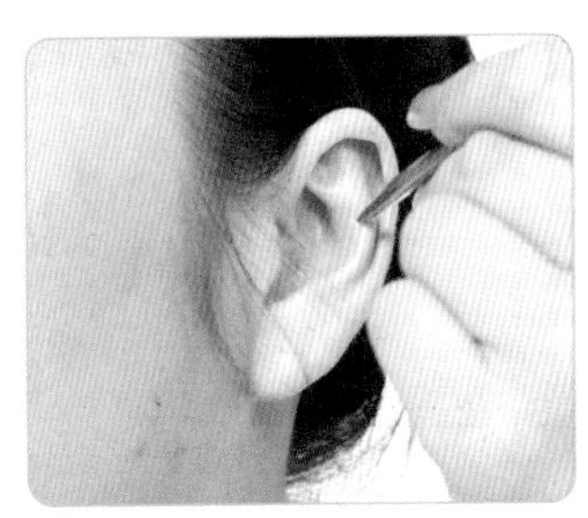
② 点按胸反射区

4.掐揉或用牙签后端点按甲状腺、肾上腺反射区，至局部皮肤红润为止。

5.轻揉每穴5～6次，持续1分钟左右。力度由轻到重，再由重到轻，反复3次。双耳交替进行按摩。

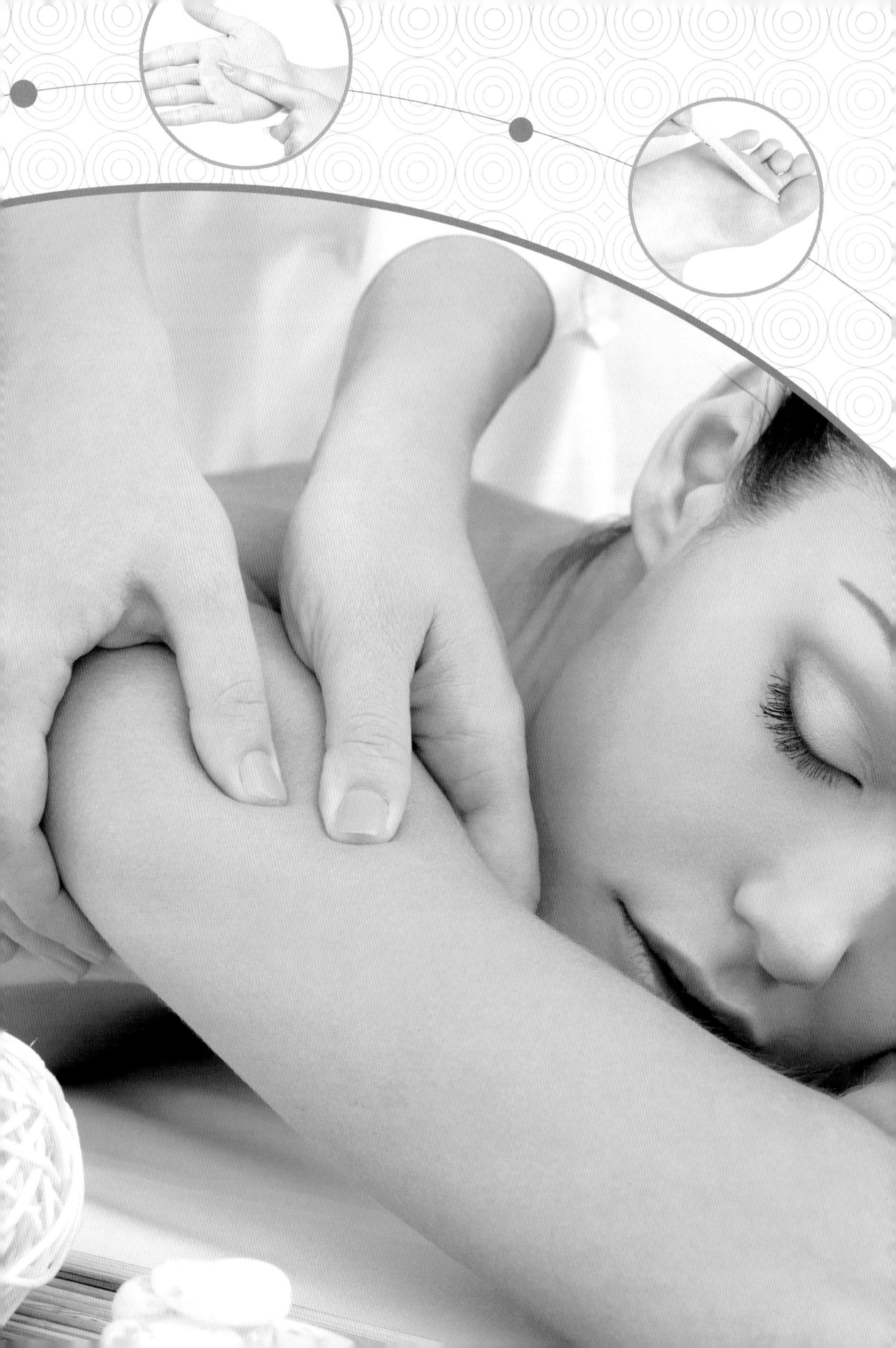

第六章

手足头耳按摩

缓解治疗常见病症

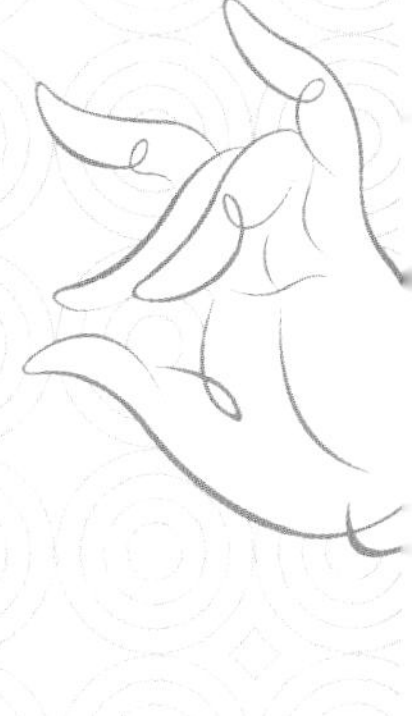

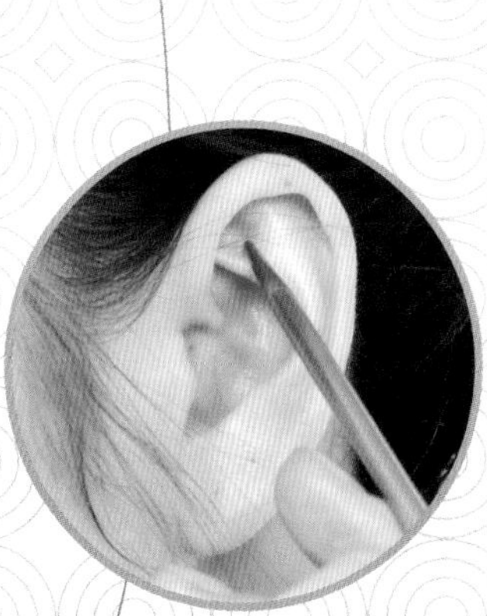

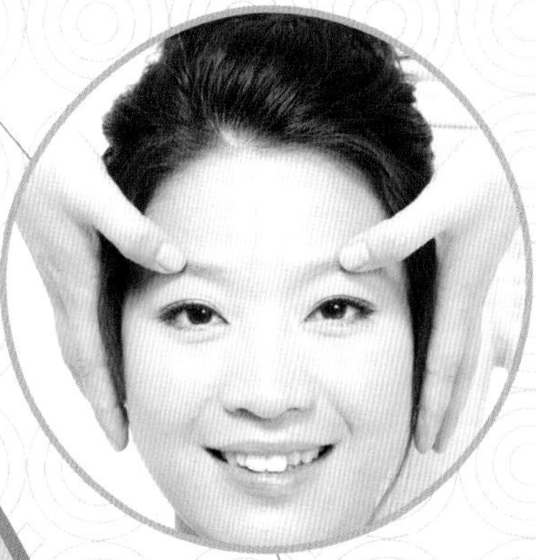

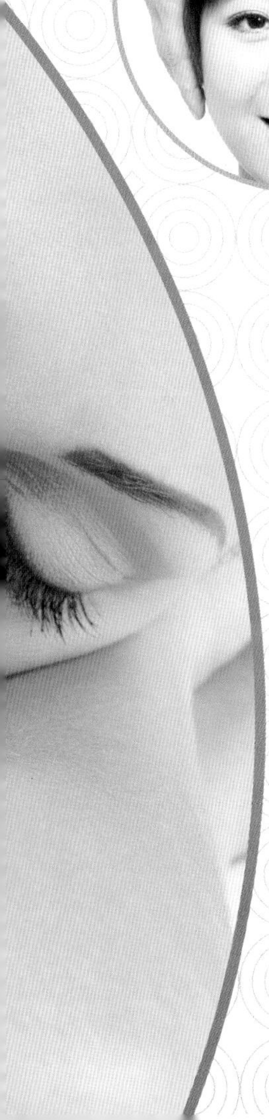

呼吸系统疾病

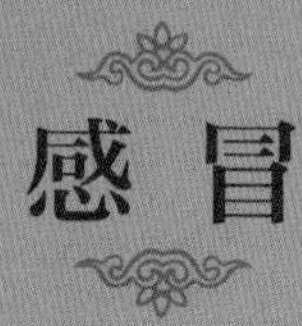

感冒

感冒是由多种病毒引起的一种呼吸道常见病。本病全年皆可发病，冬春为多发季节。感冒可通过含有病毒的飞沫或被污染的用具传播，多数为散发性。治疗感冒最有效的方法是提高免疫力。

手部按摩

1.拇指端点按或用牙签点按合谷、外关、列缺、商阳（图①）、鱼际各穴位，每穴按摩1～2分钟，以局部有轻痛感为宜；咽喉肿痛较严重者，可在商阳穴，用无菌针刺破皮肤放出数滴血液，疼痛症状可明显缓解。

2.揉掐肺点、咽喉点（图②）、扁桃体点，每点2～3分钟，以患者的承受力为度，至局部有热胀感最佳。

3.推按肾、输尿管、膀胱和肺反射区各50次，以患者感觉身体微热最佳。

4.每日可按摩2次，按摩后补充适量温开水。

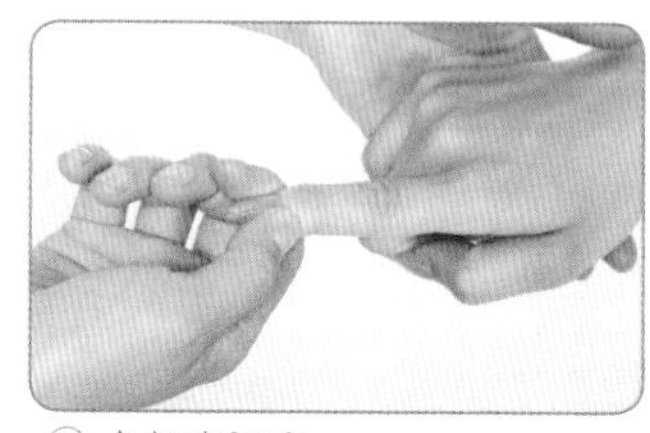

① 点按商阳穴

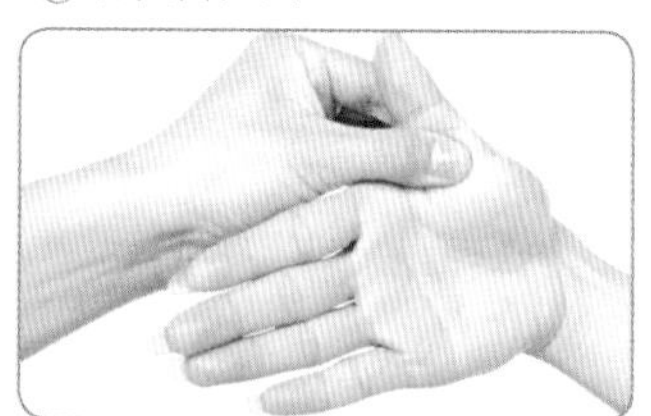

② 揉掐咽喉点

足部按摩

1.食指指关节压刮肾上腺、腹腔神经丛、肾脏、输尿管、膀胱、尿道反射区，反复3～5次。

2.以单食指扣拳法推压肺和支气管、鼻反射区各30次。

3.刮压气管、咽喉（图③）、扁桃腺反射区各20次。

4.用双拇指捏指法按揉胸部淋巴结、上身淋巴系统、下身淋巴系统反射区各20次。

5.单食指扣拳法推压甲状腺、脑、垂体反射区各10次，逐渐用力，以局部有热麻胀感为宜。

6.艾灸肺反射区8～10次（图④），可增加患者精力。

7.再次按摩肾、输尿管、膀胱反射区，反复3～5次，以促进代谢产物的排出。

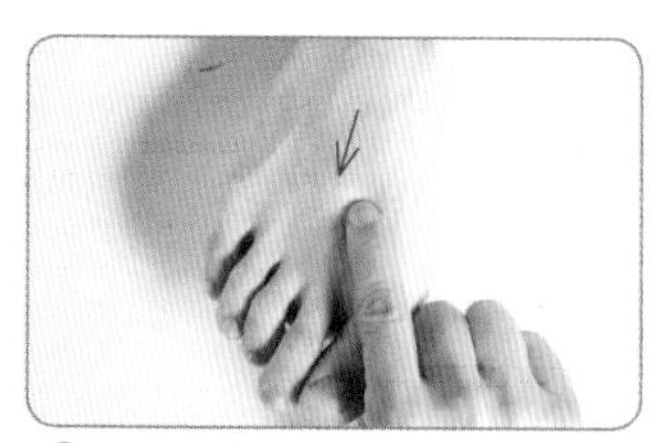

③ 刮压气管反射区

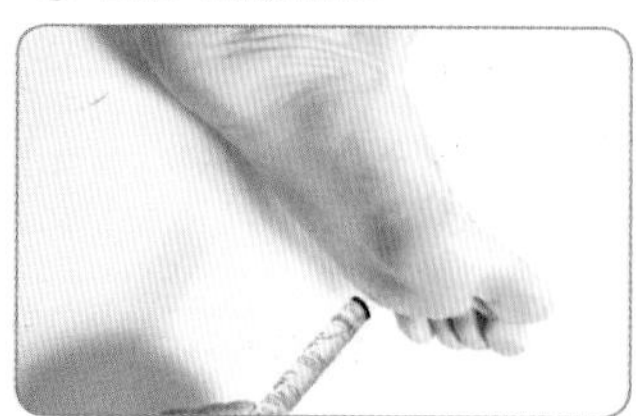

④ 艾灸肺反射区

头部按摩

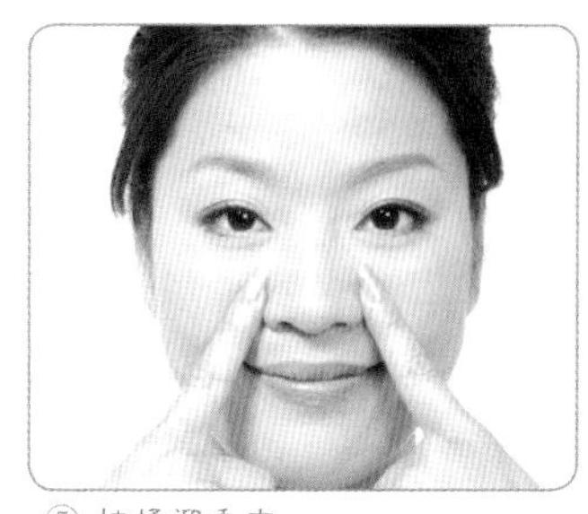
⑤ 按揉迎香穴

1.用拇指指腹由印堂穴推至神庭穴，双手交替进行30次。

2.双手拇指螺纹面自攒竹穴向两侧分推太阳穴，逐渐向上至发际，2～4分钟，如是感冒初期可用电吹风对着太阳穴吹3～5分钟热风，每日数次，可减少症状，加速痊愈。

3.按揉迎香（图⑤）、睛明、咽喉穴各20次，手的力度宜轻柔，以局部有热胀感最佳。

4.双手大鱼际从前额正中抹向两侧太阳穴，并按揉太阳穴5～10次，再沿耳后下推至颈部，点揉翳风、风池、风府穴各1～2分钟，以局部有酸胀感为宜。

5.五指拿头顶，至后头部时改为三指拿法，然后拿捏项部，反复进行5～10次。

耳部按摩

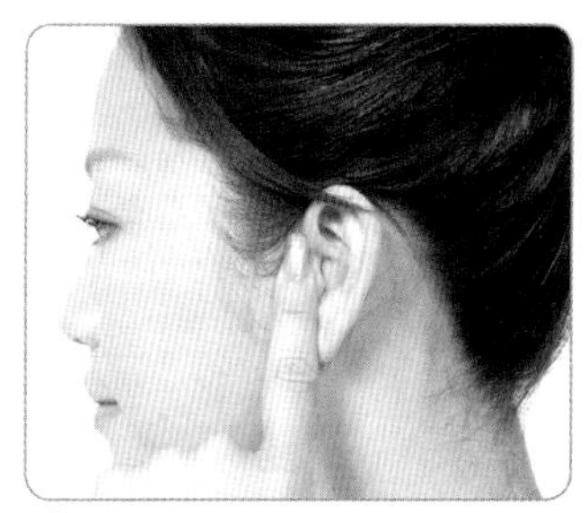
⑥ 点按内鼻、外鼻反射区

取穴：肺、外鼻、内鼻、耳尖、咽喉、肾上腺反射区。

操作：1.首先清洁耳部，揉捏耳郭部3～6次，先在耳尖部用重提轻放的手法，反复按摩10次左右，以患者的承受力为度，双耳交替进行。

2.用指端或牙签点按肺、肾上腺反射区，手一直不离开皮肤，持续2～3分钟，以局部有胀热痛感为宜。

3.用指端点按内鼻、外鼻（图⑥）、耳尖、咽喉反射区2～3分钟，要依患者的承受力为度，至局部红润为止。

4.用食指和拇指指腹反复夹揉以上反射区5～10次，缓慢放松，双耳交替进行。

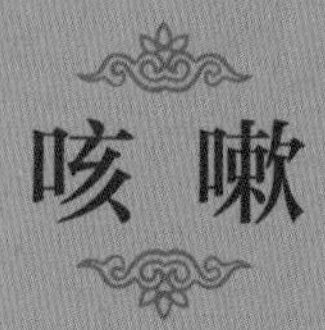

咳嗽

咳嗽是呼吸系统疾病的主要症状，常见于上呼吸道感染、咽喉炎、急慢性支气管炎、支气管扩张、肺炎、肺结核等疾病。

手部按摩

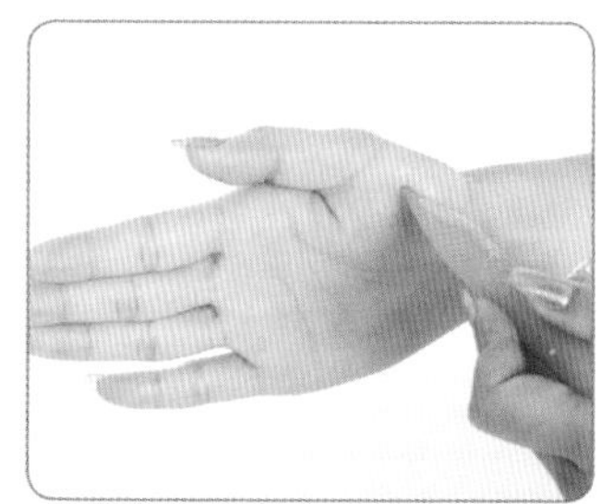

① 点按大鱼际穴

1.用按摩棒点按列缺、合谷、大鱼际（图①）、外关、太渊各穴，每穴1分钟，以局部有轻痛感为宜。

2.揉掐肺点、脾点、肾点、熄喘、胸点共3～5分钟，力度以患者能承受为度。

3.点按或推按肺，脾脏，肾脏，输尿管，膀胱，喉、气管，上身淋巴系统、胸腺淋巴结、肾上腺、胸腔呼吸器官反射区，每次选4～5个反射区，每个反射区3～5次，至局部有热胀感最佳。

4.最后按揉心肺、肾、脾胃反射区，各处按揉约1分钟，缓慢放松。

耳部按摩

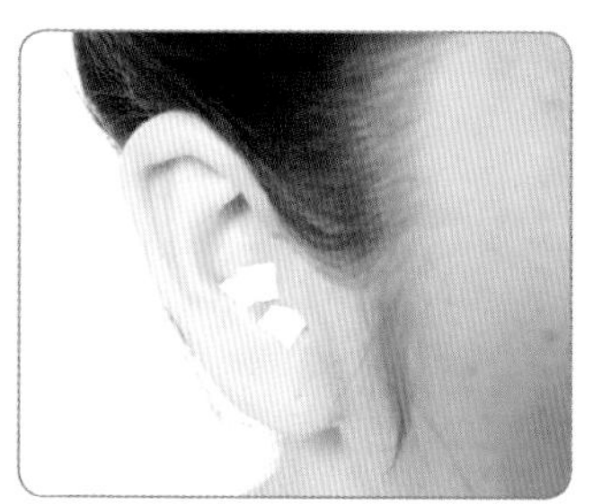

② 贴压脾、肺、支气管反射区

取穴：肺、支气管、气管、肾上腺、咽喉、交感、皮质下、脾、神门反射区。

操作：1.耳郭局部消毒，将莱菔子（萝卜子）或王不留行子置于0.5厘米见方的胶布中间，对准反射区贴压，每次3～4个反射区（图②），两耳交替进行。

2.每日每穴按压5～8次，使局部产生痛热胀感，隔2日更换1次，10次为1个疗程。

慢性支气管炎是由于感染或非感染因素引起气管、支气管黏膜及其周围组织的慢性非特异性炎症。多在冬季发作，春暖后缓解。

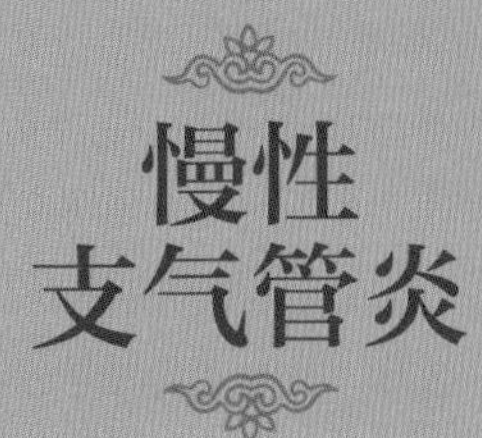

慢性支气管炎

足部按摩

1.单食指扣拳法推压肺和支气管（图①）反射区30～50次，以局部有热胀感为宜。也可用艾条灸这两个反射区。
2.捏指法按揉气管、咽喉反射区各20～40次。
3.扣指法按揉甲状旁腺反射区50次，力度以局部有轻痛感为宜。
4.单食指刮压法刮压胸部淋巴结反射区20次。
5.单指扣拳法中等力度按揉心脏、脾脏反射区，各按揉20次，缓慢放松，以局部有胀痛感为宜。

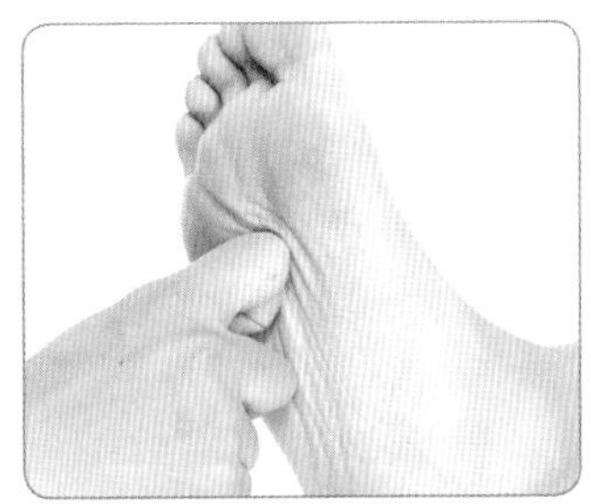
① 推压肺和支气管反射区

耳部按摩

取穴：肺、内鼻、外鼻、交感、脾、咽喉、支气管、肾上腺反射区。
操作：1.患者取坐位，将莱菔子或王不留行子置于0.5厘米见方的胶布中间，将胶布对准相应部位贴压，每次取3～4个反射区，两耳交替进行，每日按压5～8次，每次按摩以局部酸胀痛感为宜。隔2日更换1次，10次为1个疗程。
2.用食指点压以上各个反射区（图②）。

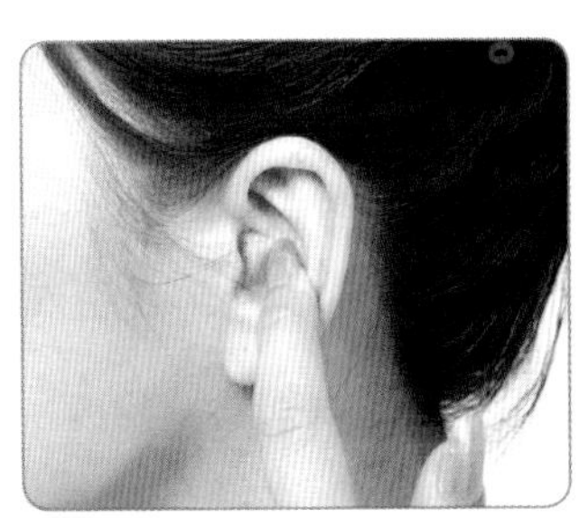
② 点压肺、支气管反射区

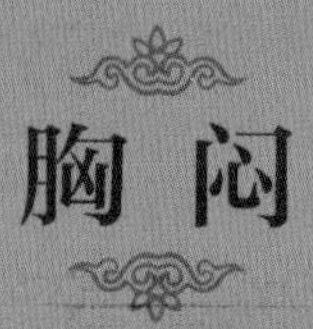

胸闷

胸闷是一种主观感觉，即呼吸费力或气不够用。它可能是身体器官的功能性表现，也可能是人体发生疾病的最早症状之一，其病因不一样，治疗不一样，后果也不一样。本书指的是感冒时伴咳嗽、咳痰而产生的胸闷。

手部按摩

1.用指端掐中冲穴，或用圆珠笔笔端或牙签粗端刺激此穴10~20次（图①），力度以局部有刺痛感为宜，不宜刺破皮肤。

2.拇指端点按神门（图②）、内关穴各10~20次，也可用牙签点按穴位。按摩的力度以患者的耐受力而定，每日可以按摩2~3次。

3.点揉心点、胸点、胸骨反射区各1~2分钟。

4.点按手部生物全息图中的心包、左肾、右肾等部位各2~3分钟。

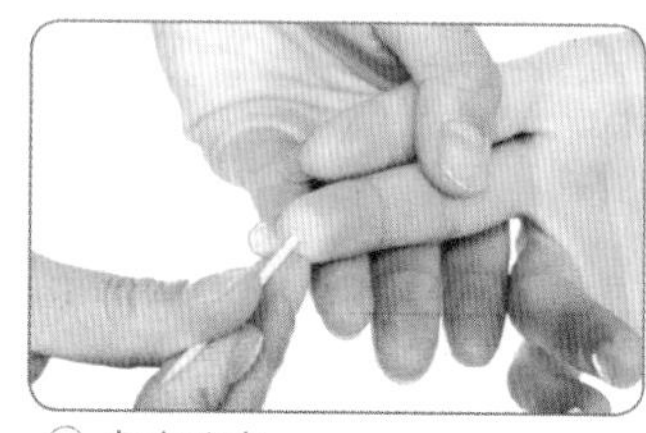

① 点中冲穴

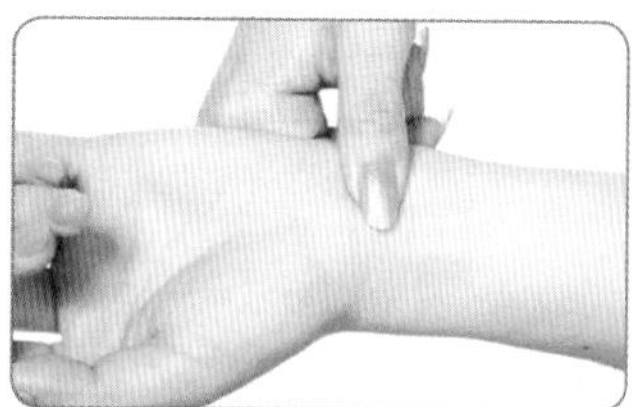

② 点按神门穴

足部按摩

1.食指指关节压刮肾上腺、腹腔神经丛、肾脏（图③）、输尿管、膀胱、尿道反射区，反复3~5次。

2.拇指按揉肾上腺、肝脏、脑（图④）、垂体、肾脏、心脏反射区各20次，按揉心反射区时手法应轻柔。

3.食指指关节点按上身淋巴系统、下身淋巴系统、内耳迷路等反射区各10次，至局部有热胀感为宜。

4.食指指关节轻刮胃、肝脏、脾脏、肾上腺、肾脏反射区各20次。

5.双手掌搓摩足背、足掌，放松足部，缓慢结束。按摩时要多观察被按摩者的表情及状态，据此调整按摩力度及时间。

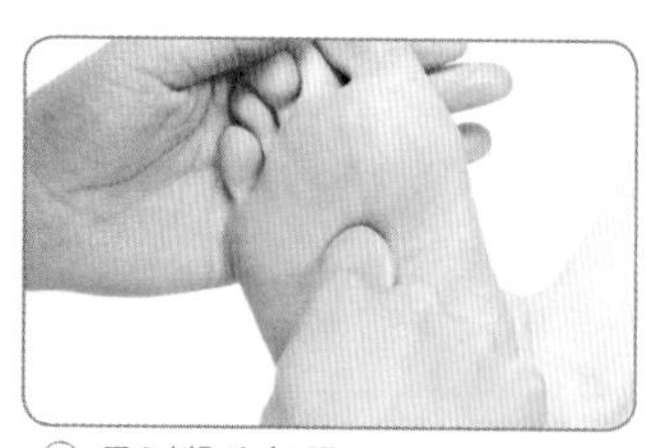

③ 压刮肾反射区

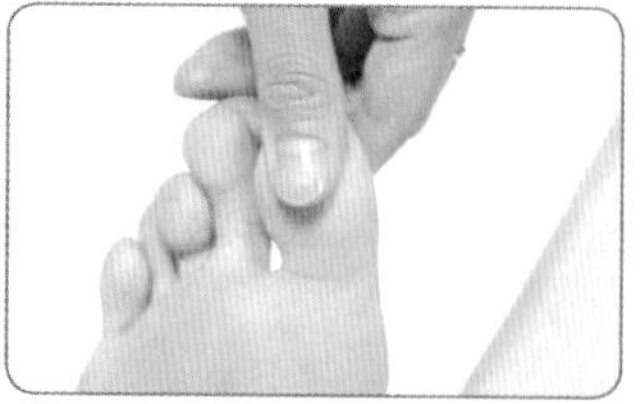

④ 按揉脑反射区

头部按摩

1.双手拇指桡侧缘交替推印堂穴至神庭穴，反复20次，推摩速度不宜过快，以每分钟30次为宜。

2.双手拇指螺纹面分推攒竹穴，经眉弓至头两侧太阳穴，缓慢按揉太阳穴30秒，反复操作2分钟。

3.食指指腹按揉印堂、太阳、睛明、四白穴各1分钟。

4.拇指指端点按人中、承浆（图⑤）、鱼腰穴各1分钟，可逐渐用力，以局部有痛感为宜。

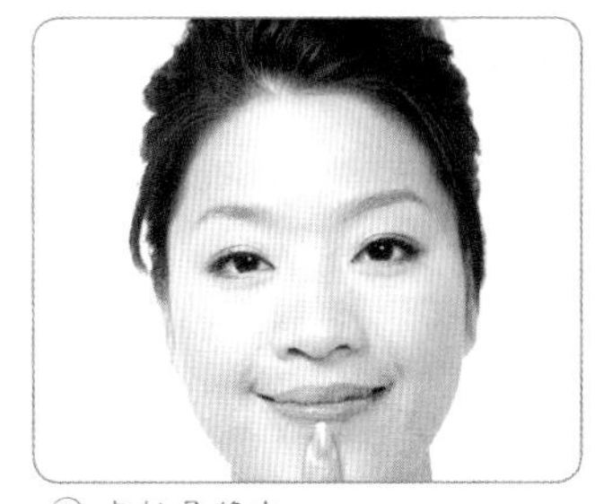

⑤ 点按承浆穴

5.双手拇指指端压在风池穴上，逐渐用力，按揉2分钟，以局部酸胀感为佳。

6.拇指置于头维穴处，其余四指指端扫散头侧部，速度不宜过快，左右各30次。

7.由前向后五指拿头顶，至后头部改为三指拿法，顺势由上向下拿捏颈项部，反复操作3~5次。

耳部按摩

取穴：心、神门、耳尖、内分泌、肾、肺、皮质下反射区。

操作：1.清洁耳部，由下向上轻揉耳郭5~8次，按摩力度要有渗透力、以局部有轻痛感为宜。

2.点揉心（图⑥）、神门反射区，逐渐用力按摩各10~20次，以被按摩者能耐受为度，双耳交替按摩。

3.按揉耳尖、内分泌反射区各3~5分钟，反复3次，至局部红润、有热胀感为宜。

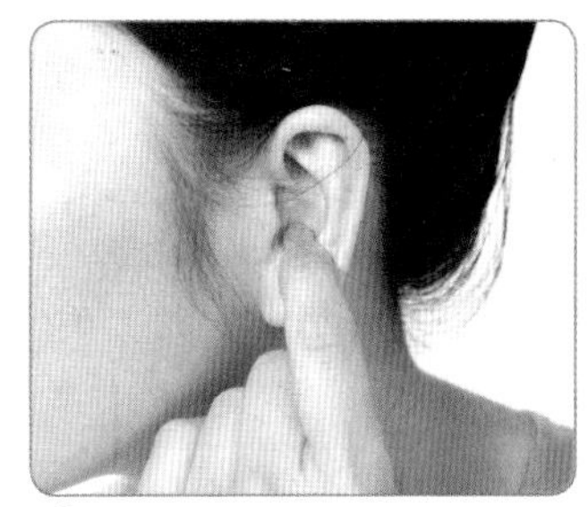

⑥ 点揉心反射区

4.按揉肾、肺、皮质下反射区各3分钟，按揉速度不宜过快。

5.最后用拇指和食指反复轻揉上述重点反射区各5~10次，力度由轻到重，再由重到轻，缓慢结束。

常用中药方推荐

★ 取人参5克，银耳15克。人参切片，用文火熬煮2小时，银耳泡发，与人参一起熬煮1小时即可。每日服用1次，适用于中气不足所致胸闷。

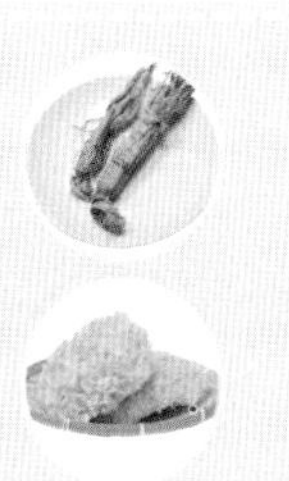

★ 取川芎 15 克，陈皮 10 克。将上述中药一同研成末，用沸水冲泡。每日 1 剂，代茶随饮，适用于痰气郁滞所致胸闷。

消化系统疾病

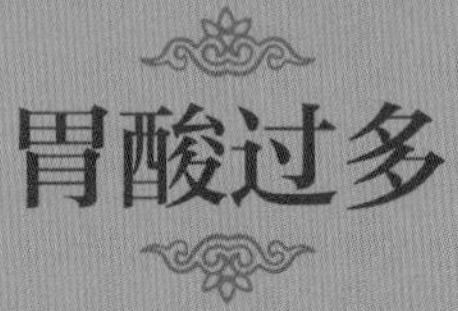

胃酸过多

胃酸过多指酸水由胃中上泛，胃酸过多常因肝火内郁，胃气不和，或脾胃虚寒，不能很好地消化食物而发生。

足部按摩

1.单食指指关节压刮腹腔神经丛、肾脏、输尿管、膀胱、肝、胆、脾反射区各2～3分钟。

2.用食指和中指的指关节点按脑干、小脑，心脏，盲肠（阑尾），回盲瓣反射区各1分钟。

3.食指和中指指关节压刮胃（图①）、胰腺、十二指肠反射区各2分钟。

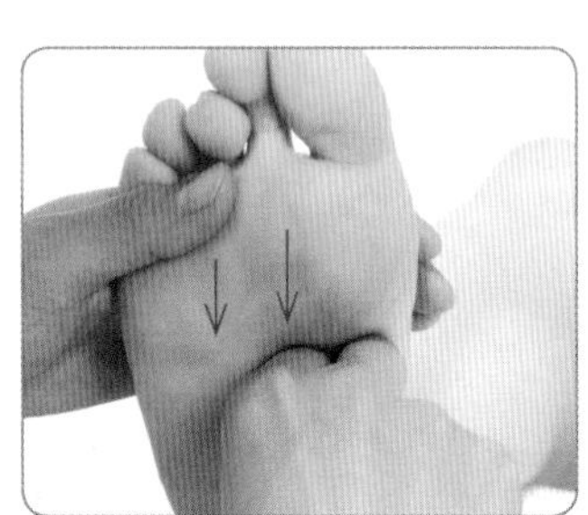

① 压刮胃反射区

4.拳刮小肠反射区2分钟。

5.拇指推升结肠、横结肠、降结肠、乙状结肠、肛门反射区各1分钟。

6.食指指间关节点压上身淋巴系统、下身淋巴系统反射区1分钟。

耳部按摩

取穴：贲门、食管、胃、肝、脾、胰、皮质下、交感、口反射区。

操作：每次选3～4个反射区，用医用酒精对所选反射区进行消毒，然后用0.5厘米见方的医用胶布，将中药王不留行子或莱菔子1粒置于胶布中央，选准反射区，将胶布压贴于反射区处（图②）。每日按压4～6次，直至耳部有热痛感为宜，每次贴敷2～3日，夏季可缩短为1日。

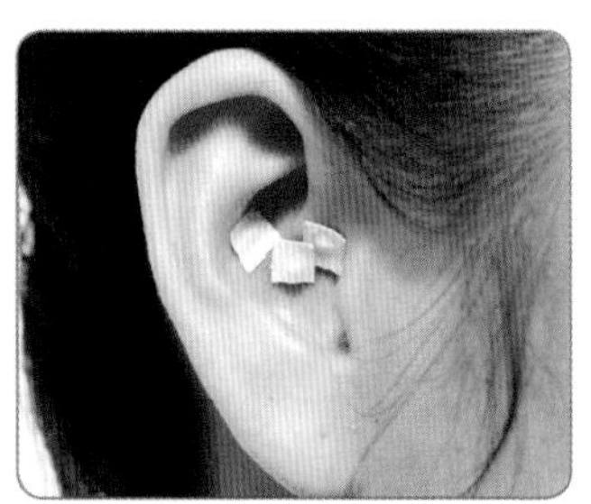

② 莱菔子贴压肝、胃、食管反射区

消化不良是消化系统的常见病之一，是一种由胃动力障碍所引起的疾病，包括蠕动不好的胃轻瘫和食管反流，可影响人体对营养物质的摄取，日久可使机体免疫力减弱，易患病。

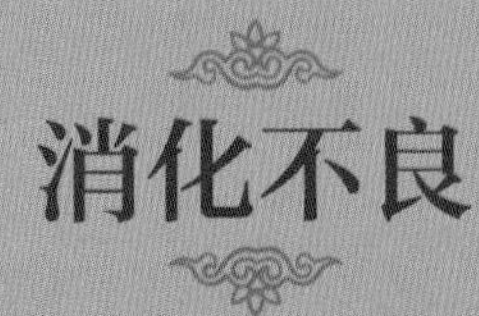

消化不良

手部按摩

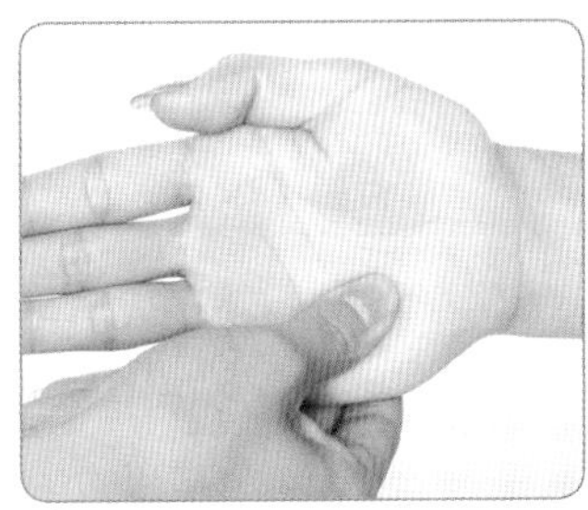
① 按揉大肠反射区

1.点按或按揉胃反射区3～5分钟，手法由轻到重，逐渐用力，至局部出现酸、胀、痛的感觉为度，按摩速度以每分钟50～100次为宜。
2.拇指按揉肝脏、脾脏、大肠（图①）反射区各3～5分钟，至局部有酸痛感为宜。手法要均匀、柔和、有渗透力。
3.拇指指端或牙签粗端点按大肠点，手法稍重，持续3～5分钟，力度适中，避免损伤皮肤。
4.点按内关、合谷、商阳穴各1分钟，逐渐用力，以局部有酸胀感为宜。

耳部按摩

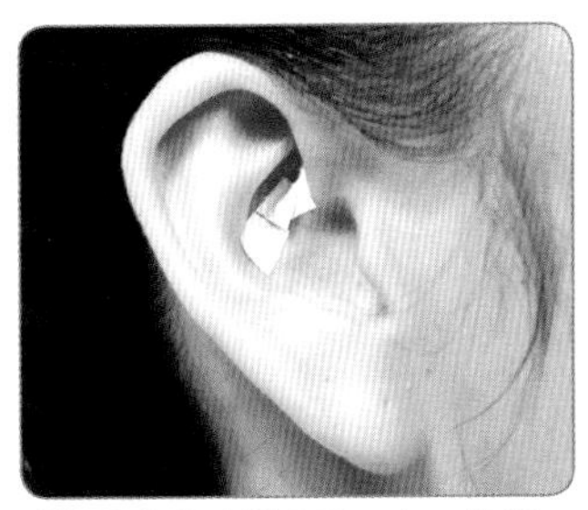
② 莱菔子贴压小肠、十二指肠、胃反射区

取穴：小肠、脾、胃、十二指肠、皮质下、贲门、肝、胆反射区。
操作：耳郭局部消毒，将莱菔子（萝卜子）或王不留行子置于0.5厘米见方的胶布中间，选准反射区，将胶布对准反射区贴压，每次选3～4个反射区（图②），两耳交替进行。每日每区按压5～8次，使局部产生痛热胀感。每次贴敷2日，隔2日贴1次，10次为1个疗程。

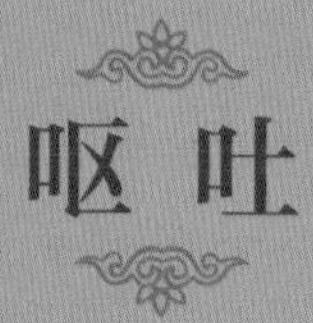

呕吐

呕吐是消化系统常见病之一，由于胃失和降、气逆于上所导致，是食物或痰涎等由胃中上逆而出的病症，是胃内容物返入食管，经口吐出的一种反射动作。

足部按摩

1.食指指关节压刮大脑，垂体，脑干、小脑，腹腔神经丛，肾脏，肾上腺反射区各3～5次。

2.食指关节压刮胃、胰腺、十二指肠反射区，反复操作3～5分钟。

3.食指指关节压刮肝脏、胆囊、脾脏、盲肠（阑尾）（图①）、回盲瓣反射区各1～2分钟。

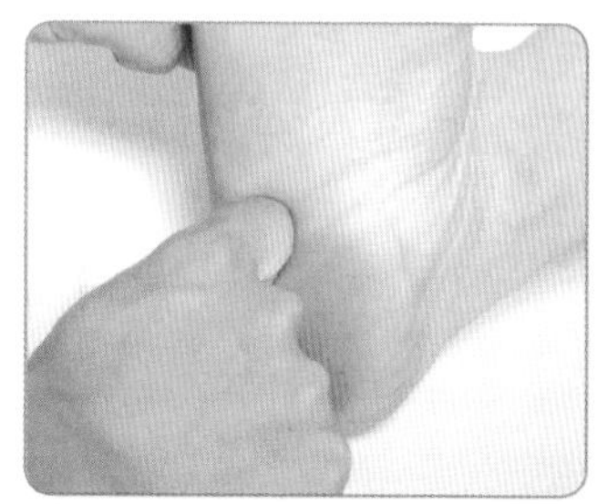

① 压刮盲肠（阑尾）反射区

4.拳刮法刮小肠反射区5～8次，然后拇指压推升结肠、横结肠、降结肠、乙状结肠、肛门反射区，反复按摩5～8次。

耳部按摩

取穴：胃、脾、贲门、食管、交感、神门、胰胆、肝、十二指肠、皮质下反射区。

操作：将莱菔子或王不留行子置于0.5厘米见方的胶布中间，定准反射区，将胶布贴压上，每次选3～4个反射区，每日每区按压5次，每次按摩以局部有酸胀痛感为宜。可贴压2～3日更换1次。夏季可1日更换1次。皮肤敏感者使用时应随时观察，如有不适应及时拿掉。若没有莱菔子或王不留行子，也可以用按摩棒点压各个反射区（图②）。

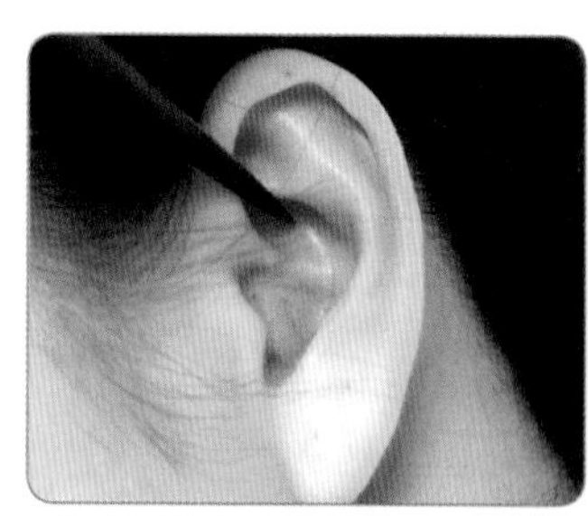

② 点压胰胆反射区

慢性胃炎

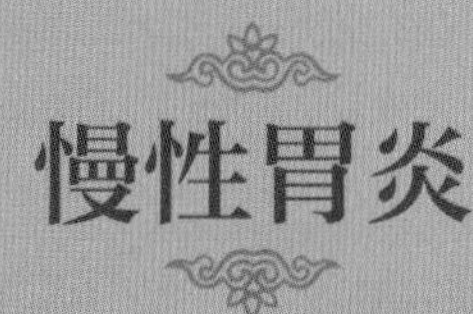

慢性胃炎是指由不同病因所致的胃黏膜慢性炎症，最常见的是慢性浅表性胃炎和慢性萎缩性胃炎。慢性胃炎多是因为喜欢食用刺激性食物，如长期喝浓茶、烈酒，食用时不充分咀嚼也是病因之一。

手部按摩

1.用力点按内关、合谷、劳宫各穴，各按摩2～3分钟，以局部有胀痛感为宜。

2.揉掐胃肠点、三焦点、脾点、大肠点、小肠点，各点揉掐1～2分钟，以局部有热胀感最佳。

3.胃、十二指肠（图①）、肾脏、输尿管、膀胱、肺、脾脏、腹腔神经丛、小肠、大肠反射区中，每次可选4～5个穴位，以中等力度按揉或推按30～50次，以局部有酸胀感最佳。

4.最后在脾胃穴、十二指肠穴各按揉2分钟，缓慢放松。

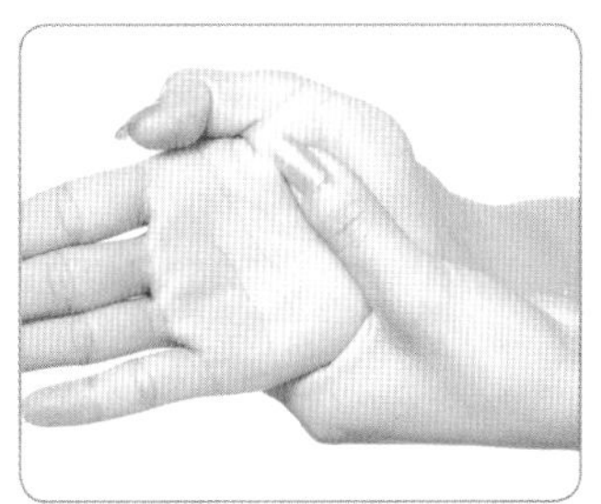

① 按揉十二指肠反射区

耳部按摩

取穴：脾、胃、神门、皮质下、贲门、食管、小肠、肝反射区。

操作：将胶布剪成2厘米×0.5厘米的长方形和0.5厘米见方的正方形。前者等距离粘4粒绿豆或小米粒，贴于贲门、食管、胃和小肠反射区；后者同样粘4粒，贴于肝、脾、神门、皮质下反射区（图②）。每日不定时按压，以局部有热胀痛感为度，隔日1次，10次为1个疗程。

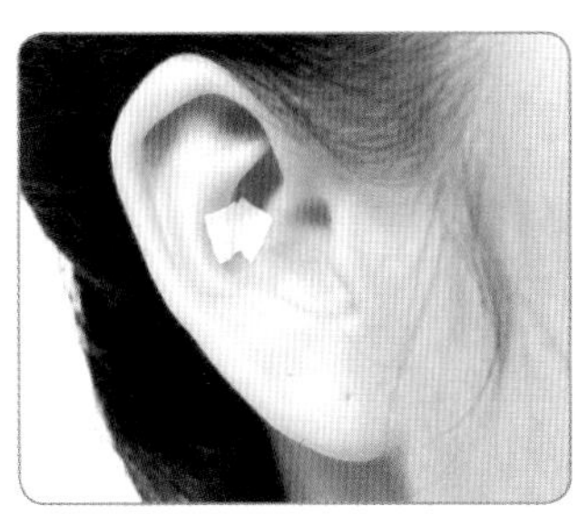

② 贴压脾、胃反射区

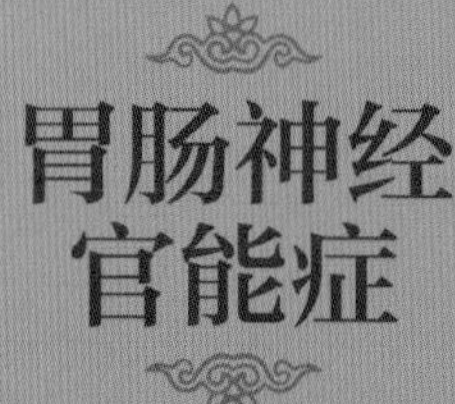

胃肠神经官能症

胃肠神经官能症是由于高级神经功能紊乱所引起的胃肠机能障碍，主要为肠胃分泌与运动功能紊乱，患此病者并无器质性病变。

足部按摩

1.单食指扣拳法按压肾上腺、腹腔神经丛、肾脏、输尿管、膀胱反射区，反复操作3～5次。

2.食指、中指指关节压刮胃（图①）、脾脏、小肠、脑、垂体、肾脏、心脏反射区各30次，以能耐受为度。

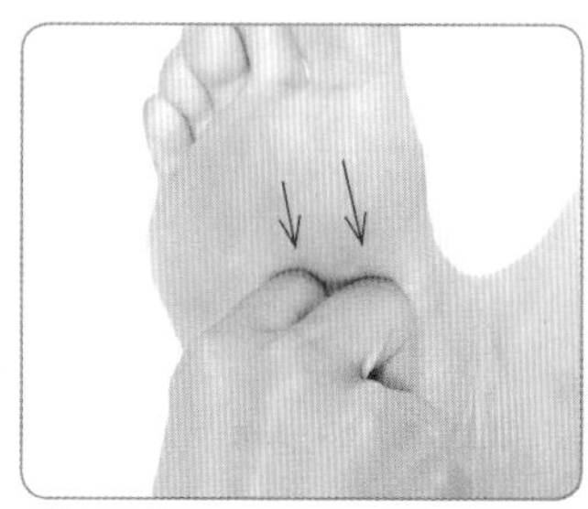

① 压刮胃反射区

3.扣指法推压脑干、小脑，胰腺，十二指肠，盲肠（阑尾），回盲瓣各20次，推压速度以每分钟20～40次为宜。

4.拇指压推升结肠、横结肠、降结肠、乙状结肠及肛门反射区各10次，以局部有热胀感为宜。

5.最后按摩肾上腺、腹腔神经丛、肾脏、输尿管、膀胱、尿道反射区各2分钟。

耳部按摩

取穴：直肠、大肠、小肠、脾、胃、肝、胰胆、神门反射区。

操作：1.清洁耳部后，轻揉耳郭部，由下至上5～6次，至皮肤红润。

2.在大肠、直肠部用重度点掐的手法按摩，反复10次，以被按摩者能耐受为度，双耳交替进行按摩。

3.点按脾、胃、小肠、肝、胰（图②）反射区各2分钟，手不离开皮肤，以局部有轻胀痛感为宜。

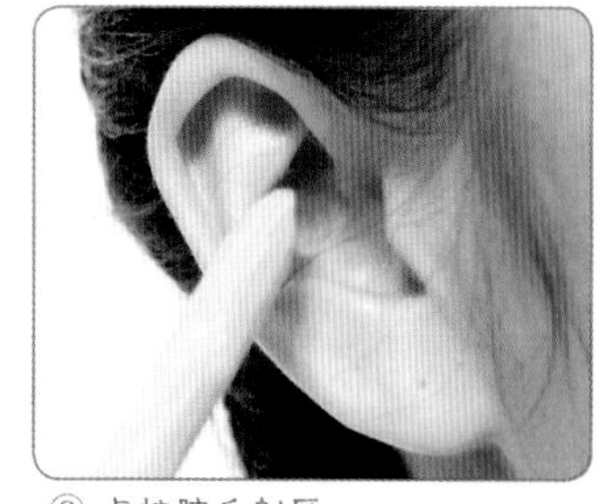

② 点按胰反射区

4.提捏神门反射区2分钟，力度适中，在被按摩者耐受范围内逐渐加力，至局部皮肤红润为佳。

5.在耳尖部以中度手法点掐数次，至局部有热胀感为佳。按摩力度由轻到重，再由重到轻，均匀、有渗透力地按摩，双耳交替进行。

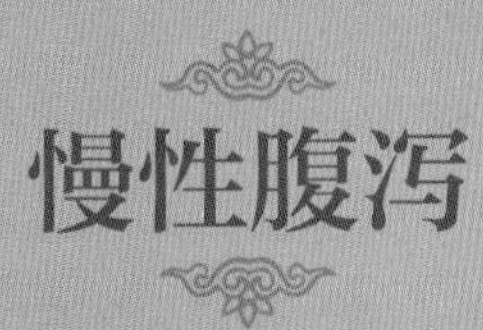

慢性腹泻

病程在 2 个月以上的腹泻或间歇期在 2 ~ 4 周内的复发性腹泻称之为慢性腹泻。引发慢性腹泻的原因有肠腔内渗透压增加且超过血浆渗透压、吸收功能出现障碍、肠分泌增多、肠功能失调或蠕动亢进等。

足部按摩

1.食指指关节压刮腹腔神经丛、肾脏、肾上腺、输尿管、膀胱、尿道反射区。

2.食指指关节压刮胃、胰腺、脾脏、肝脏、胆囊反射区，其中胃反射区可用双食指压刮法。

3.用拳刮法刺激小肠反射区，然后用拳背面叩击此反射区2~3分钟。

4.拇指压推十二指肠、升结肠、横结肠（图①）、降结肠、乙状结肠及直肠、肛门反射区。

5.拇指压推下腹部、生殖腺反射区。

6.拇指压推足背上身淋巴系统、下身淋巴系统反射区。

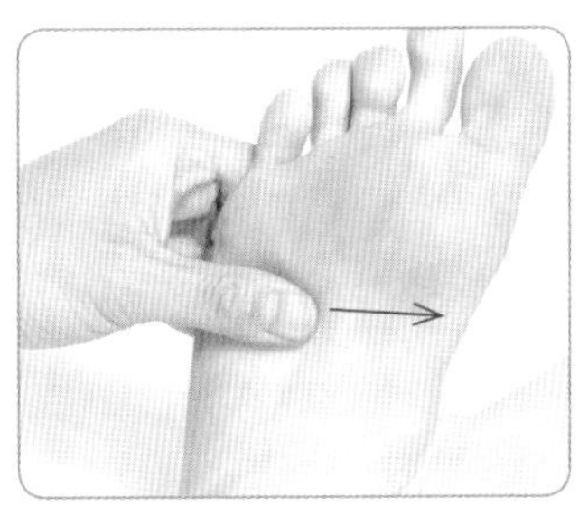

① 压推横结肠反射区

耳部按摩

取穴：直肠、脾、胃、肝、胰、十二指肠、小肠、大肠、神门反射区。

操作：1.清洁耳部，轻揉耳郭部，由下至上5~6次。

2.用发卡点按小肠（图②）、直肠反射区，反复10次，以能耐受为度，双耳交替进行按摩。

3.用食指指端或发卡后端点按胃、脾、肝、胰、十二指肠、升结肠、横结肠、降结肠、乙状结肠反射区各2~3分钟。

4.用发卡后端点按神门反射区1~2分钟，缓慢用力，至局部皮肤红润。

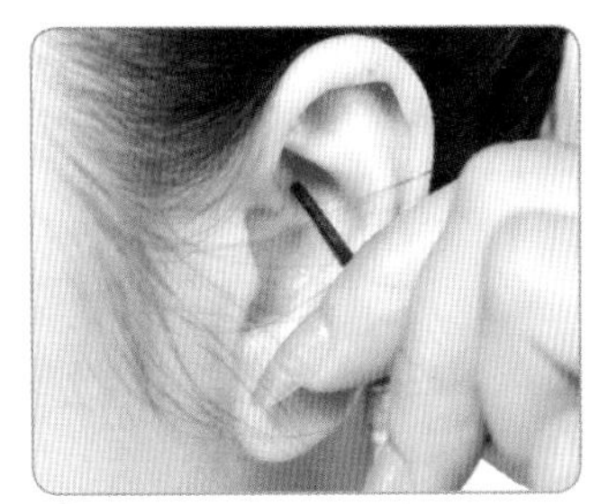

② 用发卡点按小肠反射区

5.用拇指和食指指腹反复轻揉上述反射区各3~6次，按摩力度由轻到重，再由重到轻，均匀、有渗透力地按摩，双耳交替进行。

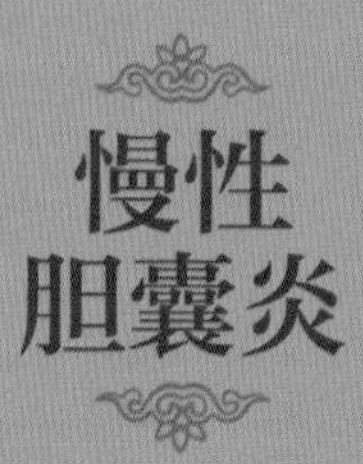

慢性胆囊炎

慢性胆囊炎是一种胆囊慢性炎症病变，患者经常有右上腹部隐痛、腹胀、嗳气、恶心和厌食油腻食物等消化不良症状，有的患者则感右肩胛下、右肋或右腰等处隐痛。

足部按摩

1.食指指关节压刮肝脏、胆囊、肾上腺、肾脏、脾脏等反射区各30次，以局部有轻微胀痛感为宜。

2.单食指扣拳法推压胃、胰腺、十二指肠、腹腔神经丛、 小肠、大肠等反射区各10次。

3.双拇指压推法或食指指关节点按上身淋巴系统（图①）、下身淋巴系统反射区，按摩力度以能耐受为度，手法连贯，最后缓慢结束。

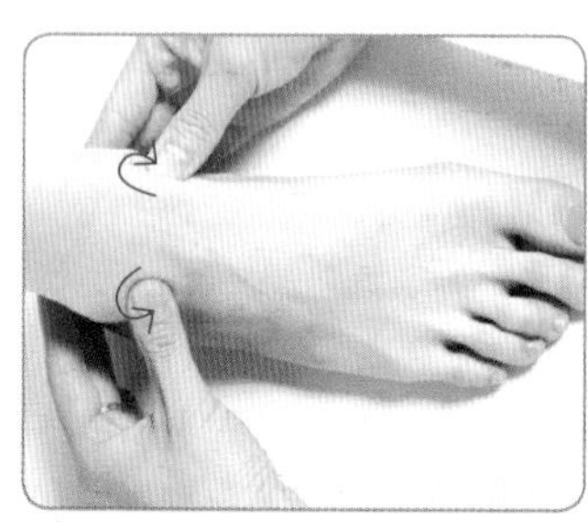

① 压推上身淋巴系统反射区

耳部按摩

1.清洁耳部，轻揉耳郭，用食指端点按肝（图②）、胰胆反射区各3～5分钟，可在点按的同时轻揉反射区，压力由轻到重，再由重到轻，均匀、有渗透力地按摩，缓慢放松。

2.在胰、胆反射区用重捏快松的手法，反复10次，以能耐受为度，双耳交替进行按摩。

3.点压耳尖、内分泌、皮质下反射区各2～3分钟，至局部皮肤变红为佳。

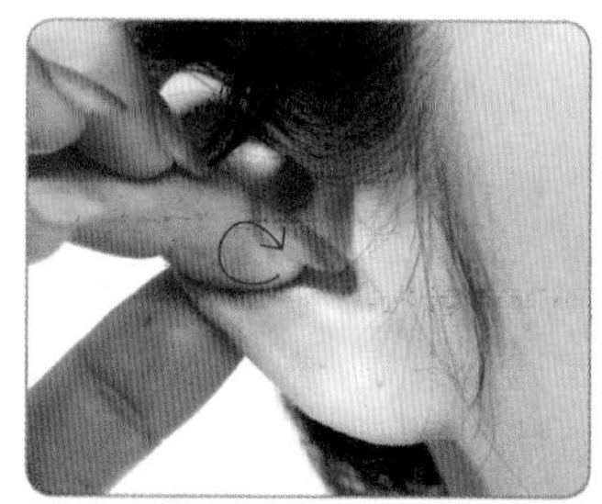

② 点揉肝反射区

4.每穴用拇指和食指指腹反复轻揉5～10次，双耳交替进行，至局部有热胀感为宜。

5.可用牙签或圆珠笔代替指端点按上述反射区。

循环系统病症

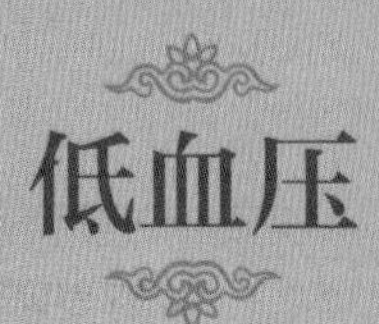

低血压

低血压是指成年人的收缩压 < 90 毫米汞柱（12 千帕）、舒张压 < 60 毫米汞柱（8 千帕）者。多发于青年女性，身体瘦弱者，特别在月经来潮期，血压多在 80/50 毫米（10.67/6.67 千帕）汞柱上下。

手部按摩

1.拇指或用圆珠笔端点按内关、神门、合谷、关冲、阳池穴各1～2分钟。

2.用衣夹夹升压点、命门点（图①）各2分钟。

3.拇指按揉或推按大脑、肾上腺、肾脏、输尿管、膀胱、平衡器官、肺反射区各1分钟。

4.按揉手掌生物全息图中的全头、脾、肺等部位各1～2分钟。

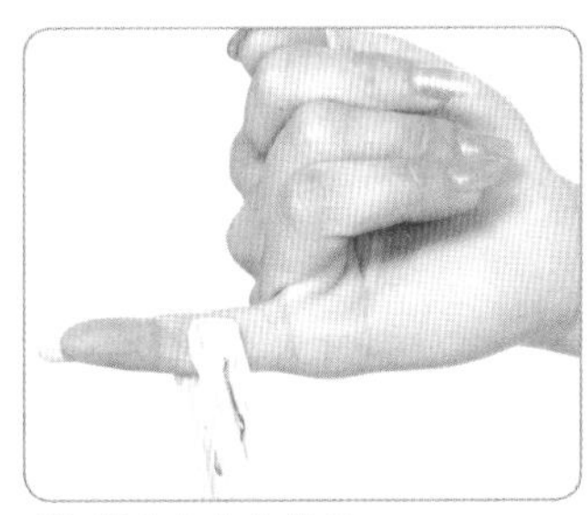

① 用衣夹夹命门点

头部按摩

1.双手拇指指腹交替推印堂穴至神庭穴10～20次。

2.双手拇指螺纹面分抹攒竹穴，经鱼腰穴至太阳穴，点按太阳穴，反复20次，推按速度不宜过快。

3.按揉百会穴，按顺时针和逆时针方向各按摩20圈。

4.拇指指端点按人中、承浆穴各20次。

5.以率谷穴为中点扫散头侧部，左右各20次（图②）。

6.拿揉风池穴10次，逐渐用力，以局部有酸胀感为佳。

7.由前向后用五指拿头顶，至后枕部改为三指拿法至后颈部，反复3～5次。

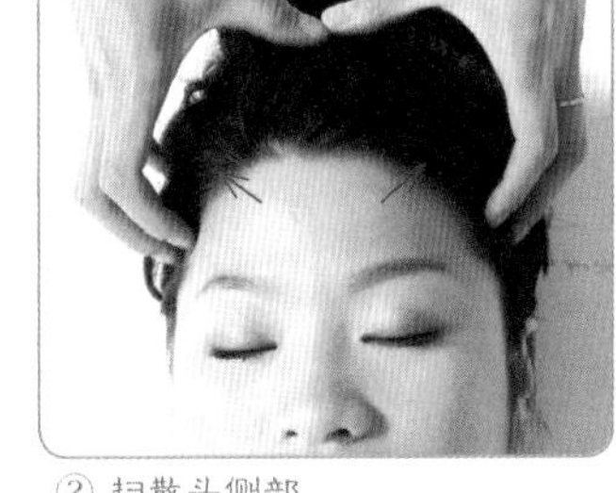

② 扫散头侧部

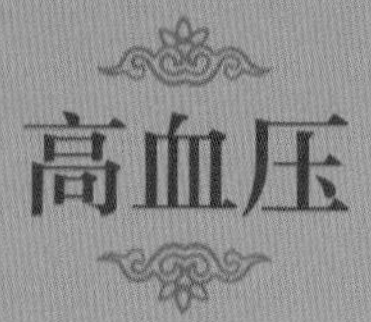

高血压

高血压是常见的心血管疾病，是一种以体循环动脉血压持续性增高为主要表现的临床综合征。分为原发性和继发性两大类。收缩压≥ 140 毫米汞柱(18.67 千帕)和(或)舒张压≥ 90 毫米汞柱（ 12 千帕 ），即可诊断为高血压。

手部按摩

1.用牛角按摩器按揉内关、合谷（图①）、神门穴各2~3分钟，力度由轻到重。

2.点按头顶点、命门点、肝点、心点各1~2分钟，以局部有酸胀痛感为佳。

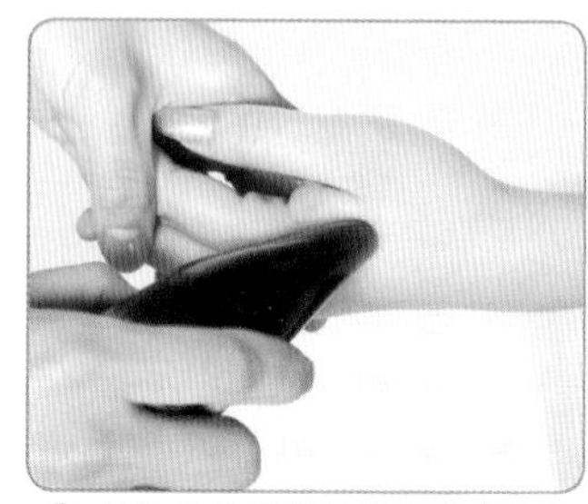

① 用牛角按摩器按揉合谷穴

足部按摩

1.食指指关节压刮心反射区2~3分钟，力度由轻到重，不可过重。

2.食指指关节点按肾上腺、腹腔神经丛、肾反射区（图②）各3~5分钟。

3.拇指指腹按揉大脑、肝脏、垂休反射区各2~3分钟。

4.用拇指、食指捏揉颈项、颈椎反射区各30次。

5.用单手食指、中指、无名指并拢或用按摩器摩擦涌泉穴，注意用力须均匀，至脚心发热为宜。

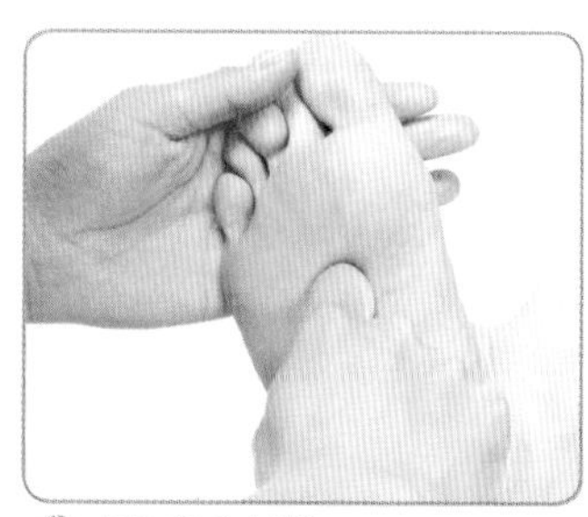

② 点按肾反射区

头部按摩

1.两手的手指弯曲，用指甲梳头，从头正中向左右两侧分梳，左右各10次，左右中指交替按揉百会穴，各按揉10次。

2.双手拇指侧缘交替推印堂穴至神庭穴10次（图③）。

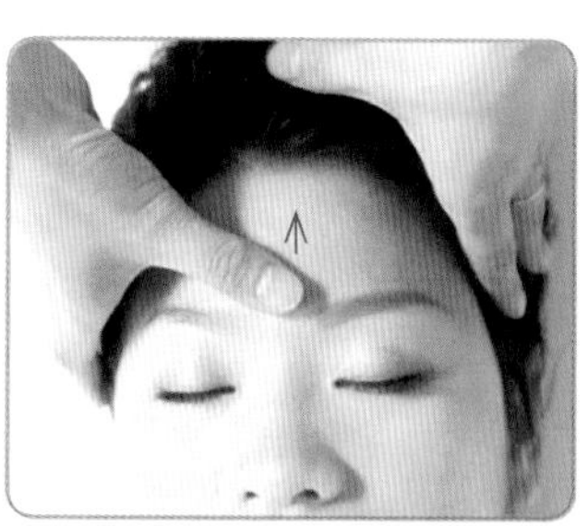

③ 推印堂穴至神庭穴

3.双手拇指螺纹面分推攒竹穴，经鱼腰穴、丝竹空穴至太阳穴，按揉太阳穴5次，然后两拇指从太阳穴处开始沿耳后至风池穴，而后点揉风池穴，如此按摩10次。
4.双手拇指交替按揉风府穴各10次。
5.双手拇指指腹按揉太阳、攒竹、百会穴，每穴每次2分钟。
6.双手拇指指腹按揉印堂穴，用力需均匀，每次2分钟。

耳部按摩

1.双手点掐或点揉肝、肾、心、角窝上（图④）、神门、肾上腺、内分泌反射区各10次，以能耐受为度。
2.双手拇指自上向下揉按耳背5～10次，揉至红润。
3.把小颗粒状药物或种子，如六神丸、王不留行子、莱菔子等，用小块橡皮膏固定在相应耳部反射区，每日按揉5～7次，每次每反射区2～3分钟。
4.拇指和食指捏住耳郭，反复按揉3～5分钟，左右各50次。

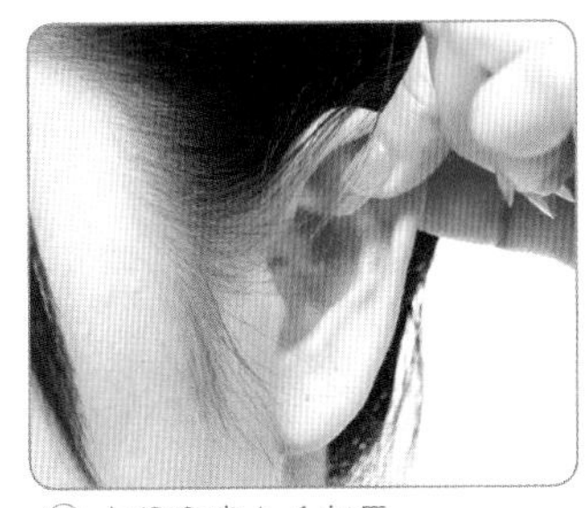
④ 点揉角窝上反射区

常用食疗方推荐

★ 取茭白笋100克，芹菜50克。将上述材料水煎取汁。每日早、晚各服1次。
★ 取山楂50克，冰糖30克。先将山楂清洗干净、去核，冰糖捣碎；再将山楂、冰糖一同放入砂锅内，水煎取汁。每日1剂，代茶饮。
★ 取荷叶1张，红糖20克，鸡蛋1枚。将上述全部材料同煮，蛋熟去渣即成。每日1剂，连服6次。
★ 取香蕉50克，茶叶、蜂蜜各适量。将茶叶放入茶杯中，用开水泡好。再将香蕉研碎，加到茶水中，再加蜂蜜即成。代茶温饮。
★ 取蜂蜜30克。将蜂蜜加温开水冲调即成。每日服2次。
★ 取花生仁100克，醋200克。将花生仁放入醋中浸泡7日。每晚睡前嚼服10颗，血压下降后可隔数日服1次。

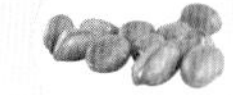

心律失常

心律失常是指心脏自律性异常或传导障碍引起的心动过速、心动过缓和心律不齐。精神紧张，大量吸烟、饮酒、喝浓茶或咖啡，过度疲劳，严重失眠等常为心律失常的诱发因素。

手部按摩

1.用力点按内关（图①）、神门、大陵、劳宫穴，每穴点按弹拨3～5分钟，以局部有轻痛感为宜。

2.在心点、三焦点各揉掐3～5分钟，以局部有热胀感为宜。

3.有选择性地按揉或推按心脏、肾脏、输尿管、膀胱、肺、甲状腺、胃、膈、胸腺淋巴结、胸椎反射区，推按或按揉100～200次，以局部有热麻胀感为宜。

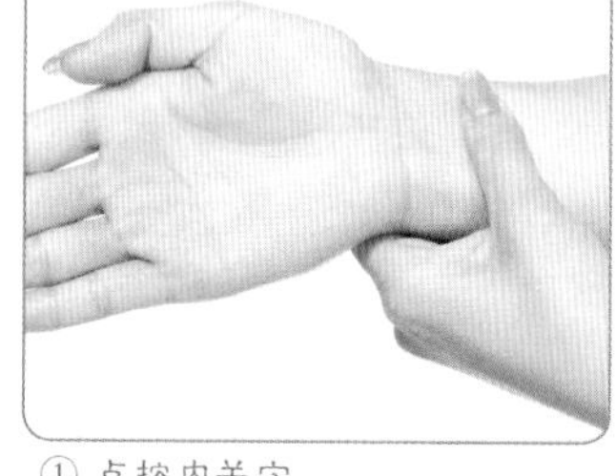
① 点按内关穴

4.最后按揉心肺穴5～10分钟，以局部有轻痛感为宜。

5.以上方法，据患者的实际情况，每日可按摩1～2次，无固定疗程，显效后，可每日1次作为保健按摩。

耳部按摩

取穴：心、神门、耳尖、内分泌反射区。

操作：1.清洁耳部，轻揉耳舟和耳郭部，由下至上5～10次，在相应的反射区加重手法，按摩3～5分钟，以局部有胀痛感为宜。

2.在心、神门反射区用中度点掐手法，反复进行20次，以患者能耐受为度，双耳交替进行。

3.持续捏揉耳尖（图②）、内分泌反射区3～5分钟，反复操作，至局部红热为止。

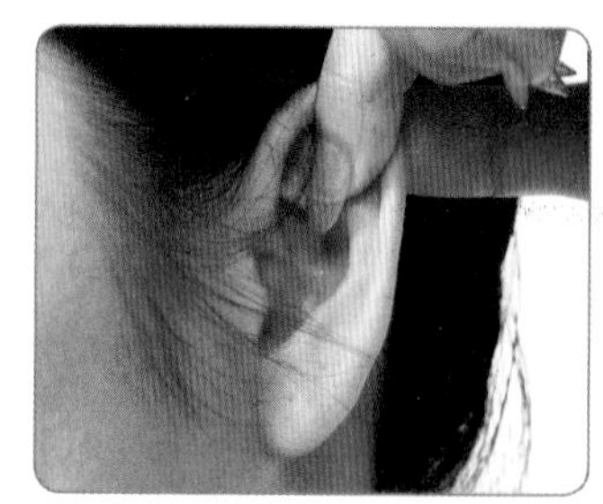
② 捏揉耳尖反射区

4.拇指和食指指腹反复轻揉心、神门、内分泌反射区各5～10次，力度由轻到重，再由重到轻，双耳交替进行按摩。

内分泌系统病症

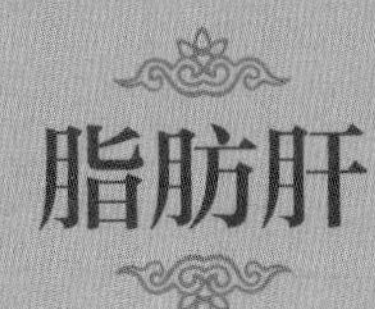

脂肪肝

脂肪肝是由各种原因引起肝内脂肪沉积过多的疾病，多由肥胖、酗酒、营养不良等造成。按摩可改善症状。

足部按摩

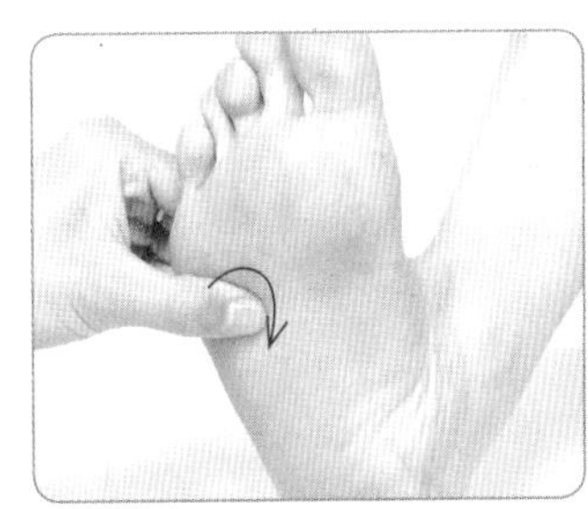

① 按揉肝、胆反射区

1.按揉肾脏、肝脏、胆囊（图①）反射区各50次，按摩力度以局部有胀痛感为宜。

2.推按肾、输尿管、膀胱、尿道反射区，反复操作5次，由足趾向足跟方向推按。

3.点按胃、十二指肠、腹腔神经丛、胸椎、甲状旁腺反射区各20次，按摩力度以局部有胀痛感为宜。

4.扣指法按揉脑、垂体反射区各约50次，逐渐用力，以局部有胀痛感为最佳。

5.最后依次推按肾上腺、腹腔神经丛、肾脏、输尿管、膀胱、尿道反射区各2分钟。

耳部按摩

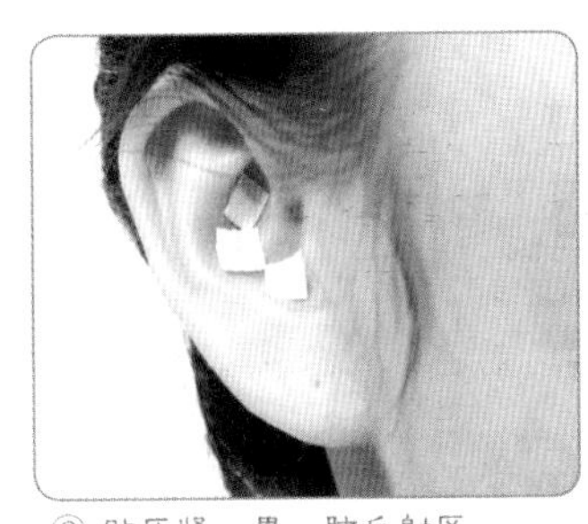

② 贴压肾、胃、肺反射区

1.清洁耳部，轻揉耳郭，由上至下5～6次，至局部红润为止。

2.点掐胃、脾脏、肺脏、肝脏、肾脏反射区各10次，以被按摩者可以耐受为度，双耳交替进行，或用莱菔子等贴压（图②）。

3.提捏交感部1～2分钟，在被按摩者可耐受范围内逐渐加力，重复按摩3～6次；点按内分泌反射区10次，至耳部有热感即止。

4.反复轻揉上述各穴3～6次，力度由轻至重，双耳交替进行按摩。

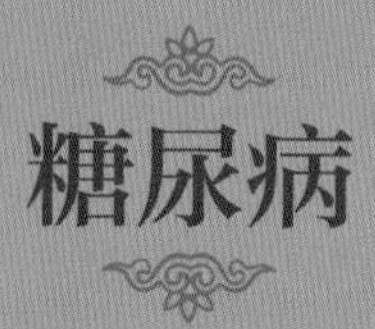

糖尿病

糖尿病是由遗传因素、免疫功能紊乱、微生物感染及精神因素等各种致病因子作用于机体导致胰岛功能减退、胰岛素抵抗而引发的一系列代谢紊乱综合征。临床以血糖升高为主要特征。按摩有助于改善糖尿病相关症状。

手部按摩

1.按压合谷（图①）、内关、少商、大鱼际、太渊、阳池穴，每穴按压1～3分钟，以局部有酸痛感为宜。

2.按揉肺点、脾点、肾点、三焦点、心点各穴位，每穴按揉1～3分钟，逐渐用力，以局部有酸胀感为最佳。

3.按揉心脏、肺、脾脏、胃、肾脏反射区，每个部位按揉3～5分钟，至局部有热胀感为佳。

4.点揉或推按胰腺（图②）、胃、小肠、垂体、肾脏、输尿管、膀胱、腹腔神经丛反射区，每处各按摩1分钟，以局部有热胀感为宜。按摩时，不可突然发力，要逐渐用力，力度由轻到重。

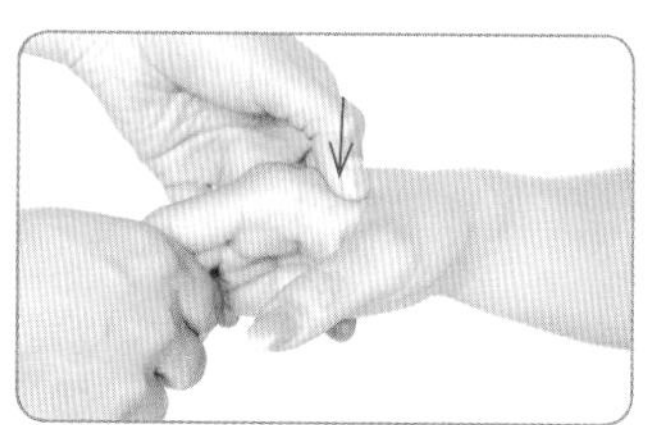

① 按压合谷穴

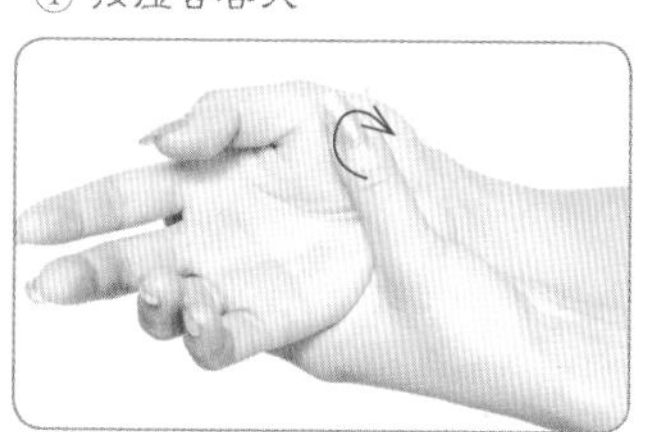

② 点揉胰腺反射区

足部按摩

1.推按腹腔神经丛、肾上腺、肾脏、输尿管、膀胱反射区各2分钟。

2.拇指推压脾脏、胰腺、肝脏、胆囊反射区各1～2分钟。

3.按揉额窦、垂体、眼、胃（图③）、心脏反射区各1分钟。

4.循序渐进按摩䟰趾内侧，从趾根到趾尖处硬块或条索状物，使硬块逐渐变柔软至散开。

5.最后再依次推按肾上腺、腹腔神经丛、肾脏、输尿管、膀胱、尿道反射区各2分钟。

6.以艾条灸以上反射区同样有效（图④）。

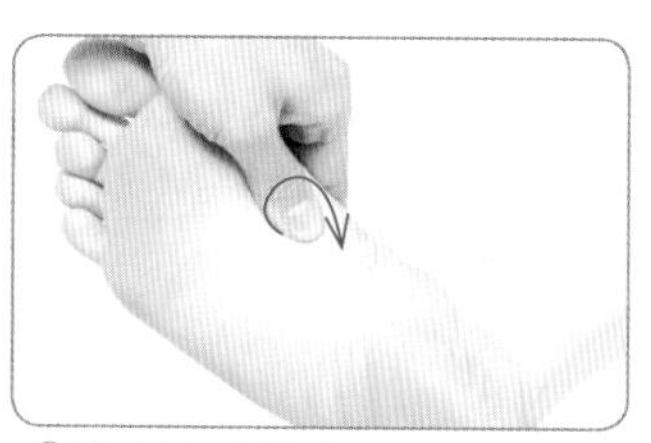

③ 按揉胃反射区

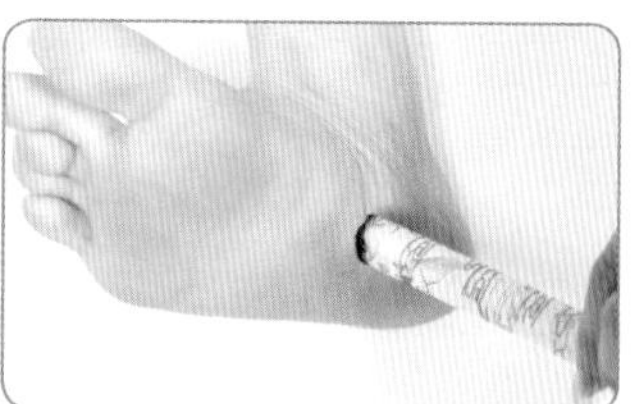

④ 艾灸膀胱反射区

头部按摩

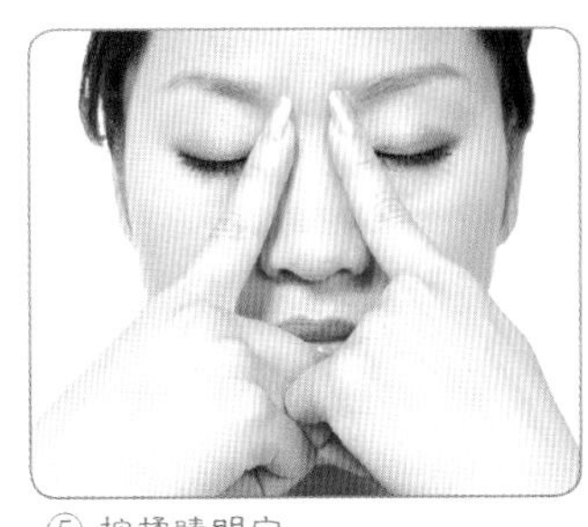
⑤ 按揉睛明穴

1.四指并拢分抹前额至头两侧，反复操作2分钟。
2.食指指腹按揉印堂、太阳、睛明（图⑤）、四白穴各1分钟。
3.双手拇指指端压在风池穴上，逐渐用力，按揉2分钟，以局部产生酸胀感为佳。
4.拇指置于头顶前部，其余四指指端扫散头侧部，左右各30次，此法可用梳子梳头来代替。
5.五指由前向后拿捏头顶，至后头部改为三指拿捏法，顺势由上向下拿捏颈项部，反复操作3～5次。

耳部按摩

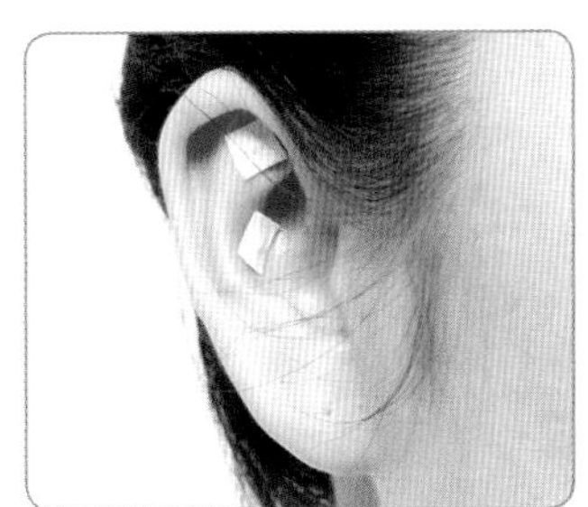
⑥ 贴压神门、脾反射区

取穴：胰、神门、内分泌、皮质下、肾、肝、脾反射区。
操作：每次取2～4个反射区，将王不留行子1粒，置于0.5厘米见方的胶布上，贴敷于耳部反射区（图⑥），用食指、拇指捻压至酸沉麻木或疼痛为佳，每日按压3～5次。每次贴一侧耳，两耳交替进行，每次贴敷2日，每周贴敷2次，10次为1个疗程。疗程间隔5～7日。因糖尿病患者皮肤破损不易愈合，所以按揉时应轻柔，如皮肤敏感，应缩短贴压时间，以免损伤皮肤。

常用中药方推荐

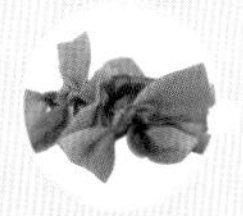
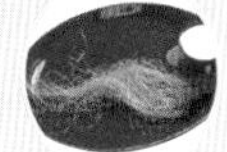

★ 取鲜麦冬全草50克。鲜麦冬全草切碎，水煎取汁。每日1剂，代茶饮。
★ 取海带30克，玉米须150克。海带泡发，切丝；玉米须漂净，装入纱布袋内扎口。将两种原料一同放入砂锅内，加水以大火煮30分钟，取出纱布袋即可。直接饮服。
★ 取红薯叶30克，水煎取汁。每日1剂，代茶饮。

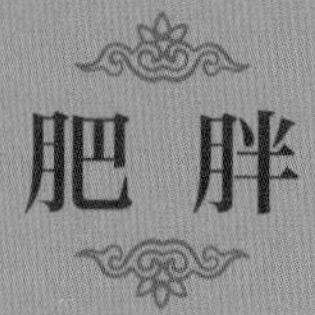

肥 胖

肥胖是因过量的脂肪储存，使体重超过正常标准20%以上的营养过剩性疾病。肥胖可引发各种疾病，如高脂血症、高血压病、冠心病、脑血栓、糖尿病等。

手部按摩

1.按揉弹拨合谷、太渊、内关、外关（图①）、神门、阳池各穴，每穴2～3分钟，以局部有轻痛感为宜。

2.揉掐肺点、脾点、肾点、三焦点（图②）、肝点、大肠点、小肠点，每点2～3分钟，以局部有热胀感为宜。

3.选择性点按或推按肾脏、输尿管、膀胱、肺、垂体、脾脏、胃、十二指肠、小肠、上身淋巴系统、下身淋巴系统反射区200～300次，以被按摩者的耐受力为度，推按速度为每分钟30～60次，至局部有明显的酸胀感最佳。

4.按揉心脏、肺、脾脏、胃、肝脏、胆囊、肾脏反射区各2～3分钟，缓慢放松。

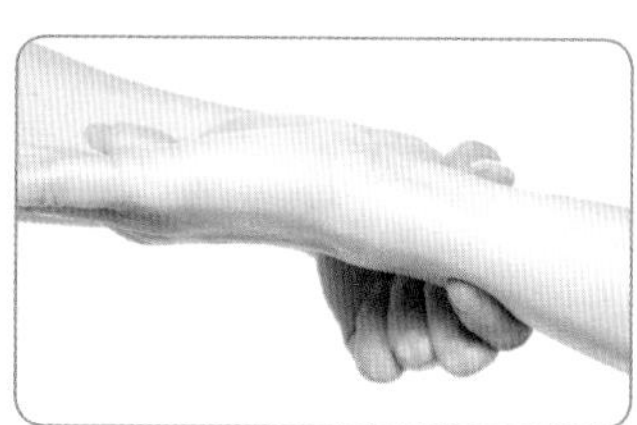

① 按揉内关、外关穴

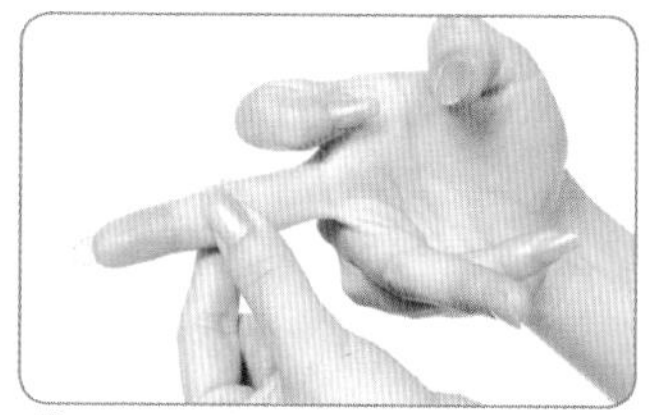

② 揉掐三焦点

足部按摩

1.握足扣指法按揉垂体反射区30～50次，以局部有酸胀感为宜。

2.中等力度单食指扣拳法按揉或用按摩棒点按肾上腺、心脏、肝脏、胆囊、脾脏（图③）、肾脏、膀胱反射区各20～30次，以被按摩者可以耐受为度。

3.扣拳法推压甲状腺、胃、腹腔神经丛、大肠、小肠（图④）、输尿管、直肠反射区各10～20次，按摩手法要连贯，推压的速度一般以每分钟30～60次为宜。

4.按摩肾上腺、腹腔神经丛、肾脏、输尿管、膀胱、尿道反射区各2分钟。

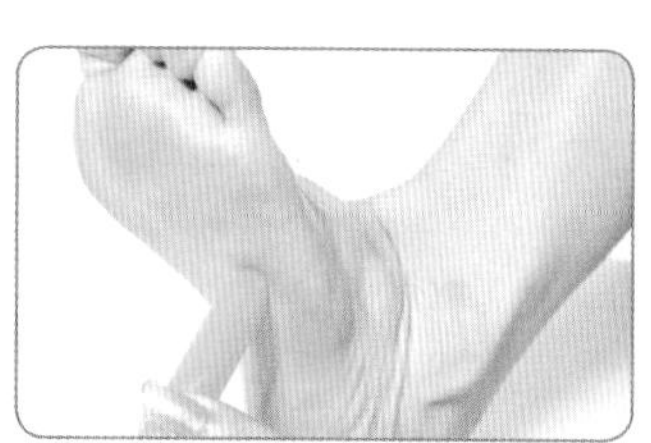

③ 点按脾反射区

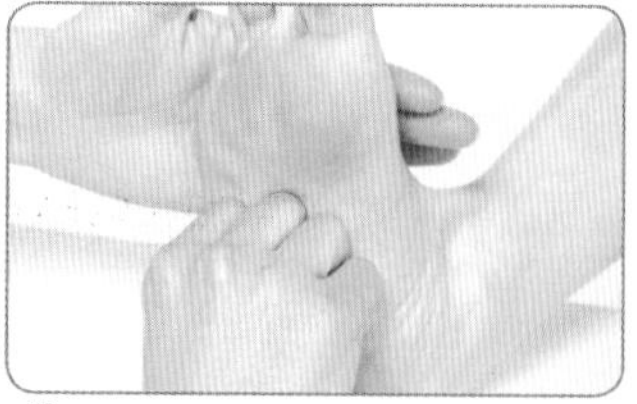

④ 推压小肠反射区

头部按摩

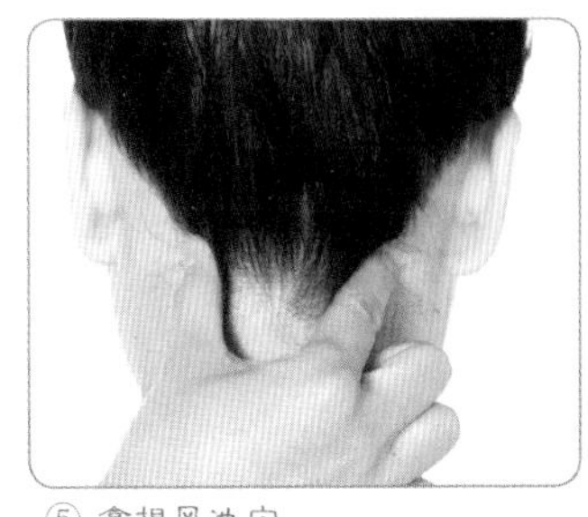
⑤ 拿捏风池穴

1.用拇指指端按揉头维、率谷、角孙、翳风穴各1～2分钟。
2.以中等力度用拇指桡侧缘直推印堂穴至神庭穴，反复操作1～2分钟，以透热为度。
3.用中指指端叩击头顶部，以被按摩者的耐受力为度，速度不宜过快。
4.用力拿捏风池穴20～30次，以局部有较强烈的酸胀感为佳。
5.拿捏天柱穴、风池穴（图⑤）、颈部肌肉各10～20次，以局部有轻痛感为宜。
6.由前向后用五指拿头顶，至后头部改为三指拿法，3～5次。
7.以上头部按摩一般1日1次，30日为1个疗程。

耳部按摩

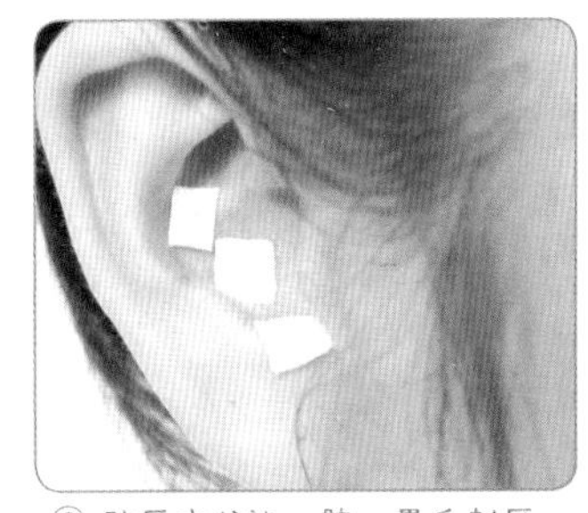
⑥ 贴压内分泌、脾、胃反射区

取穴：内分泌、胃、肺、脾、神门、肝、胆、肾、小肠反射区。
操作：1.每次选2～3个反射区，操作时先对耳部反射区的皮肤用75%酒精棉球消毒。将莱菔子、王不留行子或绿豆，放于0.5厘米见方的胶布中心，贴压在选定的反射区上（图⑥）。
2.拇指和食指相对用力按揉穴位，每日按压6～8次，每次每区2～3分钟，以有微胀痛感为度。贴压2～3日为1次，夏季可缩短贴压时间，休息1天后再贴压第2次，一般10次为1个疗程。

常用中药方推荐

★ 取酸梅5颗，山楂、谷芽、麦芽各50克，冰糖适量。将所有材料放入煲中，加入适量清水，以文火煲50分钟。加入冰糖，待完全溶化后即可饮用。佐餐食用。
★ 取菠萝半个，胡萝卜50克，芹菜、芦笋各20克。将芦笋、胡萝卜、菠萝分别去皮后切小块，与芹菜、适量凉开水一同加入榨汁机中，搅打均匀即可。每日1次，每次1剂。

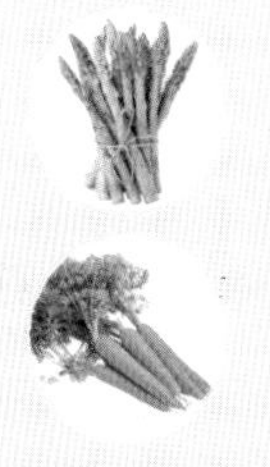

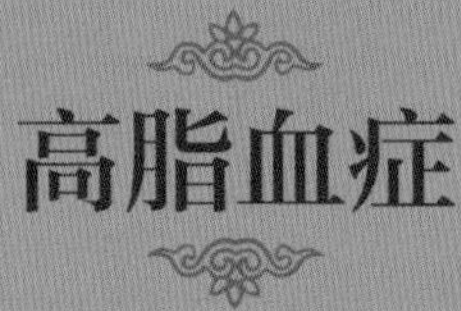

高脂血症

高脂血症主要是指血浆中胆固醇和（或）三酰甘油的含量增高，是中老年的常见病之一。学会手足头耳按摩，有助于预防和改善高脂血症。

手部按摩

1.指端点按或用牙签粗端点按合谷、中渚、液门、关冲、阳池、内关（图①）穴，每穴2~3分钟，以局部有轻痛感为宜。

2.用按摩棒点按脾点、肾点、三焦点、肝点（图②）、小肠点等，每点2~3分钟，以局部有热胀感为宜。

3.选择性点按或推按肾脏、输尿管、膀胱、肺、垂体、脾脏、胃、十二指肠、小肠、上身淋巴结系统、下身淋巴系统反射区各1~2分钟，以被按摩者可以耐受为度，推按速度为每分钟30~60次，至局部有明显的酸胀感为佳。

4.按揉心点、肺点、脾点、胃点、肝点、肾点各2分钟，缓慢放松。

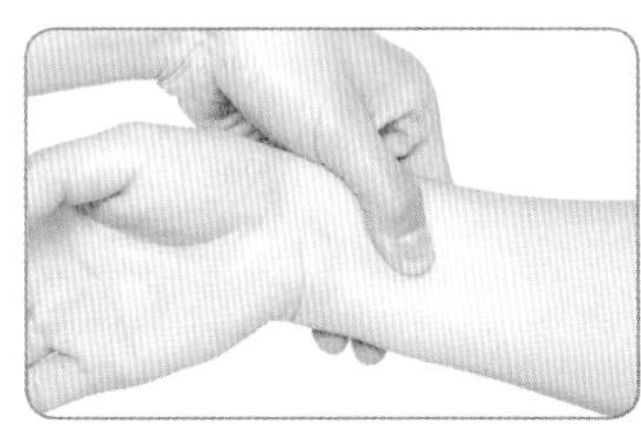

① 点按内关穴

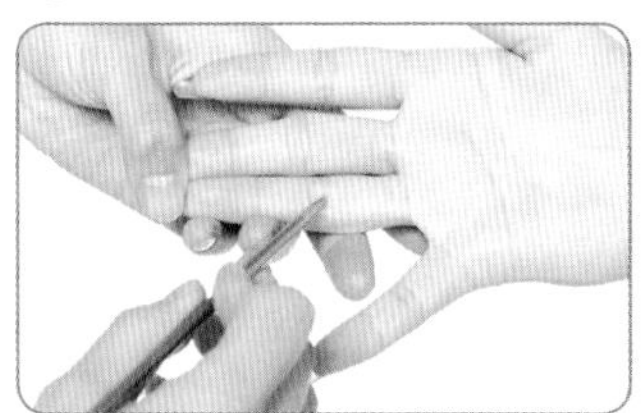

② 点按肝点

足部按摩

1.单食指扣拳法推压头部、胰腺、小肠、甲状腺反射区，每反射区各20~30次，逐渐用力，以局部有酸痛感为宜。

2.拇指指腹推揉肝脏、胆囊、脾脏、肾脏（图③）反射区，每区各推揉30次，按摩力度以被按摩者可以承受为度，以局部有胀热痛感为宜。

3.扣指法按揉大脑、垂体反射区约50次，逐渐用力，以局部有胀痛感最佳，或用艾条灸这些反射区（图④）。

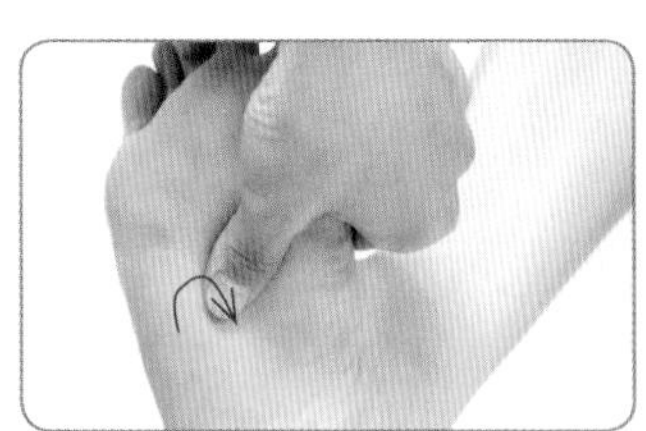

③ 推揉肾反射区

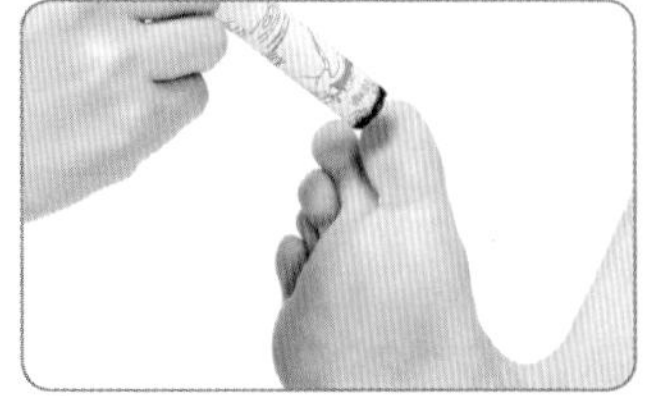

④ 艾灸大脑反射区

4.最后依次推按肾上腺、腹腔神经丛、肾、输尿管、膀胱、尿道反射区各2分钟。

头部按摩

1.拇指指腹由印堂穴推至神庭穴，两拇指交替推按30次。

2.双手拇指螺纹面自攒竹穴向两侧分推太阳穴，逐渐向上至发际，2~4分钟。

3.以食指、中指、无名指、小指指端扫散头侧部20~30次，以耳上和耳后部胆经穴位为主，以达到局部微痛感为度。

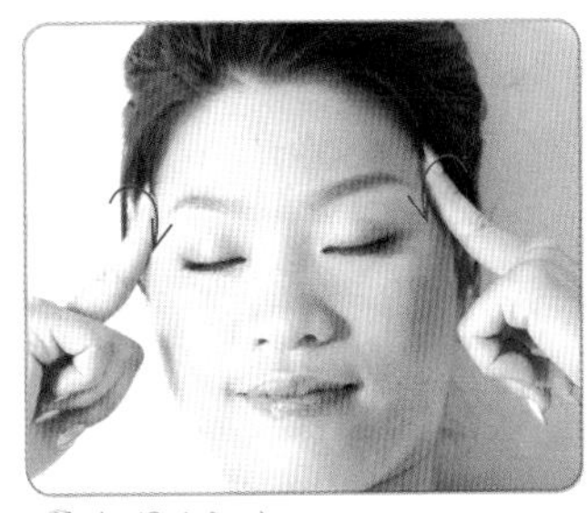

⑤ 按揉太阳穴

4.食指指腹从前额正中抹向两侧太阳穴，并按揉太阳穴5~10次（图⑤），再沿耳后下推至颈部，点揉翳风、风池、风府穴各1~2分钟，以局部有酸胀感为宜。

5.五指拿捏头顶，至后头部时改为三指拿捏法，然后拿捏项部，5~10次。

耳部按摩

取穴：肝、胆、肾、脾、内分泌、神门、肺、小肠、肾上腺反射区。

操作：每次取2~4个反射区，将王不留行子、绿豆或六神丸1粒，置于0.5厘米见方的胶布上，贴敷于相应反射区（图⑥），用食指、拇指捻压至酸沉麻木或疼痛为佳，每日按压4~6次。每次贴一侧耳，两耳交替进行，每次贴敷2日，每周贴敷2次，10次为1个疗程。疗程间隔5~7日。按揉时应轻柔，如皮肤敏感或正值夏季，可缩短贴压时间，以免损伤皮肤。

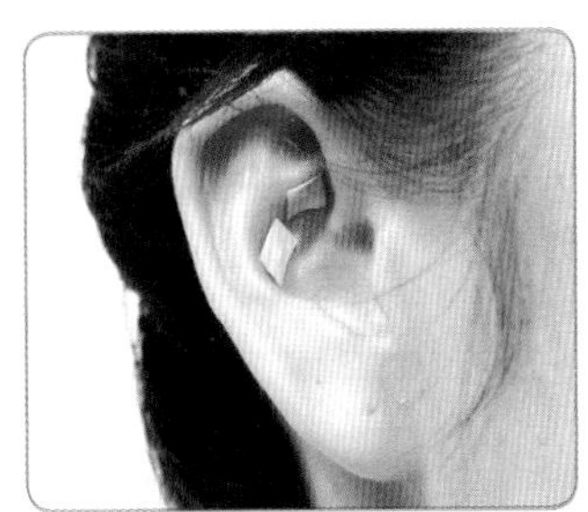

⑥ 贴压肝、肾反射区

常用中药方推荐

★ 取何首乌、丹参、绿茶、泽泻各10克。将上述中药加水煎煮，滤渣取汁。每日1剂。

★ 取决明子、莱菔子、白芥子各30克。将上述中药加水煎煮，滤渣取汁。每日1剂，早晚2次分服，1个月为1个疗程。

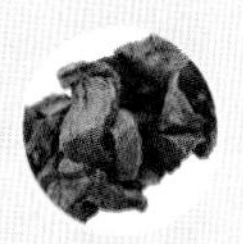

皮肤科病症

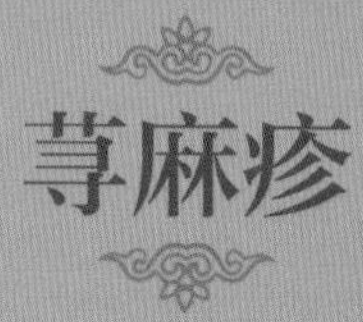

荨麻疹

荨麻疹是一种常见的过敏性皮肤病，在接触过敏源的时候，身体的某些部位会出现形状、大小不一的红色斑块，这些产生斑块的部位，伴有瘙痒的症状。

手部按摩

1.拇指或用圆珠笔点按外关、神门、合谷、少商、后溪穴各1～2分钟。

2.按揉肺点、胃肠点、肝点各1～2分钟。

3.拇指按揉或用工具点按胃、脾脏、大肠、大脑、垂体（图①）、肾脏、输尿管、膀胱、肺、肝、上身淋巴系统、下身淋巴系统反射区各1分钟。

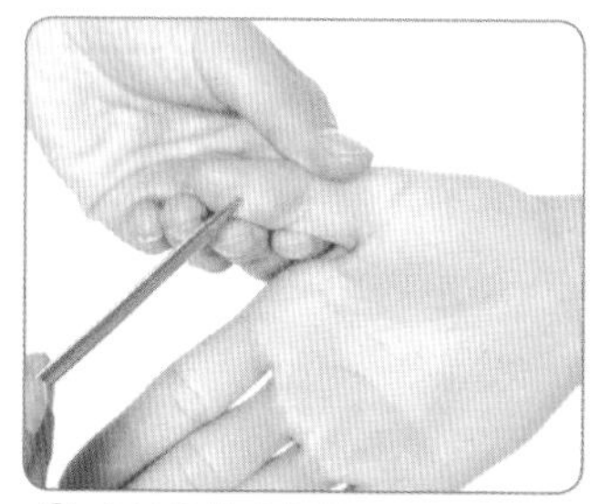

① 点按垂体反射区

头部按摩

1.两拇指交替由印堂穴推至神庭穴，反复5次。

2.两拇指桡侧缘由攒竹穴经眉弓推至太阳穴，点揉太阳穴，反复3～5次。

3.两手拇指或食指放在鼻根两侧上下反复搓擦20次左右（图②）。

4.搓热双掌，掌心自下而上、自内向外反复干洗脸部10圈，长期坚持可增强机体抗过敏能力。

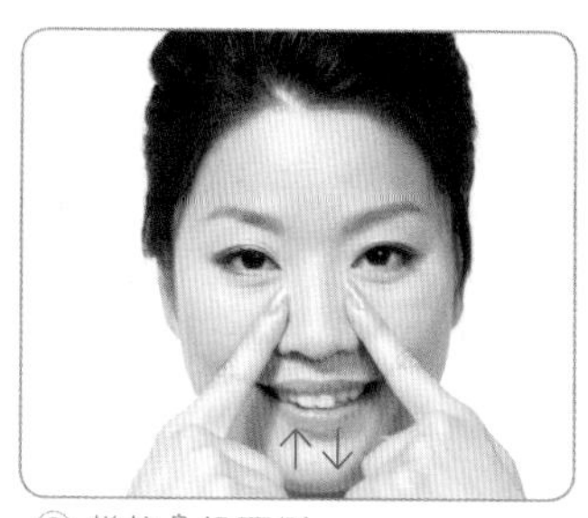

② 搓擦鼻根两侧

三叉神经痛

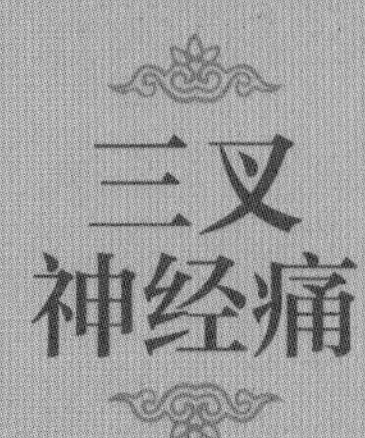

三叉神经痛是一种病因尚不明了的神经系统常见疾病，多发生于40岁以上的中老年人，大多数为单侧性，少数为双侧性。常见于咀嚼、刷牙、洗脸、谈话时，有时简单的张嘴动作即可诱发。

足部按摩

1.点按肾脏、腹腔神经丛、肾上腺、输尿管、膀胱反射区各3~5次。

2.点按肺、鼻、眼、耳、口、牙反射区各10~20次。

3.用牛角按摩器点按三叉神经（图①），大脑，脑干、小脑反射区各20~40次，按摩力度以局部有胀痛感为宜。

4.最后由肾反射区推至尿道反射区，以促进体内代谢产物的排出。

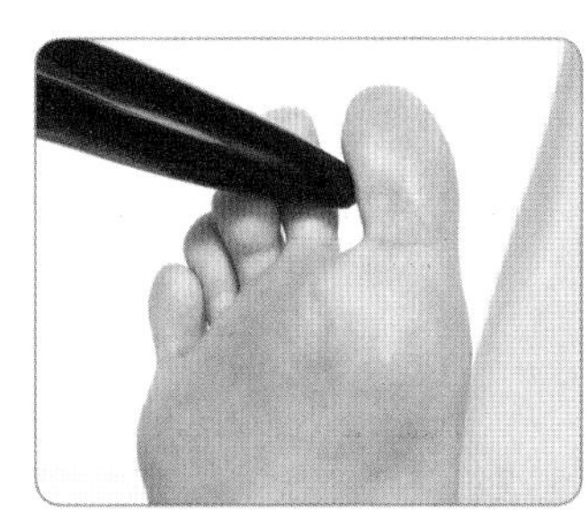

① 用牛角按摩器点按三叉神经反射区

头部按摩

1.患者坐位或仰卧位，以两手四指并拢，紧贴前额正中，用力向外分推至鬓角发际处，反复推10~15次。

2.以一手拇指指腹放于印堂穴上，适当用力自印堂穴向上推至神庭穴处，反复推20~30次。

3.双手大鱼际处紧贴在太阳穴上，揉按0.5~1分钟，逐渐用力，以局部发热为佳。

4.双手食指或中指指腹分别放在同侧上关穴上，按揉1~2分钟。

5.双手食指指腹按揉翳风穴、风池穴（图②），每穴1~2分钟，以局部酸麻胀感为宜。

6.按揉颊车穴2~3分钟，以局部有热感、酸痛感为佳。

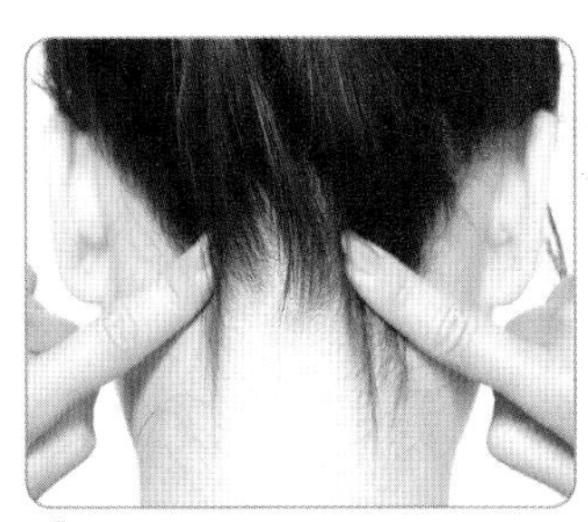

② 按揉风池穴

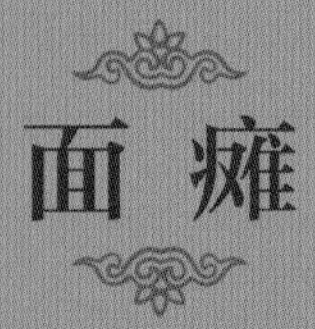

面 瘫

面瘫即面神经麻痹，俗称口眼歪斜，是一种常见疾病，以周围性面瘫较为常见。据调查显示，心理因素是导致面瘫的因素之一，有相当一部分患者发病前存在身体疲劳、精神紧张、睡眠不足或身体不舒服等情况。

手部按摩

1.用牙签束点按合谷（图①）、内关、外关、列缺、神门穴各1～2分钟。

2.掐揉偏头点、再创点、后合谷点各1～2分钟。

3.捏揉肾脏、输尿管、膀胱、肺、大脑、颈项、上颌、下颌（图②）、耳、鼻、眼、头颈淋巴结反射区，每次选择3～5个穴位进行按摩，每穴按摩1分钟，以局部有酸胀痛感为宜。

4.点按脾脏、胃反射区，每处点按2分钟，以局部有热胀感为宜。

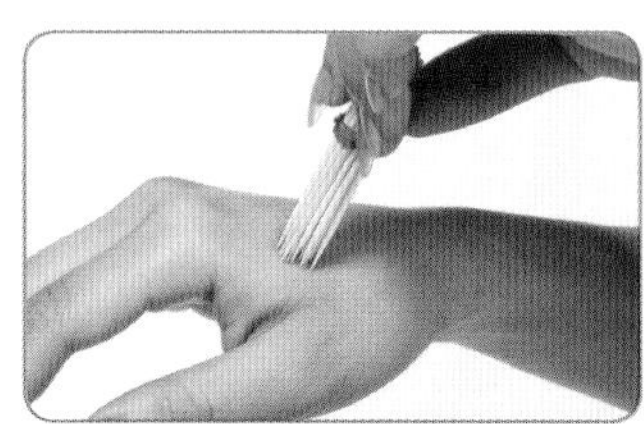

① 点按合谷穴

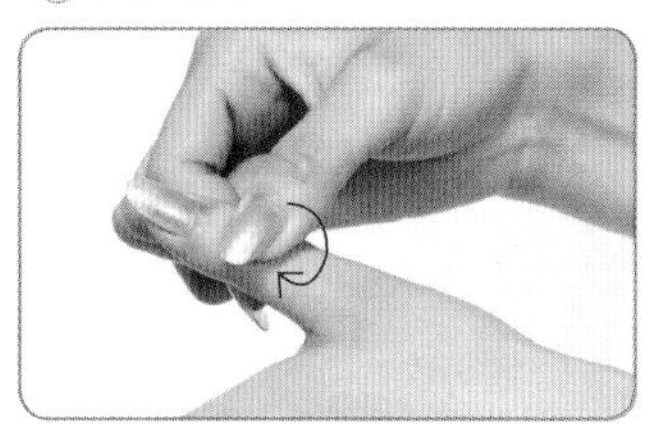

② 捏揉上颌、下颌反射区

足部按摩

1.拇指压推法刺激肾、输尿管、膀胱反射区各5次。

2.食指指关节点按垂体、肾上腺、甲状腺、上身淋巴系统、下身淋巴系统（图③）、脾脏、子宫或前列腺、生殖腺、尿道反射区各5～10次。

3.食指指关节点按大脑，脑干、小脑，额窦，三叉神经，耳，颈椎反射区各10次，逐渐用力，按摩时以有酸痛麻胀感为宜。

4.拇指压推眼、肝、鼻、上颌、上颌反射区各30次，以局部产生热胀感、微痛为佳。

5.拇指点按肾上腺、甲状腺（图④）、腹腔神经丛、肾脏、输尿管、膀胱、尿道反射区，反复3～5次。

6.两手掌搓摩足背和足心，放松足部，缓慢结束。

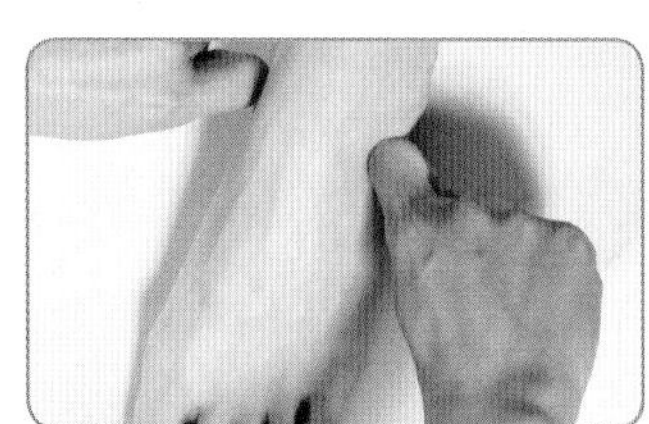

③ 点按上、下身淋巴系统反射区

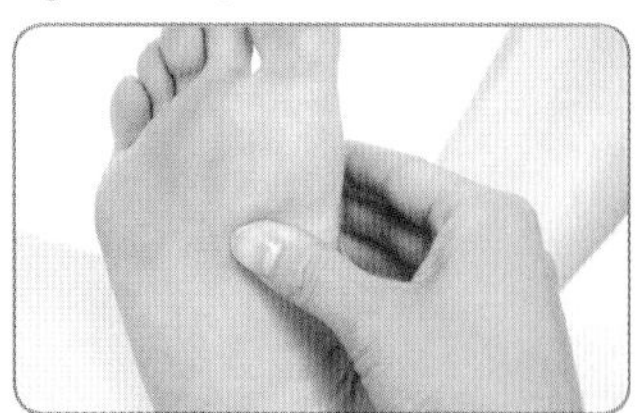

④ 点按甲状腺反射区

头部按摩

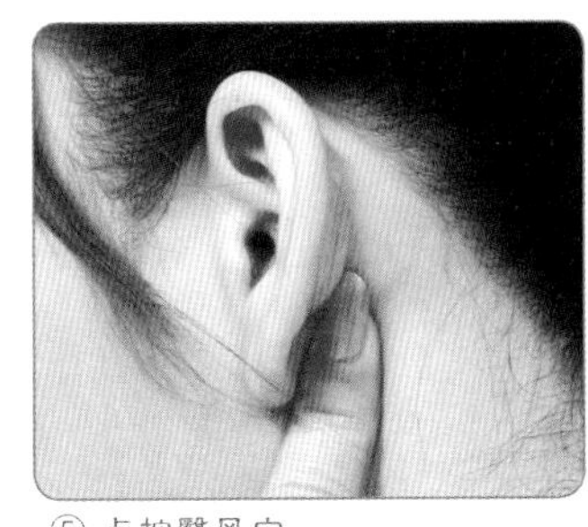
⑤ 点按翳风穴

1.双手食指指腹按揉颊车、四白、阳白、印堂、颧髎、地仓、迎香、人中穴，每穴按揉0.5～1分钟。

2.双手食指点按翳风（图⑤）、风池、风府穴，每穴0.5～1分钟，逐渐用力，以局部产生酸胀感为度。

3.用一手的拇指、食指、中指相对用力，拿捏面部瘫肌1～2分钟。

4.双手拇指指腹自攒竹穴沿眉弓分推至丝竹空穴、太阳穴，按揉太阳穴，反复操作5～10次。

5.以拇指为支点，其余四指扫散头部两侧10～15次。

耳部按摩

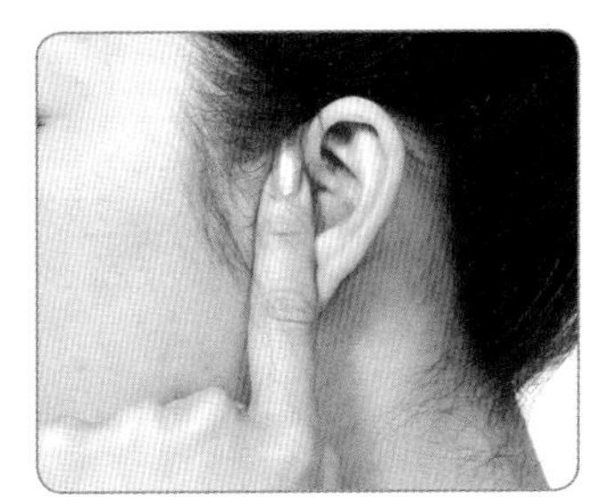
⑥ 点按口反射区

取穴：面颊、皮质下、口、眼、内分泌、额窦、神门反射区。

操作：1.清洁耳部，轻揉耳郭部，由下至上5～6次，至皮肤红润。

2.在面颊、皮质下反射区用重度点掐的手法，反复10次，以患者可耐受为度，双耳交替进行按摩。

3.点按口（图⑥）、眼、额反射区各2分钟，以局部有轻胀痛感为宜。

4.提捏神门、内分泌反射区各2分钟，力度适中，在患者耐受范围内逐渐加力，至局部皮肤红润。

5.轻揉每反射区5～6次，持续3～5分钟，力度由轻到重，再由重到轻，缓慢结束。

常用中药方推荐

★ 取生姜粉 20 克，蜂蜜 100 克。两者调成糊状。敷药时，用压舌板将药轻轻地在患处涂一薄层，用纱布覆盖，再用胶布固定。每日换药 1 次。

★ 取茯苓 60 克，白酒 500 毫升。将茯苓泡入白酒罐中 7 日即可饮用。

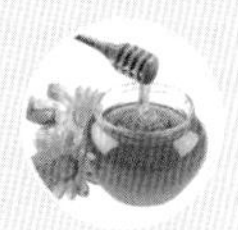

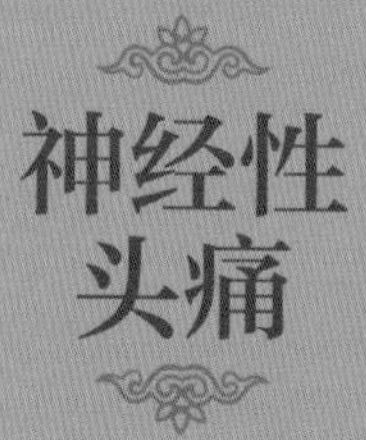

神经性头痛

神经性头痛多是由精神紧张、生气引起的，激动、生气、失眠、焦虑或忧郁等因素常使头痛加剧。

手部按摩

1.点按合谷、神门（图①）、大陵、内关各穴位，以中等力度点按，每穴点按2～3分钟，以局部有轻痛感为宜。

2.用衣夹夹心点、颈中、肾点反射区各2～3分钟，力度适中即可。

3.按揉或推按肾脏、膀胱、输尿管、腹腔神经丛、心脏、肝脏、肺（图②）、垂体、脾脏反射区各20～30次，至局部有热胀感为宜。

4.点按手部生物全息图中的肝、胆、心、肺、肾、脾、胃等部位，力度以被按摩者的承受力为准，至局部有轻胀痛感为宜，缓慢放松。

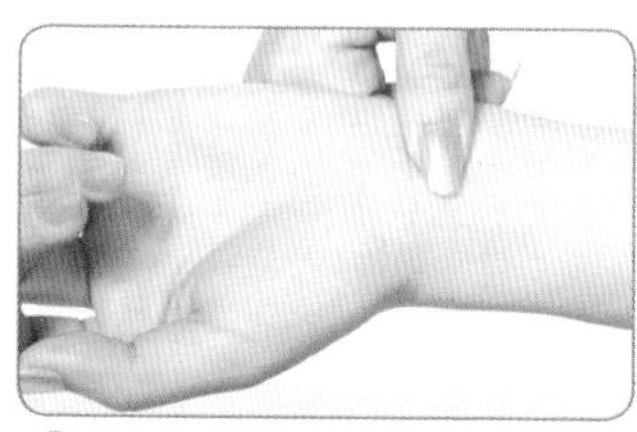

① 点按神门穴

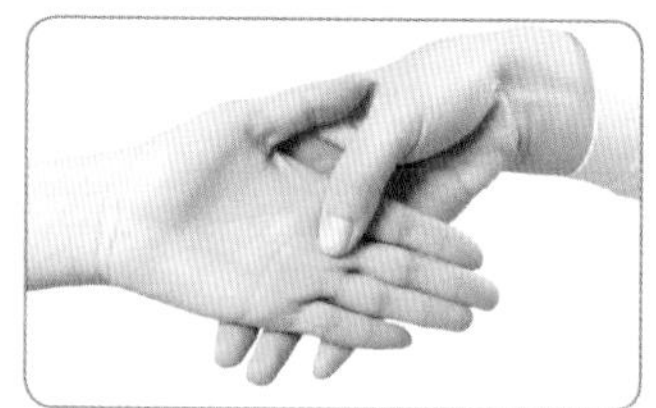

② 推按肺反射区

足部按摩

1.单食指扣拳法推压脑（图③）、额窦、腹腔神经丛反射区各10次，至局部有酸胀感最佳。

2.食指指关节按揉垂体、肾脏、心脏反射区各20次，以被按摩者能耐受为度。

3.扣指法推压颈项、颈椎、肩胛骨、斜方肌、眼反射区各10次，推压速度以每分钟20～40次为宜。

4.单食指刮压生殖腺、内耳迷路反射区（图④）各10次，至局部有热胀感为宜。

5.食指指关节压刮胃、肝脏、脾脏、肾上腺、肾脏反射区各20次。

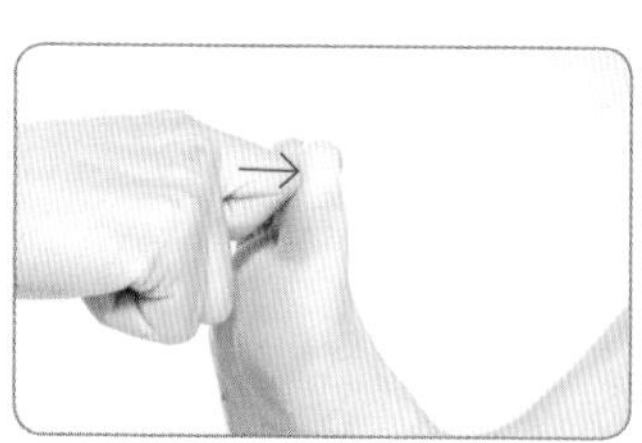

③ 推压脑反射区

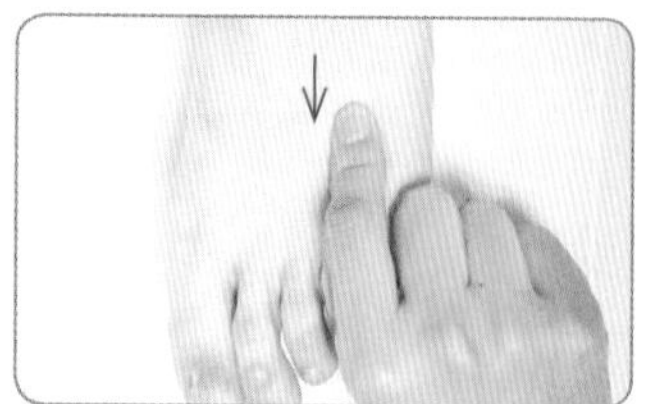

④ 刮压内耳迷路反射区

6.按揉上身淋巴系统、下身淋巴系统反射区各10次，此反射区比较敏感，以轻手法为主。

7.按摩肾上腺、腹腔神经丛、肾、输尿管、膀胱、尿道反射区各2分钟。

头部按摩

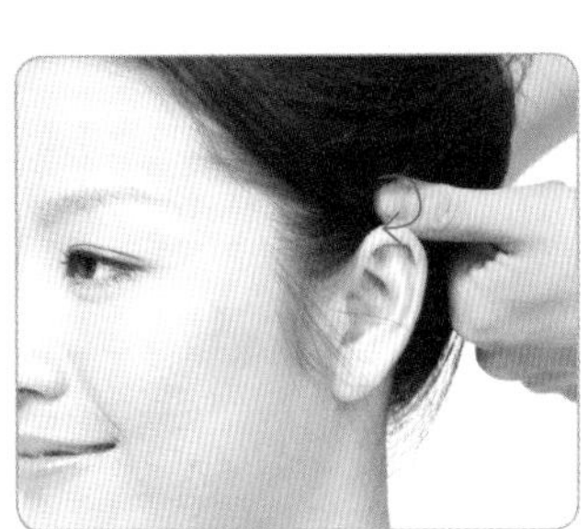

⑤ 按揉角孙穴

1.双手拇指指腹由印堂穴至上星穴至百会穴交替点压5~6次，而后拇指轻揉百会穴2分钟。

2.双手拇指螺纹面分抹攒竹穴，经鱼腰穴至两侧太阳穴10~20次，推按速度不宜过快。

3.拇指螺纹面按揉百会、睛明、头维、率谷、角孙穴（图⑤）各2分钟，至局部感觉酸麻最好。

4.大鱼际按揉太阳穴30次，手法向上旋转。

5.由前向后用五指拿头顶，至后头部改为三指拿法，3~5次。

6.双手大鱼际从前正中线向两侧分抹，在太阳穴处按揉3~5次，顺势向下推至颈部。

7.双手食指、中指、无名指、小指指端分别放在两侧耳尖直上两横指处的率谷穴，前后来回推动，约半分钟，然后轻叩头部结束。

耳部按摩

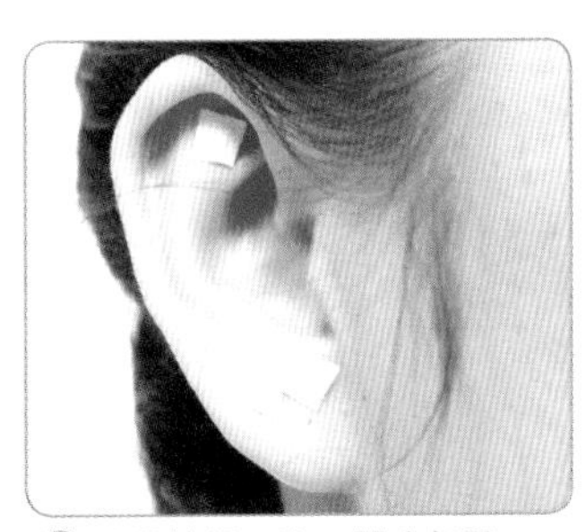

⑥ 贴压神门、枕、颞反射区

取穴：脑、颞、额、枕、肾上腺、扁桃体、内分泌、肝、神门反射区。

操作：每次取2~4个反射区，取王不留行子或莱菔子1粒，置于0.5厘米见方的胶布上，找准反射区，贴敷于耳部反射区，用食指、拇指捻压至酸沉麻木或疼痛为佳，每日按压4~6次（图⑥）。每次贴一侧耳，两耳交替进行，每次贴敷2日，夏季1日更换1次，10次为1个疗程。

常用中药方推荐

★ 取桂圆肉30克，鸡蛋2枚，冰糖适量。鸡蛋和桂圆肉加水煮至蛋熟，去壳，再煮1小时加冰糖。喝汤，吃蛋和桂圆肉。

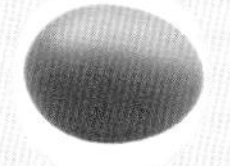

★ 取桑叶、菊花、黄芩、薄荷（后下）各6克。将上述药材以水煎煮，取药汁。每日1剂，早晚2次分服。

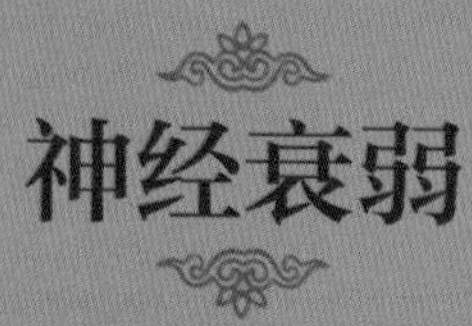

神经衰弱

神经衰弱是指由于某些长期存在的精神因素引起脑功能活动过度紧张，从而产生精神活动能力减弱的症状。患神经衰弱的人，往往存在着持续性的紧张或内心矛盾。当这些紧张和矛盾超过承受限度后，就会导致神经衰弱。

手部按摩

1.按揉神门、大陵、内关、合谷、劳宫（图①）穴各2~3分钟，以局部有轻痛感为宜。

2.用衣夹夹心点、头顶点、肾点、肝点（图②）、颈中反射区各2~3分钟，至有微热、轻酸胀感最佳。

3.按揉或推按肾、腹腔神经丛、心脏、脾脏、胃脏、肝脏、大肠、小肠反射区各20~30次，推按速度为每分钟20~40次。

4.点按手部生物全息图中的头、心、肺、脾、胃、肝、胆、肾等部位各2~3分钟，按摩力度由轻到重，再由重到轻，缓慢结束。

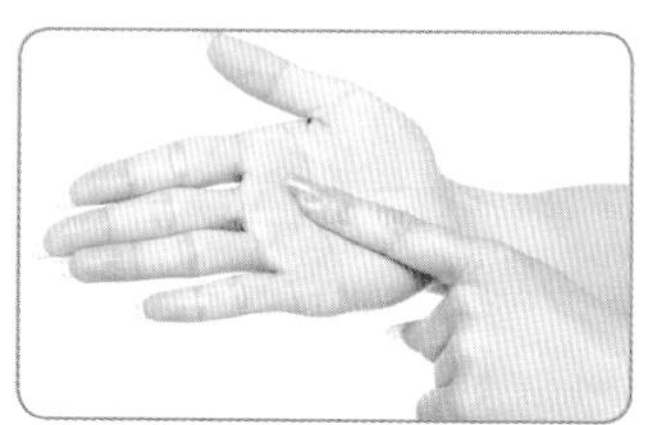

① 按揉劳宫穴

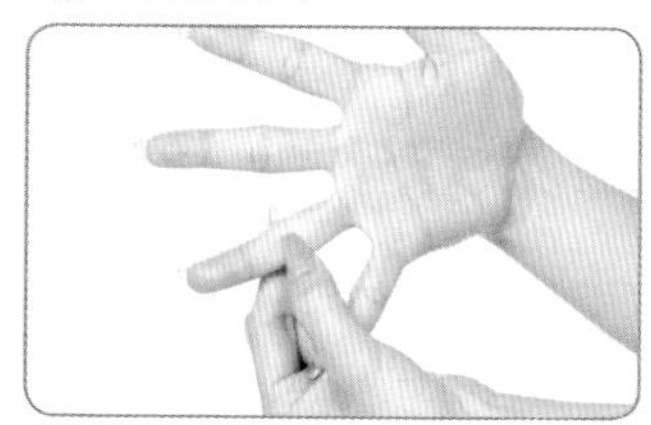

② 用衣夹夹肝点

足部按摩

1.单食指扣拳法推压甲状腺、额窦、腹腔神经丛、胃反射区各10次，至局部有酸胀感最佳。

2.用衣夹夹脑、垂体（图③）、心脏反射区各20次，以患者能耐受为度。

3.扣指法推压脑干、小脑，颈椎，眼，耳，颈项反射区各10次，推压速度以每分钟20~40次为宜。

4.单食指刮压生殖腺、子宫或前列腺、内耳迷路反射区各10次，至局部有热胀感为宜。

5.食指指关节压刮胃、肝脏、脾脏、肾上腺、肾反射区各20次。

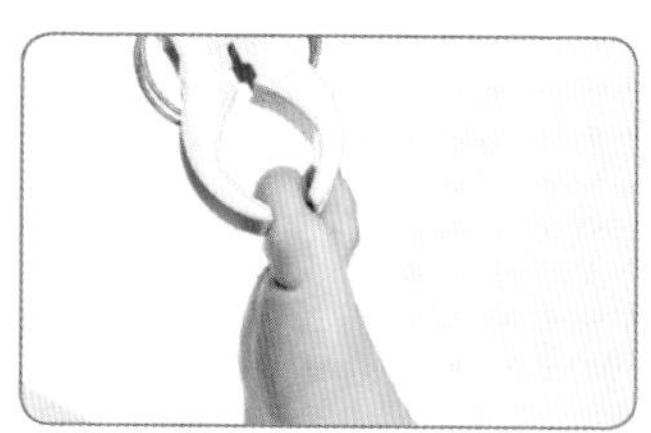

③ 用衣夹夹脑反射区

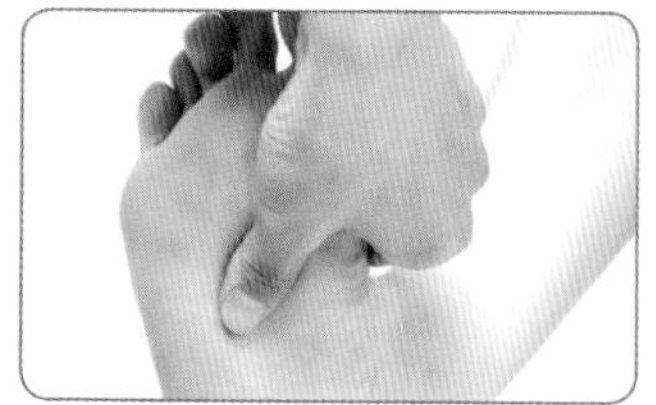

④ 按揉肾反射区

6.拇指按揉肾（图④）、上身淋巴系统、下身淋巴系统反射区各10次，这几个反射区都比较敏感，以轻手法为主。

7.最后按摩肾上腺、腹腔神经丛、肾脏、输尿管、膀胱、尿道反射区各2分钟。

头部按摩

1.双手拇指指腹交替推印堂穴至神庭穴10～20次，以局部有微热感为宜。

2.双手拇指螺纹面分抹攒竹穴，经鱼腰穴至两侧太阳穴10～20次，推按速度不宜过快。

3.双掌合十叩击百会（图⑤）、睛明、头维、率谷、角孙、四神聪各穴1分钟，以局部感觉酸麻最好。

4.拿捏天柱穴、风池穴、颈部肌肉各10～20次，以局部有轻痛感为宜。

5.由前向后用五指拿头顶，至后枕部改为三指拿法，3～5次。

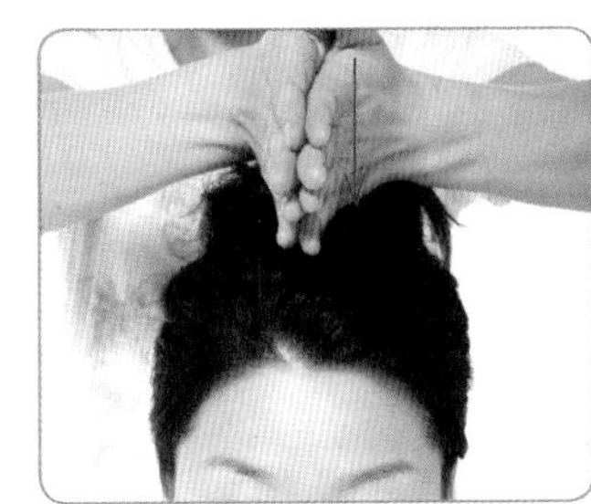

⑤ 叩击百会穴

耳部按摩

取穴：心、神门、内分泌、脾、胃、肝、胆反射区。

操作：每次取2～4个反射区，将王不留行子或莱菔子1粒，置于0.5厘米见方的胶布上，找准部位，贴敷于耳部反射区，用食指、拇指捻压至酸沉麻木或疼痛为佳，每日按压4～6次（图⑥）。每次贴一侧耳，两耳交替进行，每次贴敷2日，夏季1日更换1次，10次为1个疗程。

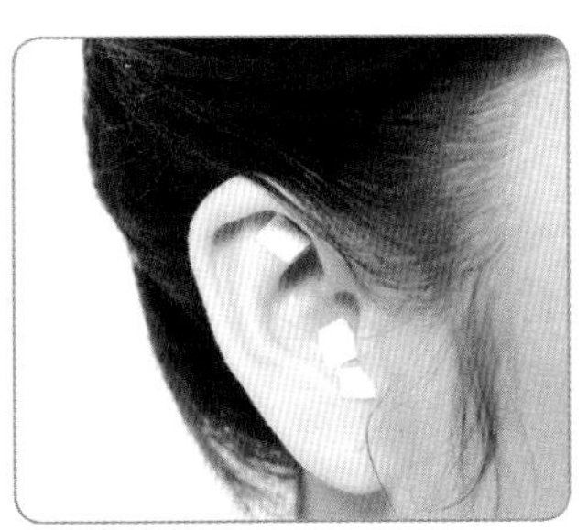

⑥ 贴压心、内分泌、神门反射区

常用中药方推荐

★ 取灵芝 3 ～ 5 克，水煎取汤。每日 1 剂。

★ 取百合 30 ～ 60 克，用水泡 1 小时，煮沸 5 分钟后，放凉。食百合，饮汤。每日 1 剂，半个月为 1 个疗程。

★ 取新鲜枇杷 200 克，银耳 25 克，冰糖适量。枇杷洗净，去皮切片；银耳洗净，泡软。将枇杷与银耳放入锅中，加入清水一起煮，煮沸后，再加入冰糖一起煮。汤渣同食。

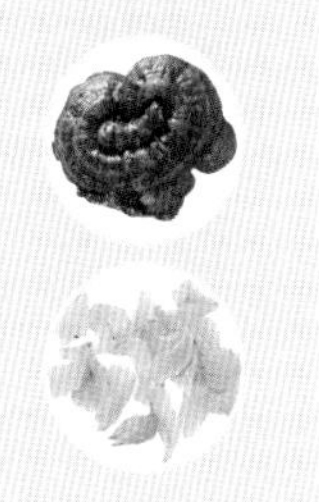

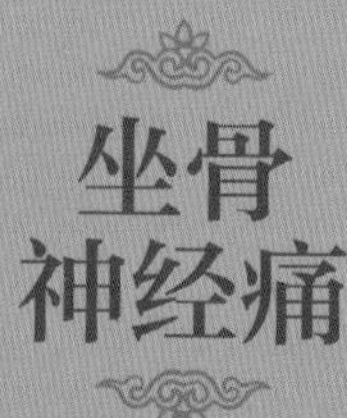

坐骨神经痛

坐骨神经痛是由于坐骨神经周围组织的压迫或其本身的病变引起的沿坐骨神经通路发生的疼痛症候群。按摩疗法可有效缓解坐骨神经痛。

足部按摩

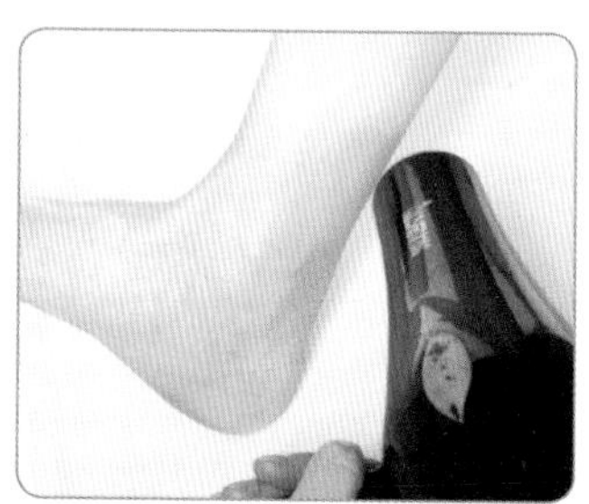

① 用电吹风吹坐骨神经反射区（足内侧）

1.用电吹风吹坐骨神经反射区（足内侧）3～5分钟，电吹风温度不宜过高，以坐骨神经处有放射感为佳（图①）。

2.食指指关节点按大脑，垂体，三叉神经，脑干、小脑，甲状旁腺，肾脏，输尿管，膀胱，生殖腺反射区各10次。

3.拇指压推颈椎、胸椎、腰椎、骶椎、尾骨（足内侧）、髋关节（足内侧）反射区各10次。

4.食指外侧缘刮尾骨（足外侧）、髋关节（足外侧）、膝、生殖腺反射区各10次。

5.食指指间关节点按上身淋巴系统、下身淋巴系统反射区各10次，此反射区较敏感，手法力度不可过重。

耳部按摩

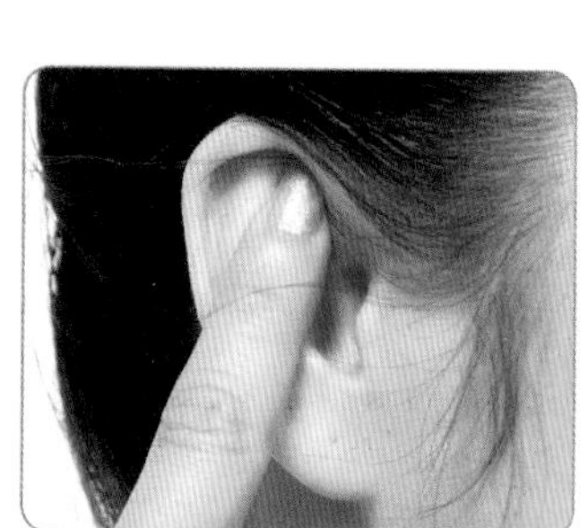

② 点揉臀反射区

取穴：心、皮质下、神门、臀、下肢、胸、肾上腺反射区。

操作：1.清洁耳部，轻揉耳郭部，由下至上3～6次。

2.食指点揉臀（图②）、下肢、心、皮质下反射区，反复10次，以被按摩者可以耐受为度，双耳交替进行按摩。

3.在胸、肾上腺反射区用向上重提、向外轻拉的手法，按摩2～3分钟。

4.点按神门反射区2～3分钟，至局部皮肤红润。

5.拇指和食指指腹反复轻揉上述反射区5～10次，按摩力度由轻到重，再由重到轻，手法要均匀、柔和、有渗透力，双耳交替进行。

五官科病症

近视是远视力不好的一种常见的眼科病症，多由于青少年时期使用眼睛不当所致。常见症状为远视时视物模糊，近视清楚，但近视过久也会出现眼睛发胀，头部疼痛，视力疲劳等症状，高度近视者眼球较为突出。

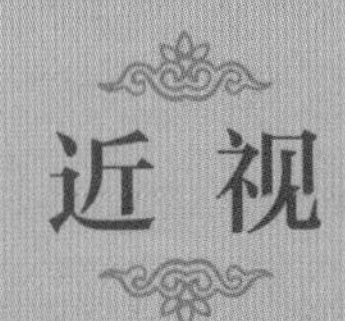

近 视

手部按摩

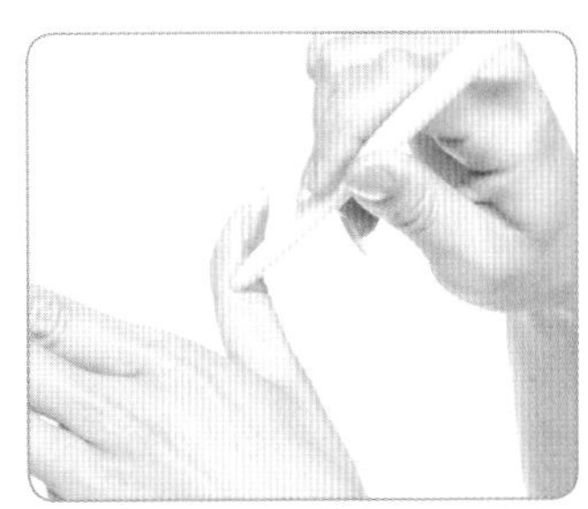

① 点按眼点

1.取合谷、外关、神门、二间穴，每穴用力揉掐2～3分钟，以局部有酸胀感为宜。

2.在肝点、肾点、眼点（图①）、胸点各点按揉掐2～3分钟，力度以患者有轻痛感为度。可用圆珠笔点按。

3.点按或推按眼、大脑、肾脏、肾上腺、输尿管、膀胱、肝脏、心脏反射区，每区推按约10次，推按速度以每分钟30～60次为宜。

4.按揉头、肾、肝胆反射区各1～2分钟，以局部有热胀感为宜。以上方法若能结合眼部按摩，效果更佳。

头部按摩

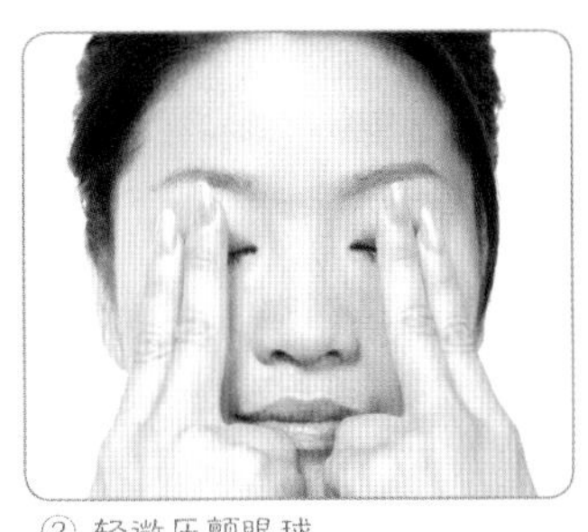

② 轻微压颤眼球

1.双手拇指由印堂穴经前额分抹推至太阳穴10次。

2.食指、中指并拢轻微压颤眼球10次，然后按顺、逆时针方向分别按摩眼周10次（图②）。

3.双手食指轻揉两侧睛明、太阳穴，并以指尖轻轻按压每穴各10次。

4.双手食指按揉鱼腰、承泣、太阳、攒竹各穴及眼周围酸胀点各10次。

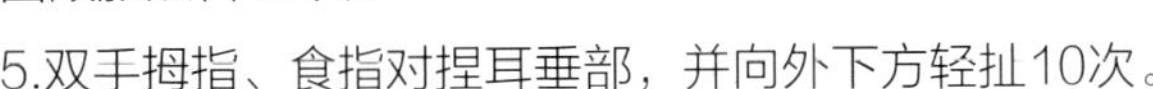

5.双手拇指、食指对捏耳垂部，并向外下方轻扯10次。

6.双手大鱼际相互贴紧快速搓擦，感觉大鱼际处发热发烫后，快速将双手大鱼际敷贴于上眼睑处，可反复操作。

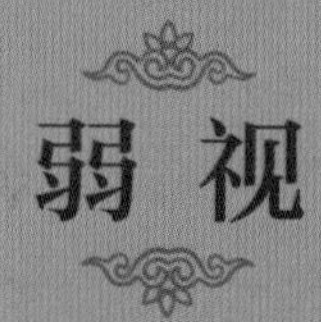

弱视

眼球没有器质性病变而矫正视力不能达到正常者称为弱视。弱视对儿童影响很大，若得不到及时治疗，症状会越来越严重。

足部按摩

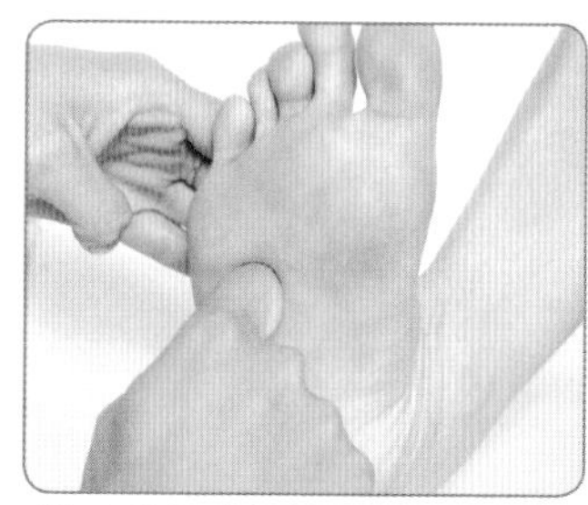
① 点按肝反射区

1.食指指关节压刮垂体、输尿管、膀胱、生殖腺反射区各5～8次。

2.食指指关节点按眼、肝脏（图①）、肾脏反射区各20～30次，以局部有酸胀痛感为度。

3.拇指压推颈椎，胸椎，尿道、阴道，子宫或前列腺反射区各5～8次。

4.食指推法或拇指推法按摩上身淋巴系统、下身淋巴系统反射区，也可用食指指尖关节点法加强穴位刺激强度。

头部按摩

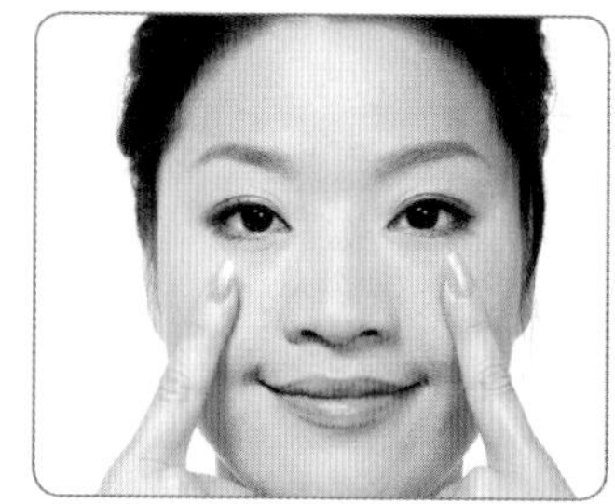
② 按揉四白穴

1.以左右拇指指腹自印堂穴推至神庭穴，左右手交替进行，按摩1～2分钟。

2.按揉睛明穴，其他四指散开弯曲如弓状，支持在前额上。

3.左右食指按揉四白穴，逐渐用力按摩，不可用暴力，以局部有热胀感为佳（图②）。

4.以拇指螺纹面按于太阳穴上，其余四指微握拳，以左右食指第2节内侧面轮刮眼眶一圈，先上后下，上侧从攒竹穴开始至丝竹空穴止，下侧从睛明穴起至瞳子髎穴止。

5.双手大鱼际相互贴紧快速搓擦，感觉大鱼际处发热发烫后，快速将双手大鱼际敷贴于上眼睑处，可反复操作。

慢性鼻炎

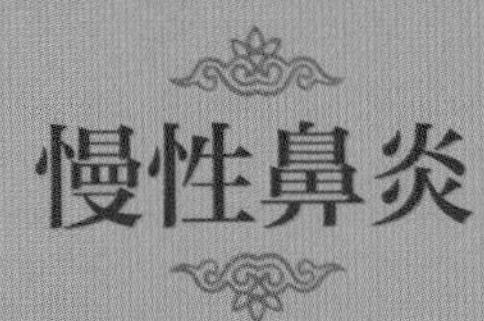

慢性鼻炎是指鼻腔黏膜及黏膜下层的慢性炎症。急性鼻炎反复发作或治疗不彻底是导致慢性鼻炎的最常见原因。此外，有害气体、粉尘、潮湿、干燥、高温等长期刺激都可导致本病加重。

足部按摩

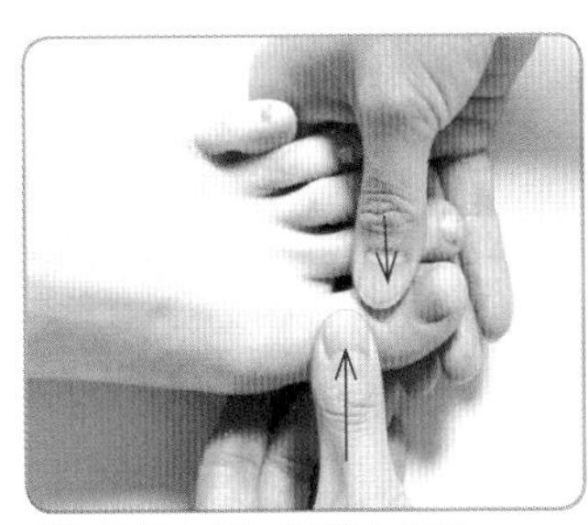

① 推按上颌、下颌反射区

1.食指指关节刮肾上腺、腹腔神经丛、肾脏、输尿管、膀胱、额窦、大脑反射区各3～5次。

2.食指指间关节点按垂体，脑干、小脑，甲状腺，甲状旁腺反射区各3～5次。

3.拇指推按鼻、肺及支气管、脾反射区各2～3分钟。

4.食指外侧缘刮生殖腺反射区3～5次。

5.拇指推按上颌、下颌（图①）、扁桃体、咽喉、气管、胸腺淋巴结、上身淋巴系统、下身淋巴系统反射区各3～5次。

头部按摩

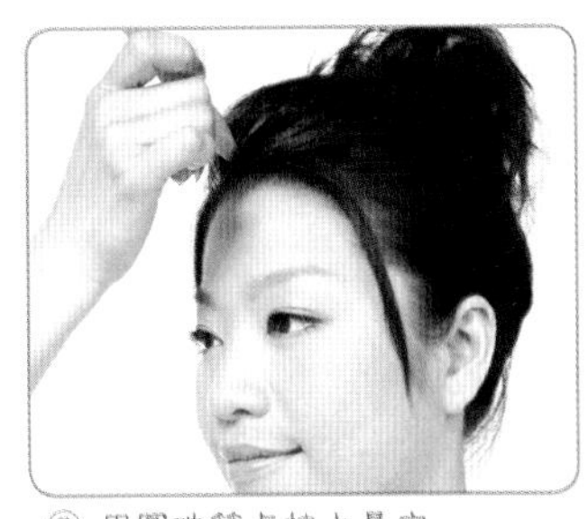

② 用圆珠笔点按上星穴

1.用圆珠笔点按或拇指按揉百会、上星（图②）、神庭穴，逐渐用力，以头顶部有酸胀感为好，各2～4分钟。

2.两手食指、中指按住鼻梁两侧，上下搓摩2～4分钟，力度适中，不可过重，以局部皮肤红润为度。

3.两手食指侧往返推摩迎香穴，持续4～6分钟。

4.中指点按印堂穴，食指、无名指辅助，依次向阳白穴、丝竹空穴、太阳穴推擦，反复操作3～5分钟。

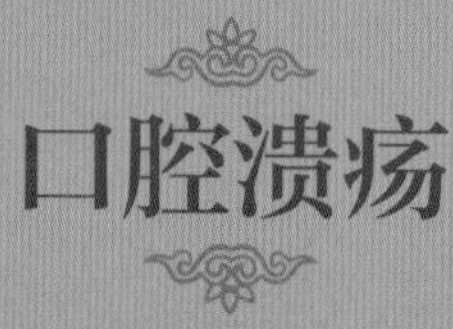

口腔溃疡

口腔溃疡是日常生活中的常见症状，通常情况下，口腔溃疡经过休息、饮食调节、保持大便通畅等可以自愈，部分患者仅需局部用药或服用数帖中药即可痊愈，一般不会对全身产生严重不良后果。

足部按摩

1.用拇指压推法刺激肾脏、输尿管、膀胱、尿道反射区各5次。

2.食指指关节点按或踩核桃按压垂体、肾上腺、心脏（图①）、肝脏、脾脏、生殖腺反射区各5～10次。

3.食指指关节点按大脑，脑干、小脑，上身淋巴系统，下身淋巴系统，上颌、下颌反射区，逐渐用力，各10次，按摩时以被按摩者有酸痛麻胀感为宜。

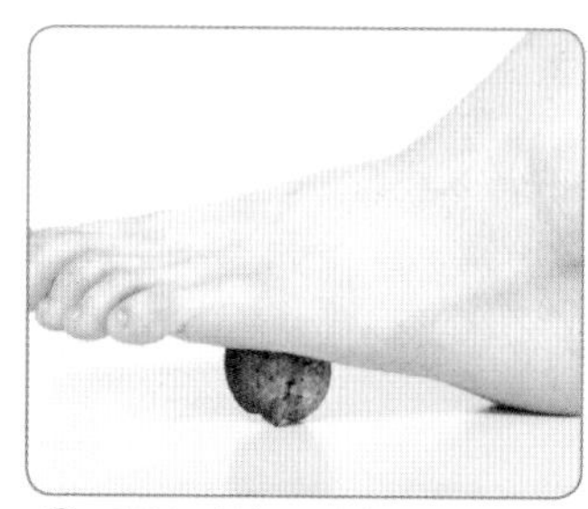

① 踩核桃刺激心反射区

头部按摩

1.双手食指指腹按揉颊车、四白、阳白、印堂、颧髎、迎香穴，每穴按揉0.5～1分钟。

2.双手食指点按翳风、风池、风府穴，每穴0.5～1分钟，逐渐用力，以局部酸胀感为度。

3.点按地仓（图②）、承浆、人中穴，并做环形按揉各3～5分钟。

4.双手拇指指腹自攒竹穴沿眉弓分推至丝竹空穴，至太阳穴，按揉太阳穴，如此反复操作5～10次。

5.以拇指为支点，其余四指扫散头部两侧10～15次。

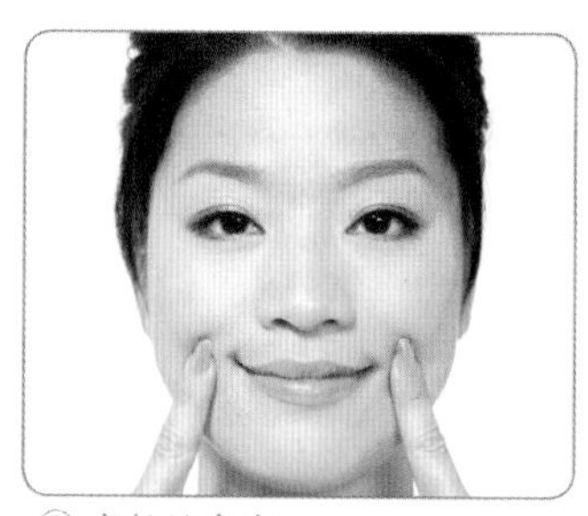

② 点按地仓穴

很多牙病都可能引起牙痛，常见的有龋齿、急慢性牙髓炎、牙周炎、牙龈炎等。牙痛大致可以分为两类，即原发性牙痛和继发性牙痛。继发性牙痛中的神经性牙痛多发于中老年人，不过一般不会持续很长时间。

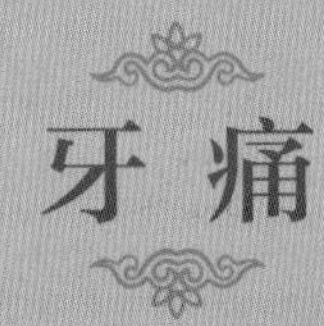

牙痛

手部按摩

1.拇指和食指掐揉或用圆珠笔端点按合谷、少商、商阳（图①）、二间、三间、外关穴各1～2分钟，牙痛严重者可用掐法。

2.按揉牙痛点、胃点、大肠点、肾点各1～2分钟。

3.拇指按揉或推按口腔、胃、脾脏、大肠、输尿管、膀胱、肺、上颌、下颌反射区各1分钟。

4.按揉头、脾脏、胃、心脏、肺、肾脏反射区各1～2分钟。胃、脾脏、大肠区可用小的衣服夹夹住，但不可时间过长。

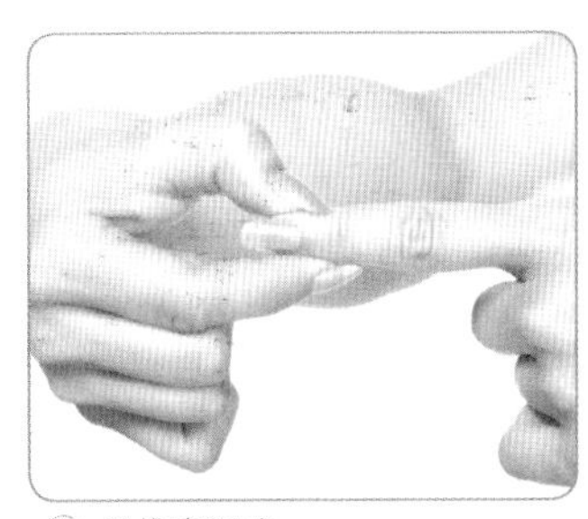

① 掐揉商阳穴

头部按摩

1.中指指端点揉颊车（图②）、翳风、承浆、人中、地仓穴各2分钟。

2.双手拇指自印堂穴推至太阳穴，同时按揉太阳穴，反复5～10次。

3.拿捏风池穴，逐渐用力，至局部有酸胀感为度。

4.两手掌大鱼际按揉摩擦面颊部2～3分钟。如牙痛较剧烈，可增加按摩时间。

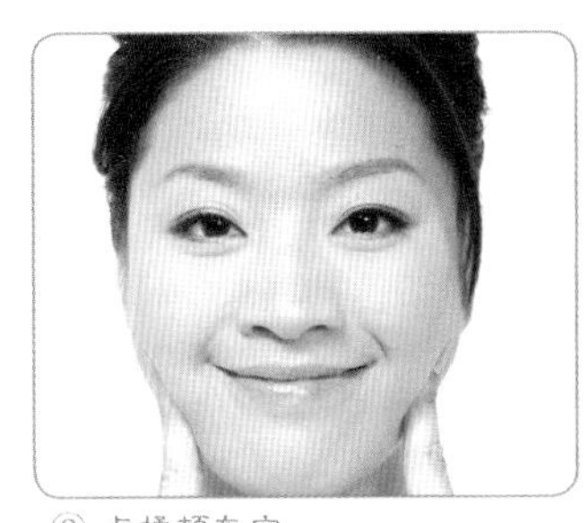

② 点揉颊车穴

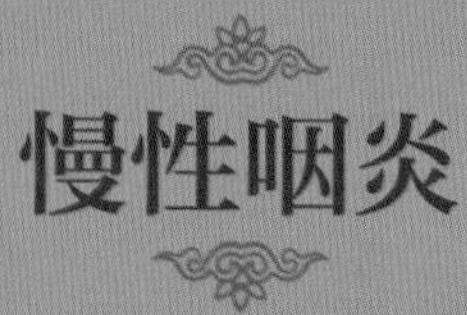

慢性咽炎

慢性咽炎是常见的咽部疾病，大多继发于上呼吸道感染性病变，好发于经常吸烟酗酒者及经常接触有害粉尘或气体的人群。

手部按摩

1.点按揉掐少商、商阳、合谷、熄喘、鱼际、外关、太渊穴，每穴1分钟，至局部有轻痛感为宜。

2.揉掐肺点、脾点、肾点、胸点共3～5分钟，力度以被按摩者能承受为度。

3.点按或推按肺，脾脏，肾脏，输尿管，膀胱，喉、气管，上身淋巴系统，胸腺淋巴结，肾上腺，胸腔呼吸器官反射区（图①），每次选4～5个反射区，每个反射区推按3～5次，以局部有热胀感为宜。

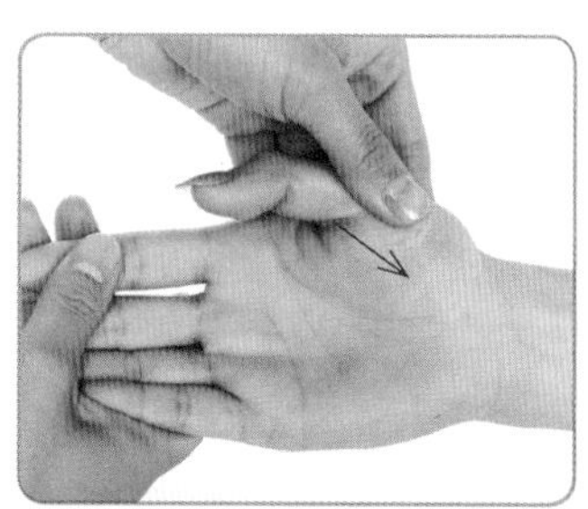

① 推按胸腔呼吸器官反射区

4.最后按揉心脏、肺、肾脏、脾脏、胃反射区，各按揉约1分钟，缓慢放松。

耳部按摩

取穴：咽喉、肺、脾、大肠、脑、肾、肾上腺、神门反射区。

操作：选取咽喉、肺为主反射区，再选取1～2个反射区作为辅助。常规消毒耳郭，皮肤干燥后，将1粒王不留行子或莱菔子，置于0.5厘米见方的胶布上，贴于耳部反射区，并在药粒处按压，每日按压6～8次，以产生胀痛感为宜。隔日1次，10次为1个疗程。如果没有王不留行子或莱菔子，用牙签点按反射区也可起到相应的作用（图②）。

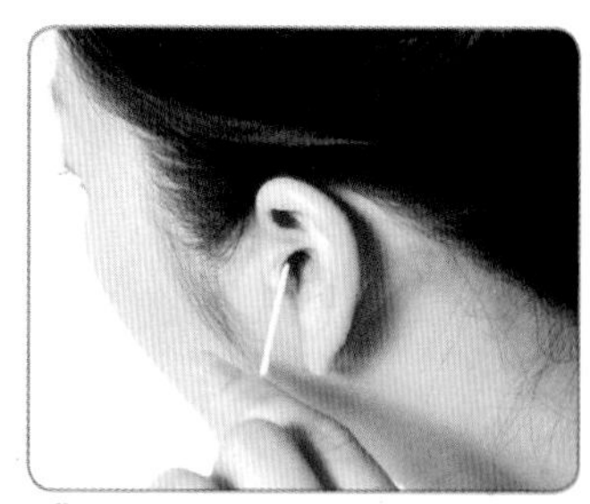

② 点按咽喉反射区

骨伤科及风湿性病症

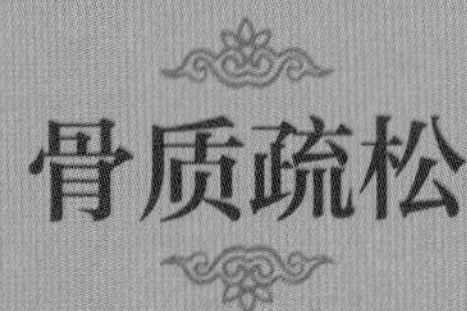

骨质疏松

骨质疏松是一种中老年常见疾病，较轻时常无症状。主要表现有疼痛，以腰背痛多见，占疼痛患者中的70%～80%。疼痛可沿脊柱向两侧扩散，仰卧或坐位时疼痛减轻，直立时或久立久坐时疼痛加剧。

足部按摩

1.食指指关节压刮肾脏、肾上腺、腹腔神经丛、输尿管、膀胱反射区各2～3分钟。

2.单食指扣拳法按揉肩关节、肘关节、膝关节（图①）反射区各2～3分钟，以局部有酸胀痛感为宜。

3.拇指指腹推压颈椎、胸椎、腰椎、骶椎、肩胛骨、髋反射区各1分钟。

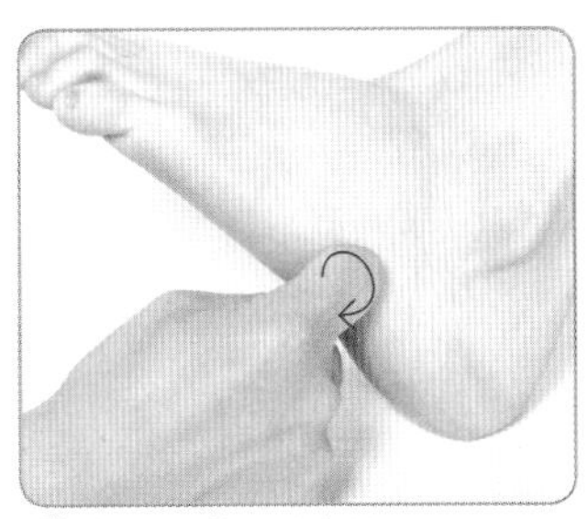

① 按揉膝关节反射区

4.单食指扣拳法按揉肺、肝脏、脾脏、胆囊反射区各1分钟，以被按摩者的耐受力为度，至局部有酸胀感最佳。

5.食指指关节点压按揉上身淋巴系统、下身淋巴系统各20次，此反射区比较敏感，力度不可过重，要以被按摩者能耐受为度，以局部有热胀感为宜，缓慢结束按摩。

耳部按摩

取穴：内分泌、脑、垂体、肾、脾、膝关节、踝关节、肘关节、腕关节、指关节反射区。

操作：1.清洁耳部，由上至下轻揉耳郭5～6次，至耳部皮肤有热胀感为宜。

2.食指指端或用圆珠笔点揉内分泌（图②）、脑、垂体、肾、脾反射区各2分钟，以局部酸胀感为佳。

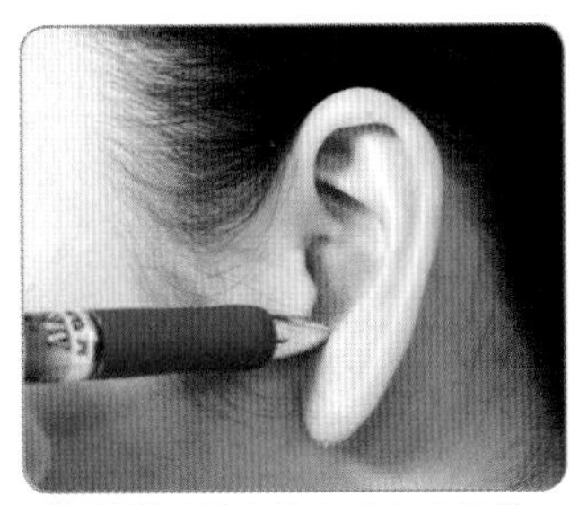

② 用圆珠笔点揉内分泌反射区

3.手指指端点压肘关节、指关节、腕关节、膝关节、踝关节反射区，反复按摩5分钟，逐渐用力，以局部有热感为度，双耳交替进行按摩。

4.搓摩相应的关节反射区2～3分钟，力度适中，至局部皮肤红润为止。力度由轻到重，再由重到轻，双耳交替进行按摩。

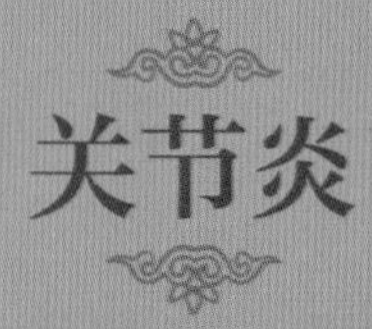

关节炎

关节炎是一种常见的慢性疾病，指由炎症、感染、创伤或其他因素引起的关节炎性病变，本病常见的合并症有病理性骨折、肢体生长障碍、肢体畸形、关节挛缩及强直等。

足部按摩

1.食指指关节压刮肾脏、肾上腺、腹腔神经丛、输尿管、膀胱反射区共2～3分钟。

2.用软毛牙刷刷膝关节、肩关节（图①）、肘关节反射区各2～3分钟。

3.拇指指腹推压肩胛骨、髋、颈椎、胸椎、腰椎、骶椎反射区各1分钟。

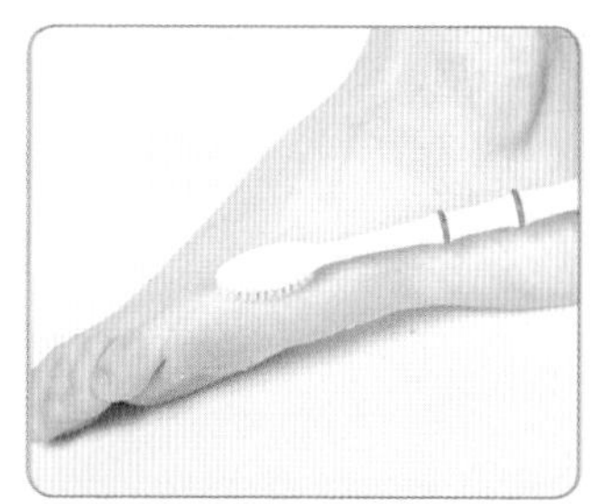

① 用软毛牙刷刷肩关节反射区

4.单食指扣拳法按揉肝脏、胆囊、脾脏、肺反射区各1分钟，以患者的耐受力为度，至局部有酸胀感最佳。

5.食指指关节点压按揉上身淋巴系统、下身淋巴系统反射区各20次，此反射区比较敏感，力度不可过重，要以患者能耐受为度，至局部有热胀感为宜，缓慢结束按摩。

耳部按摩

取穴：膝关节、踝关节、肘关节、腕关节、指关节、肾、脾反射区。

操作：1.清洁耳部，由上至下轻揉耳郭5～6次，至耳部皮肤有热胀感为宜。

2.用圆珠笔点按膝关节（图②）、踝关节、肘关节、腕关节、指关节、肾、脾反射区，反复按摩5分钟，逐渐用力，以局部热感为度，双耳交替进行按摩。

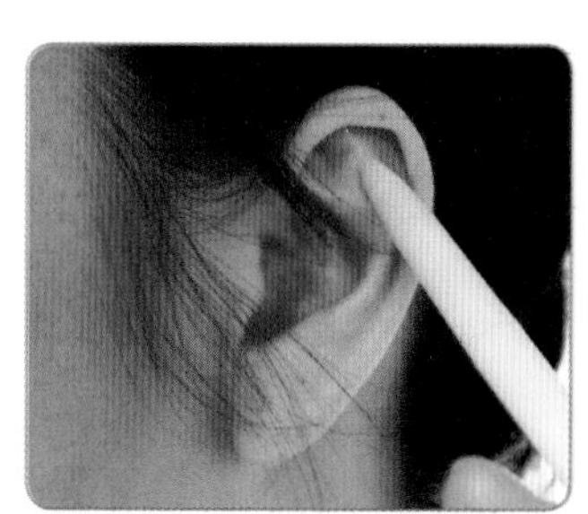

② 用圆珠笔点按膝关节反射区

3.搓摩相应的关节反射区2～3分钟，力度适中，至局部皮肤红润为止。力度由轻到重，再由重到轻，双耳交替进行按摩。

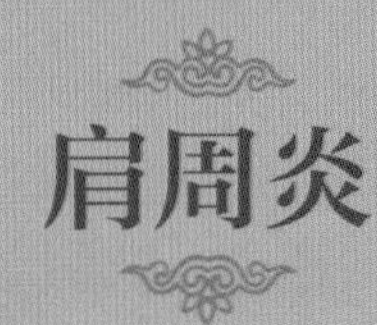

肩周炎

肩周炎是肩关节周围炎的简称，其多发于50岁左右，又有“五十肩”之称，也称“漏肩风”。是以肩部酸痛和运动功能障碍为主要特征的常见病。

手部按摩

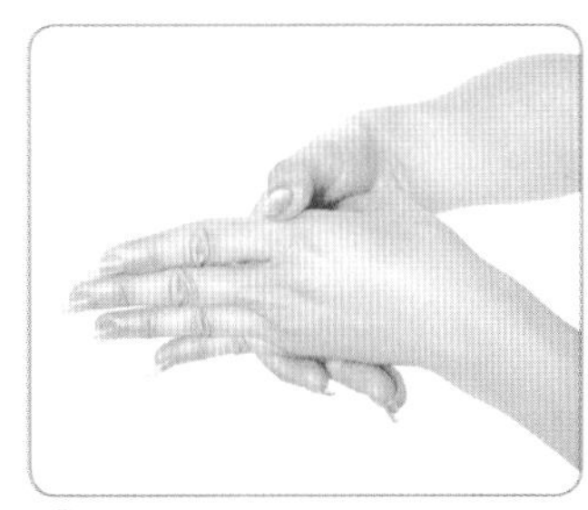
① 揉掐肩点

1.用中等力度点按合谷、后溪、外关、养老、中渚各穴，每穴1～2分钟，以局部有酸麻感为宜。

2.以拇指、中指、食指指腹着力揉掐后头点、肩点（图①）、颈中、再创，力度以被按摩者可以耐受为度。

3.点按或推按肩关节、颈肩区、肘关节、斜方肌、肾脏、颈项、颈椎、胸椎、上身淋巴系统反射区，每个反射区按摩1～2分钟，至局部有热胀感为佳。

4.按揉颈肩穴、上肢反射区2～3分钟，至局部有轻痛感为宜。

耳部按摩

取穴：肩、神门、锁骨、肝、肘反射区。

操作：1.清洁耳部，先轻揉耳郭部，均匀按摩，至局部皮肤红润。

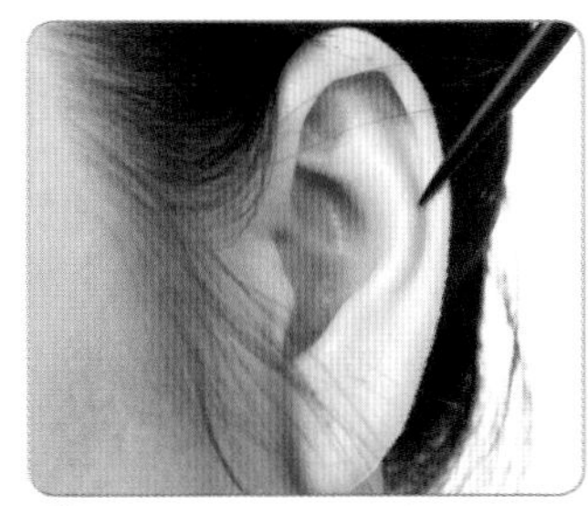
② 用木棍的尖端点压肩反射区

2.用木棍的尖端点压肩（图②）、锁骨、肘反射区各3～5分钟，力度由轻到重，以被按摩者可以耐受为度。

3.在肩、锁骨反射区用捏揉的手法重复10次，双耳交替进行按摩。

4.点压神门、肝反射区各1～2分钟，力度适中，不可过重。

5.反复摩擦上述重点反射区，每个反射区2～3次，缓慢放松，至局部皮肤红润、有热感最佳。

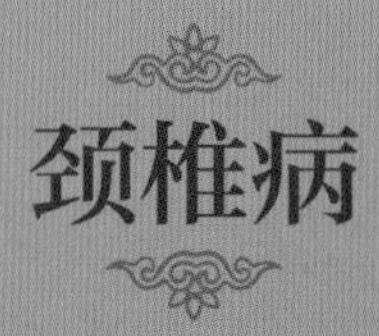

颈椎病

颈椎病又称颈椎综合征，主要由于颈椎长期劳损、骨质增生，或椎间盘突出、韧带增厚，致使颈椎脊髓、神经根或椎动脉受压，出现一系列功能障碍的临床综合征。多发于中老年人，男性发病率比女性高。

手部按摩

1.点按合谷、外关、养老、后溪、列缺（图①）、外劳宫穴，每穴点按1～3分钟，以局部有胀热痛感为宜。

2.在颈中、后头点、脊柱点（图②），各按揉3～5分钟，以局部有酸痛感为宜。

3.点按或推按颈椎、颈项、大脑、肾脏、斜方肌、颈肩、头颈淋巴系统、胸椎反射区，各反射区点按或推揉20～40次，以局部有胀热痛感为宜。

4.最后按揉手部生物全息图中的颈椎穴、全头等部位，每处按揉3～5分钟，以局部有胀痛感为宜。

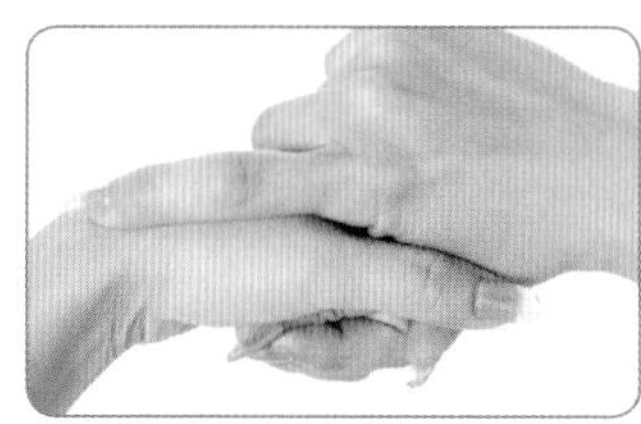

① 点按列缺穴

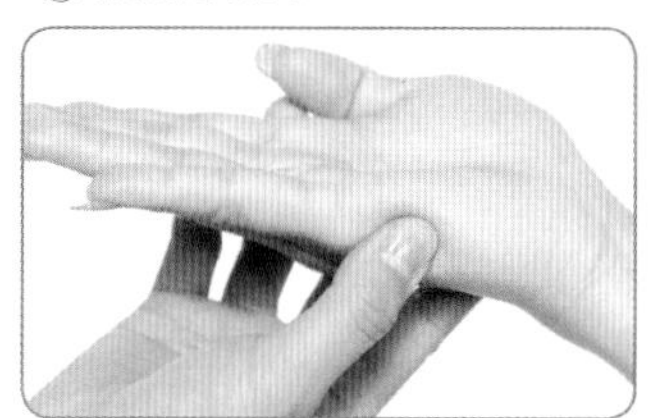

② 按揉脊柱点

足部按摩

1.食指压刮或拇指压推腹腔神经丛、肾脏、输尿管、膀胱、尿道反射区，反复操作3～5次。

2.压推颈椎、颈项（图③）、大脑、斜方肌各反射区5～10次，按摩力度以局部胀痛为宜。

3.食指压推或以双指钳法按摩肩、肘、膝关节、髋关节反射区10～20次。

4.用铅笔向足跟方向推按颈椎、胸椎（图④）、腰椎、骶椎、尾骨反射区，反复操作5～10次。

5.再依次推按眼、耳、肺反射区各10次。

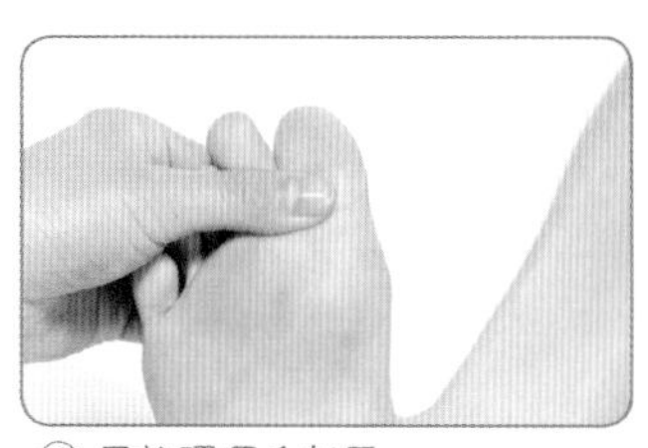

③ 压推颈项反射区

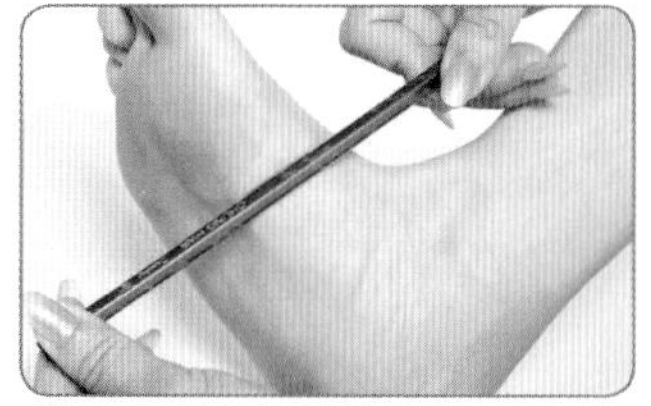

④ 用铅笔推按胸椎反射区

头部按摩

1.双手拇指分别放在太阳穴上，其余四指微微分开，对称地放在头部两侧，然后双手同时用力按揉，可连续按揉20～30下。

2.两手的拇指分别按于风池穴上，其余手指置于头两侧，拇指由轻到重地按揉此穴位，可连续按揉20～30下。

3.拿捏颈后的肌肉，可沿着风池穴向下一直拿捏到大椎穴(第7颈椎棘突下)，应连续拿捏20～30下，以有酸胀痛感为佳，以被按摩者能耐受为度。

4.四指并拢放在耳下的翳风穴，然后沿胸锁乳突肌向下按揉，一直按揉到锁骨上缘凹陷处,可连续按揉10～20下，左右交替进行（图⑤）。

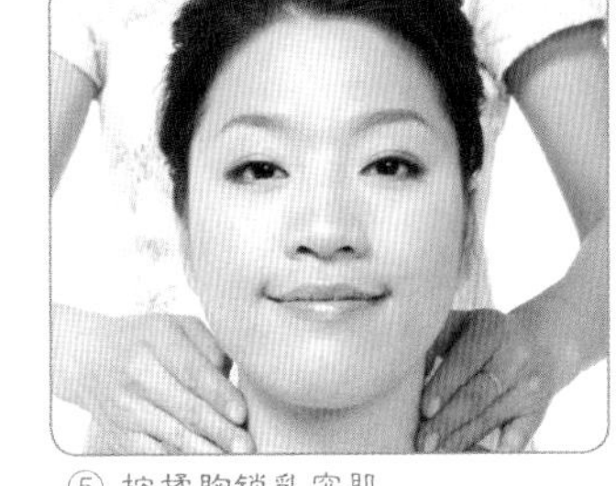

⑤ 按揉胸锁乳突肌

5.四指并拢后放于颈后部大椎穴上，然后反复、用力地摩擦大椎穴，可连续摩擦20～30下，直至大椎穴处有发热感为止。

6.轻叩颈肩部2～3分钟，作为放松手法。

耳部按摩

取穴：颈项、颈椎、肝、肾、神门、肩反射区。

操作：耳郭用酒精或碘伏消毒，将王不留行子粘在0.5厘米见方的胶布上，贴压固定于相应反射区，每次选3～4个反射区（图⑥）。用拇指和食指分别相对地揉压耳穴贴压物，以自感耳压部有疼痛感为度，揉压至耳郭潮红发热为止。

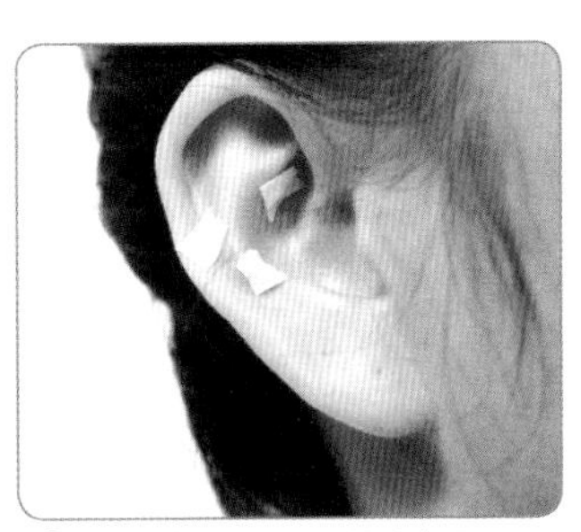

⑥ 贴压肩、颈椎、肾反射区

常用中药方推荐

★ 取人参粉10克，粳米50克，大枣15克，白糖适量。粳米与红枣煮粥，粥熟后加入人参粉、白糖煮沸即可。每日食用1次。

★ 取葛根30克，猪脊骨500克。葛根去皮切片，猪脊骨洗净，切段，然后将二者一同入锅，加适量的清水煲汤。佐餐食用。

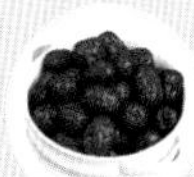

腰肌劳损

腰肌劳损为临床常见病。患腰肌劳损的人腰部外形及活动多无异常，也无明显腰肌痉挛，少数患者腰部活动稍受限。

手部按摩

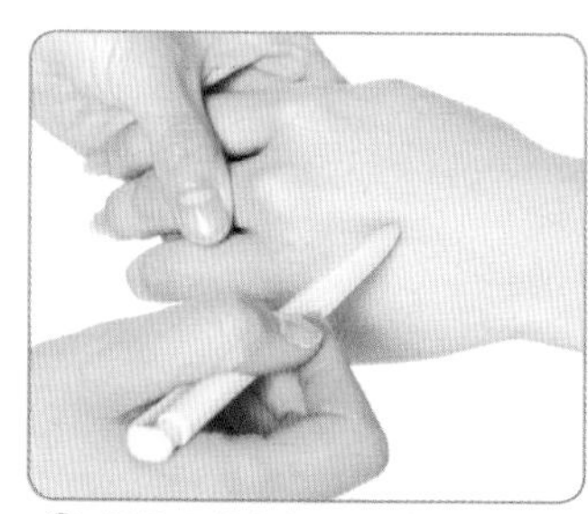
① 用圆珠笔点按腰肌点

1.按揉养老、合谷、后溪各穴位及腰痛点各2～3分钟，至局部有酸胀感为佳。

2.用圆珠笔点按腰肌点（图①）、脊柱点、坐骨神经点各2～3分钟，逐渐用力，用力要均匀、柔和，渗透力强。

3.点按或推按肾脏、输尿管、膀胱、髋关节、下肢淋巴结、腰椎反射区各1分钟，按摩至局部有胀痛感为宜。

4.按揉手部生物全息图中的腰、腿、肾等部位，逐渐用力，以被按摩者感觉舒适为度，缓慢放松，至局部有热胀感最佳。

耳部按摩

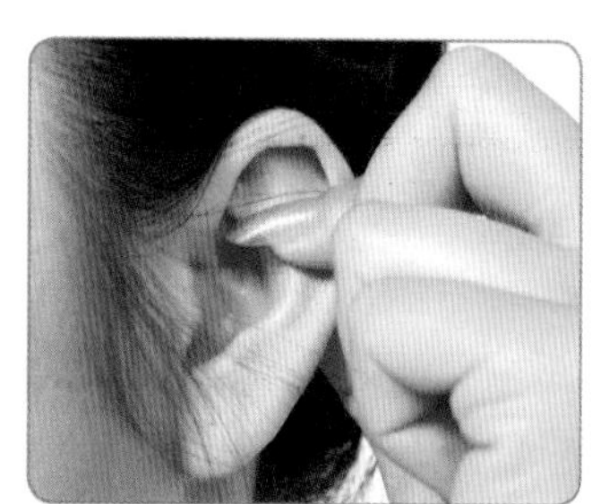
② 捏揉腰骶椎反射区

取穴：神门、腰骶椎、皮质下、肾、膀胱反射区。

操作：1.清洁耳部，按摩前，找准穴位，逐渐用力按压穴位至发热，若能放射至腰部最好。

2.食指指腹按摩上述反射区，每个反射区2分钟，至局部有酸胀感为宜。

3.捏揉腰骶椎（图②）、神门、皮质下反射区，各区持续约2分钟，以被按摩者可以耐受为度，双耳交替进行按摩。

4.中等力度点按肾、膀胱反射区各2分钟，至局部皮肤红润为宜。

5.轻揉上述重点反射区2分钟，力度由轻而重，再由重而轻，缓慢结束，双耳交替进行。

落枕也称失枕，是一种常见病，好发于青壮年，以冬春季多见。导致落枕的常见原因是肌肉扭伤、受风寒。此病起于睡眠之后，与枕头、睡眠姿势或睡眠时暴露肩关节等有密切关系。

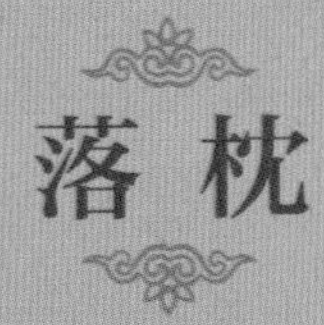

落 枕

足部按摩

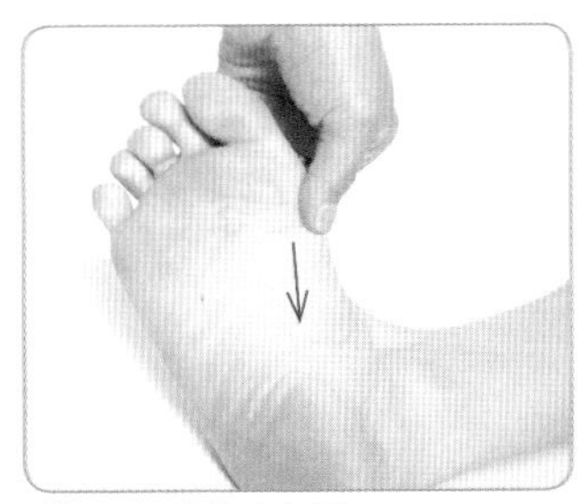
① 推压颈椎反射区

1.手握住脚板固定，摇转足大趾，顺时针和逆时针方向交替进行。

2.拇指从上往下推压颈椎反射区，推按5～7次（图①）。

3.拇指推压颈项反射区10次，按摩时方向要由小趾侧向足大趾侧推压 。

4.拇指由外向内推压斜方肌反射区，每次2～3分钟，逐渐用力，以局部有酸麻胀感为好。

5.双手拇指指腹从脚趾至脚跟方向推压肩胛骨5～7次，以透热为度。

耳部按摩

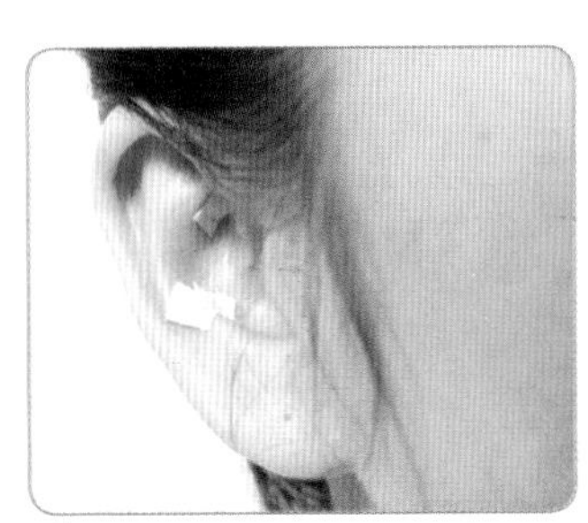
② 贴压颈椎、颈项、肾反射区

取穴：颈项、神门、颈椎、胸椎、肾反射区。

操作：每次选2～3个反射区，将绿豆、莱菔子或王不留行子，用0.5厘米见方的伤湿止痛膏贴于耳部相关反射区（图②）。每次按压0.5～1分钟，每日按压6～8次，手法由轻到重，以有热胀痛感且能忍受为度，患者同时转动头颈。此间，大多数患者症状缓解或消失，宜常按压以巩固疗效。可两耳交替进行。

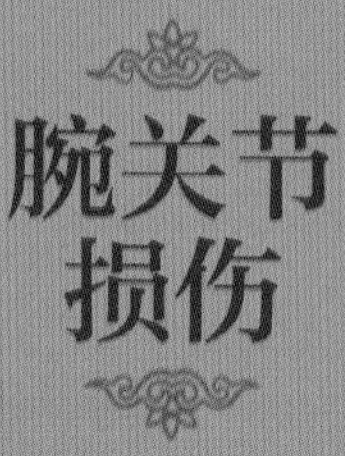

腕关节损伤

腕关节损伤是指由于直接或间接外伤损伤，或腕关节长期、反复超负荷活动而引起的一种腕关节病症。腕关节损伤多有明显的外伤诱因，应及时治疗。中医按摩可辅助治疗此病，改善症状。

手部按摩

1.按摩者拇指与其余四指相对用力，捏揉被按摩者前臂，反复3~5次。

2.按摩者两手分别握住被按摩者患侧手的大鱼际、小鱼际，拇指自其阳池穴向两侧分推，反复5~8次。然后拇指指腹按揉腕背部，重点按揉阳谷、阳池、阳溪穴（图①），力度适中，反复5~8次。

3.按摩者左手握住被按摩者手部，拇指放于掌心，其余四指置于手背，用右手拇指或牙刷按揉其劳宫穴1~2分钟（图②）。

4.取坐位，将前臂平放于桌上，健侧手掌上下往返推擦腕关节至肘关节，反复3次。

5.用健侧拇指指腹或用核桃点按患侧曲池、手三里、外关穴（图③），每穴每次点按2分钟。

6.用健侧拇指指腹呈环形搓揉腕关节前后，其余四指置于与拇指相对的位置以助力，反复地搓揉2~3分钟，以局部温热为宜。

7.用按摩棒点按患侧内关、阳池、太渊、大陵（图④）、合谷穴，每穴每次1~2分钟。

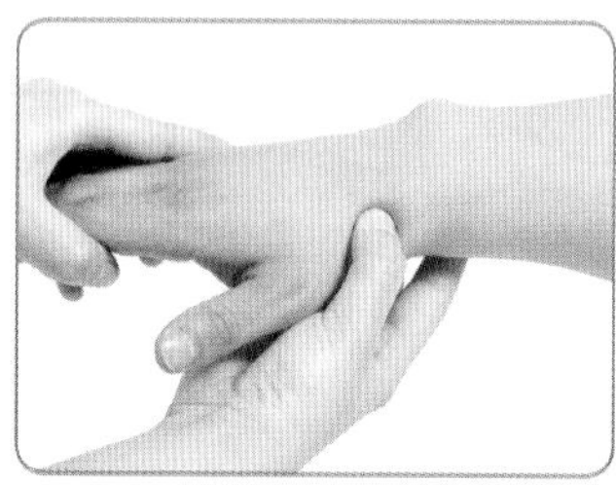

① 按揉阳溪穴

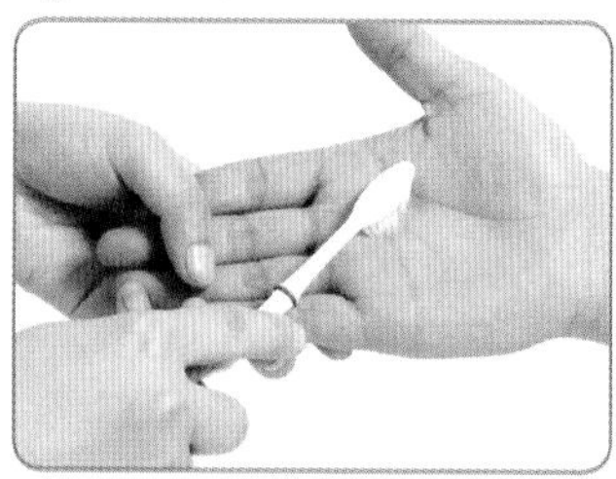

② 用牙刷按揉劳宫穴

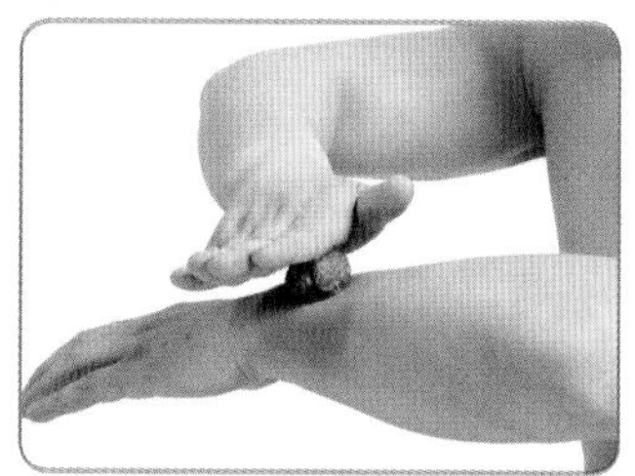

③ 用核桃点按外关穴

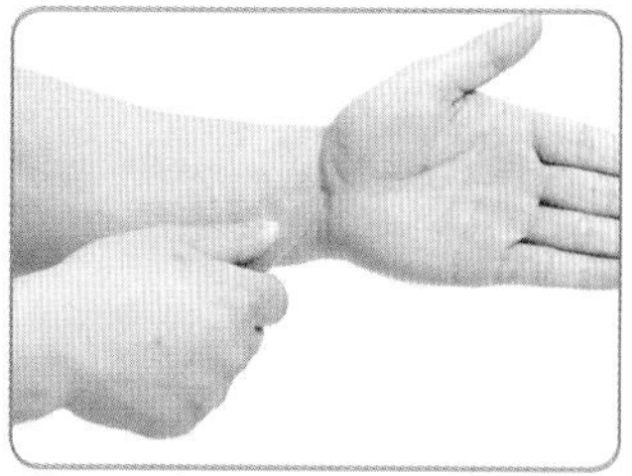

④ 用按摩棒点按大陵穴

踝关节损伤

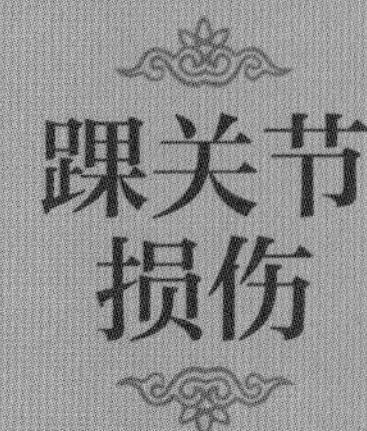

走路的时候，不小心扭到脚或者在剧烈的运动中踝关节超过正常活动度致踝部关节囊、韧带、肌腱发生撕裂伤，称为踝关节扭伤。轻者仅有部分韧带纤维撕裂，重者韧带完全断裂或引起韧带及关节囊附着处撕脱骨折。按摩有助于减轻疼痛，缓解病情。

足部按摩

1.被按摩者取仰卧位或者坐位，按摩者一手托住被按摩者的足部，另一手用推法从远心端向近心端轻推其踝关节肿胀部位，每次2分钟，每分钟60～80次（图①）。

2.被按摩者仰卧位或坐位，按摩者找到被按摩者的踝关节疼痛点，按摩者食指、中指、无名指并拢，从痛点周围慢揉，逐渐按到中心，用力由轻渐重，每次3分钟（图②）。

3.按摩者用拇指指腹按压被按摩者的环跳、昆仑（图③）、解溪、丘墟、悬钟、阳陵泉、太溪、公孙、太白穴，按压时力度要适中，每穴每次2分钟。

4.按摩者如见损伤部位有皮下瘀血，加按三阴交（图④）、足三里穴，按压时力度要适中，每穴每次2分钟。

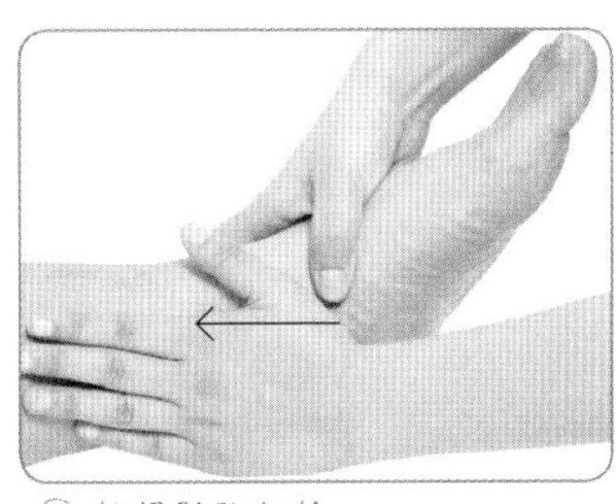

① 推揉肿胀部位

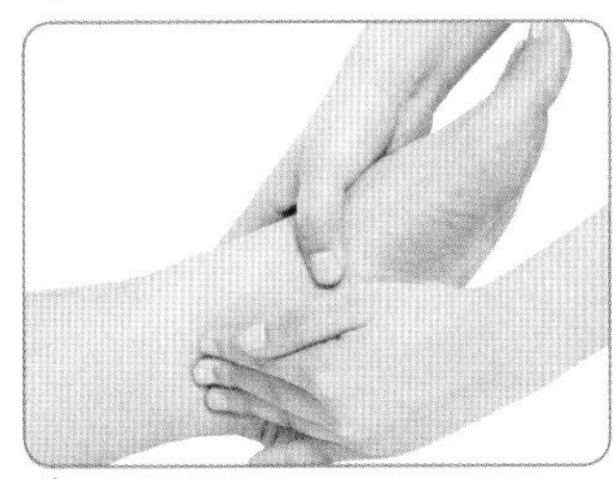

② 按揉疼痛点

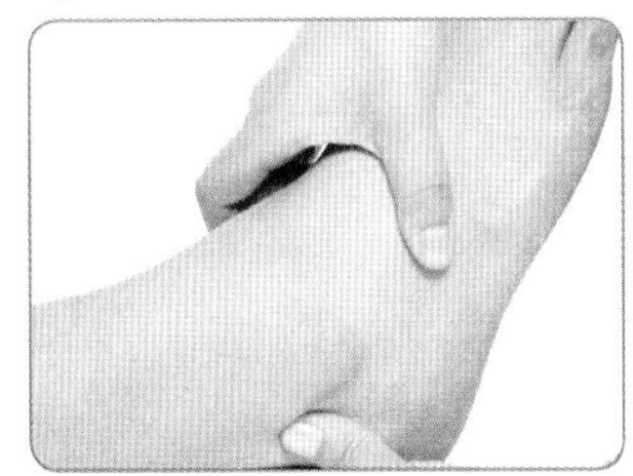

③ 按压昆仑穴

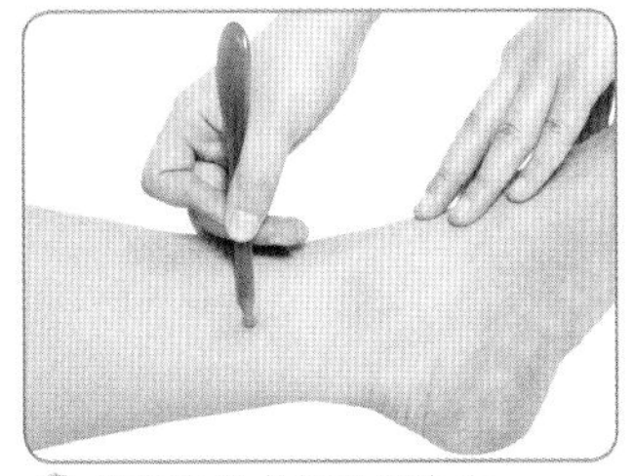

④ 用按摩棒点按三阴交穴

常用中药方推荐

★ 仙人掌、面粉各适量。仙人掌去刺，洗净，捣烂取汁，加面粉适量。敷患处。

★ 取迎春花瓣适量，捣烂。涂于患处。每日3次，坚持使用1周。

★ 取藏红花3克，白酒少许。藏红花煎汁，加白酒。清洗患处。

★ 取韭菜适量，捣烂。敷于患处。

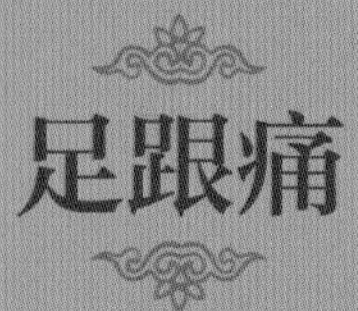

足跟痛

足跟痛是由于足跟的骨质、关节、滑囊、筋膜等处病变引起的疾病，往往发生于久立或行走工作者，多由长期、慢性轻伤引起。

足部按摩

1.先泡脚放松全足，然后按摩肾脏、输尿管和膀胱反射区，以局部有热胀感为宜。

2.拇指点按生殖腺、尾骨（足内侧）、尾骨（足外侧）反射区各30～50次，以局部酸胀或轻微疼痛为宜。

3.拇指由外向内推肾反射区，可促进按摩后机体产生的代谢产物尽快排出体外。

4.拇指指腹按揉足跟部的压痛点及其周围5～10分钟，拿小腿后侧腓肠部3分钟，擦热足跟并热敷（图①）。

5.再次进行全足的放松，缓慢结束治疗。

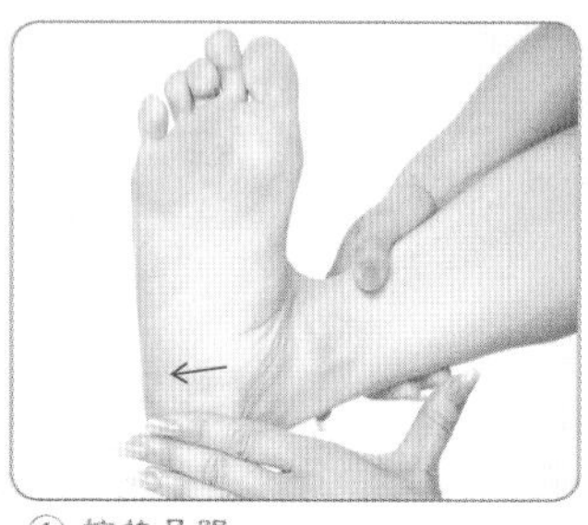

① 擦热足跟

耳部按摩

取穴：跟、肾、肝、神门、皮质下反射区。

操作：1.清洁耳部，轻揉耳舟及耳郭部，由下至上5～6次。在相应的反射区加重手法，缓慢放松，共按摩10～12分钟。

2.用线香灸跟（图②）、肾、肝反射区，反复10～15次，以能耐受为度，至局部出现红晕为最佳，双耳交替进行。

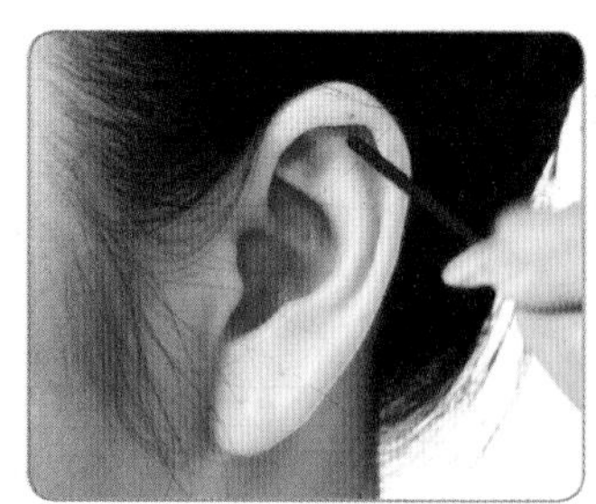

② 用线香灸跟反射区

3.点按神门反射区5～6分钟，反复3次，至局部红润为止。

4.最后轻揉以上每个反射区5～6次，持续10分钟左右。力度由轻到重，再由重到轻，反复3次。双耳交替进行按摩。

儿科病症

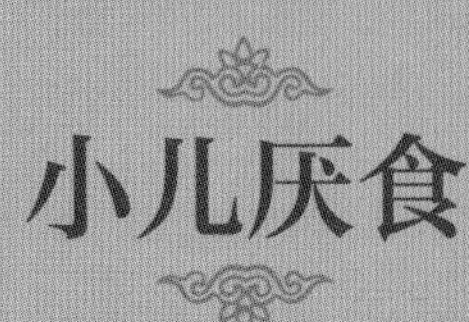

小儿厌食

小儿厌食是指小儿较长时间食欲不振，甚至拒食的一种病症。所谓的厌食症必须先排除宝宝是否罹患有感冒或内科慢性疾病（例如：长期泄泻、慢性肝炎、肺结核），如果是因为上述原因，此时的厌食是自然的，等到疾病痊愈厌食应该会改善。

手部按摩

1.补脾土：脾土穴位于拇指桡侧面。操作时，沿拇指桡侧缘从指尖推向指根，连续100～300次。有健脾胃、进饮食、除湿热之功效。

2.补胃经：胃经穴位于大鱼际外侧，赤白肉际之间。操作时，沿赤白肉际，自掌指横纹推向腕横纹，100～500次。具有调胃、和胃、化积清热之功效（图①）。

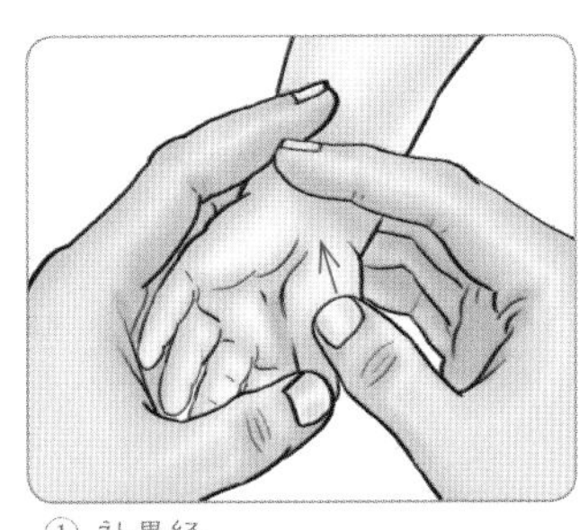

① 补胃经

3.运内八卦：以内劳宫为圆心，以圆心至中指根横纹约2/3为半径，所形成的圆圈。食指与中指并拢摩擦内八卦300～500次，能宽胸和胃，调理升降，对治疗厌食、腹胀有一定疗效。

耳部按摩

取穴：胃、脾、小肠、神门、内分泌反射区。

操作：将耳郭局部消毒，将莱菔子或王不留行子置于0.5厘米见方的胶布中间，找准耳部反射区，将胶布对准反射区贴压，每次选2～3个反射区，两耳交替进行（图②）。每日每区点揉2～3次，小儿皮肤娇嫩，按压手法要轻柔，避免损伤耳部皮肤，每次贴敷1日，隔1日更换1次，10次为1个疗程，家长应及时观察，如出现过敏现象应立刻停止贴敷。

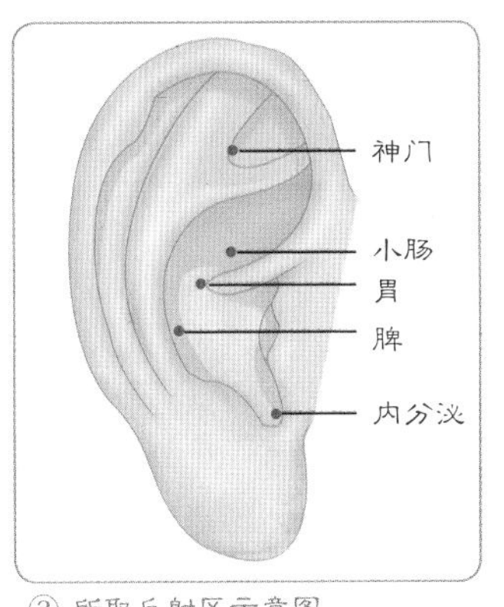

② 所取反射区示意图

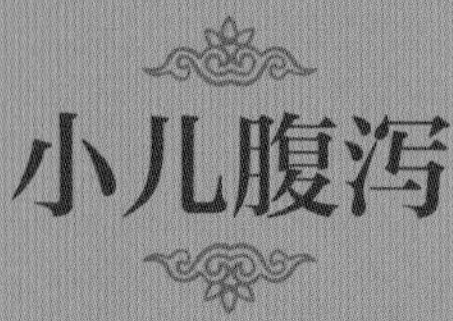

小儿腹泻

小儿腹泻是指小儿大便次数增多，粪便稀薄甚至泻出水样物，为婴幼儿常见病，对儿童健康危害大。本病与饮食因素和肠道感染有关，需及时就医，明确病因。如果小儿病情不重且服药困难，家长可以采取按摩来改善症状。

手部按摩

1.在操作处涂抹介质以免损伤患儿皮肤，常用的介质有爽身粉、滑石粉等，家长用左手固定患儿拇指，右手拇指推患儿拇指桡侧100～300次（图①）。

2.家长用左手固定患儿拇指、食指，推患儿食指桡侧100～300次。

3.家长用左手固定患儿手掌，右手拇指轻揉患儿大鱼际100～300次。

4.家长用双手提捏脊柱两侧皮肤及皮下组织2～4次。

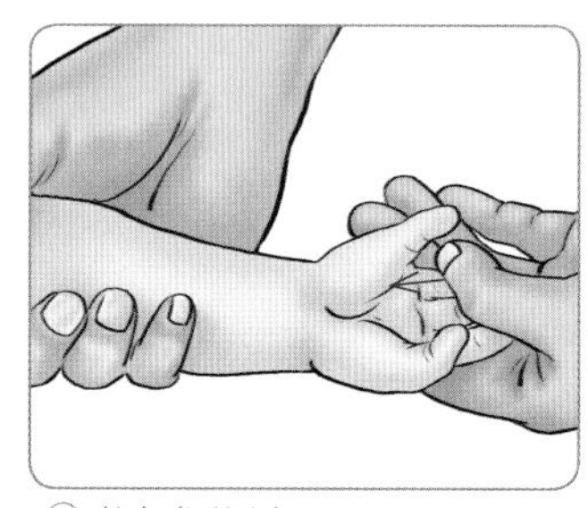

① 推拇指桡侧

耳部按摩

取穴：大肠、直肠、胃、皮质下、小肠、脾、胰反射区。

操作：耳郭局部消毒，将莱菔子或王不留行子置于0.5厘米见方的胶布中间，找准耳部反射区，将胶布对准反射区贴压，每次用2～3个反射区，两耳交替进行（图②）。每日每区按压2～3次，小儿皮肤娇嫩，按压手法要轻柔，避免损伤耳部皮肤，每次贴敷1日，隔1日更换1次，10次为1个疗程，家长应及时观察，如出现过敏现象应立刻停止敷贴。

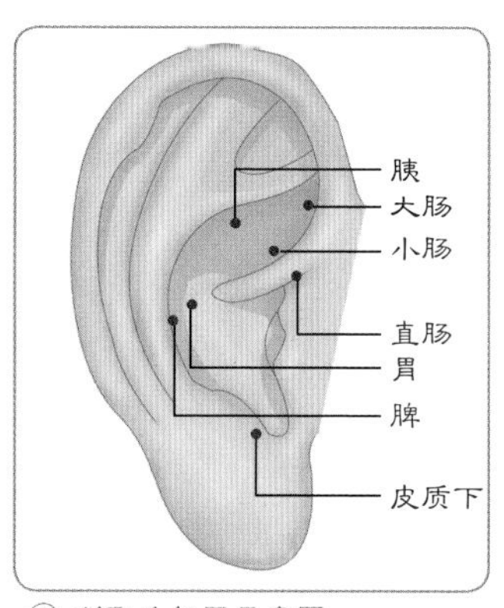

② 所取反射区示意图

中医将咳嗽分为外感咳嗽和内伤咳嗽两大类，小儿以外感咳嗽多见。中医认为本病的发生和发展与风、寒、暑、湿、燥、火等外邪的侵袭及肺、脾、肾三脏功能失调有关，按摩可辅助治疗该病。

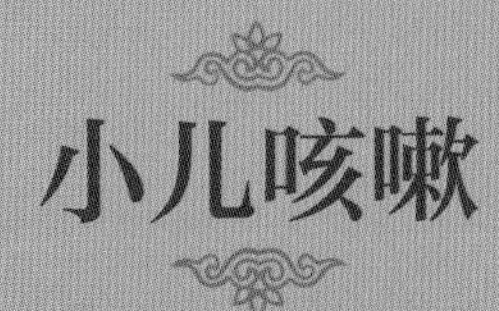

小儿咳嗽

足部按摩

1.上下往返搓摩脚心，每只脚心搓30下，找准可缓解小儿咳嗽的足部穴位（肺反射区），小儿皮肤娇嫩，注意操作时力度不可过重，宜轻快，在操作前应在操作处涂擦爽身粉等介质，起到润滑作用，以免损伤患儿皮肤。

2.点揉咽喉、气管、上身淋巴系统、下身淋巴系统、肺反射区。

3.按摩双脚背面，即足大趾根部两侧的扁桃腺反射区，通常扁桃体发炎时，这个部位会产生疼痛，家长很容易就可以找到，左、右足大趾都要按摩，每只脚趾按摩5分钟。按摩完扁桃腺反射区后，小儿咽喉肿痛的现象会明显减轻。

4.按摩后要及时给孩子多喝温开水，也可以喝淡淡的盐水，每日按摩2次，再配合清淡饮食，咳嗽会很快好转。

耳部按摩

取穴：支气管、肺、肾上腺、交感、咽喉反射区。

操作：耳郭局部消毒，将莱菔子或王不留行子置于0.5厘米见方的胶布中间，找准可缓解小儿咳嗽的耳部反射区，将胶布对准反射区贴压，每次用2～3个反射区，两耳交替进行（如图①）。每日每区按压2～3次，小儿皮肤娇嫩，按压手法要轻柔，避免损伤耳部皮肤，每次贴敷1日，隔1日更换1次，10次为1个疗程，家长应及时观察，如出现过敏现象应立刻停止敷贴。

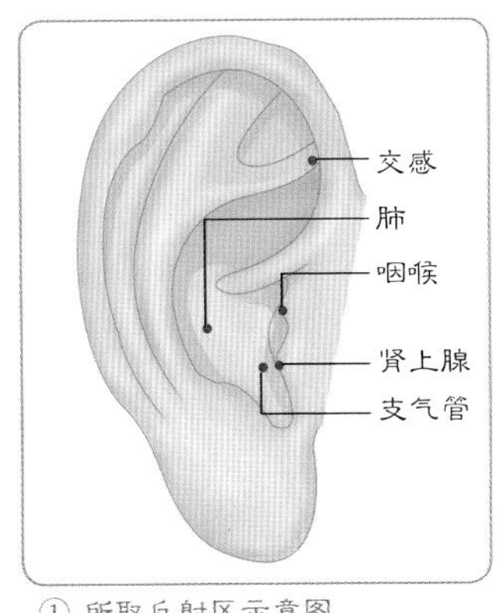

① 所取反射区示意图

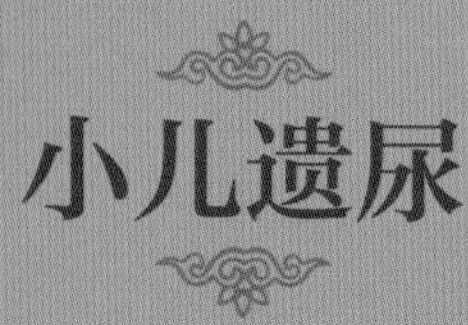

小儿遗尿

一般认为，3岁以上的小儿，不自主地排尿，称为遗尿。本病大多病程长或反复发作，重症患儿白天也会发生遗尿，严重影响患儿的身心健康与生长发育。本病应先到医院检查以明确病因，在针对病因治疗的同时，采用按摩法可缓解小儿遗尿。

足部按摩

患儿取仰卧位，按摩者坐在患儿脚对面，因小儿皮肤娇嫩，为了避免损伤患儿皮肤，故应先在按摩前，在小儿双脚涂抹按摩介质，如爽身粉、滑石粉等，找准可缓解小儿遗尿的穴位，然后用拇指轻揉双侧垂体、腹腔神经丛、肾脏、输尿管、膀胱反射区，每个反射区100～300次，按摩手法宜轻快。

耳部按摩

取穴：肾、心、膀胱、皮质下、神门、脾、输尿管反射区。

操作：耳郭局部消毒，将莱菔子或王不留行子置于0.5厘米见方的胶布中间，找准可缓解小儿遗尿的耳部反射区，将胶布对准反射区贴压，每次用2～3个反射区，两耳交替贴压。每日每区按压2～3次，以感到酸热胀痛感为佳。小儿皮肤娇嫩，按压手法要轻柔，避免损伤耳部皮肤，每次贴敷1日，隔1日更换1次，10次为1个疗程，家长应及时观察，如出现过敏现象应立刻停止贴敷（如图①）。

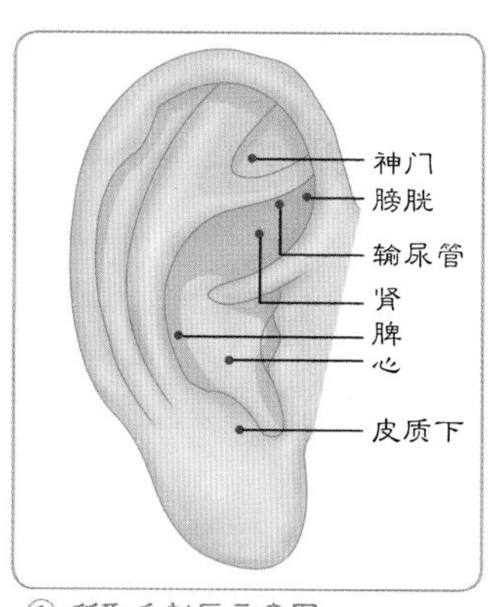

① 所取反射区示意图

妇科病症

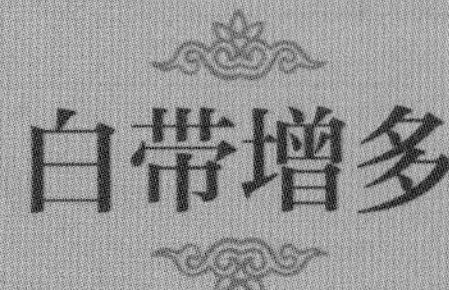

白带增多

女性在发育成熟期，或经期前后，或妊娠初期，白带会相应增多，不属病态。如白带明显增多，且色、质、味异常，或伴有全身、局部症状，即为白带增多症。

手部按摩

1.按揉合谷、内关、后溪、神门穴各30～50次。

2.拇指指腹推按肾脏、肾上腺（图①）、输尿管、膀胱反射区各100次。

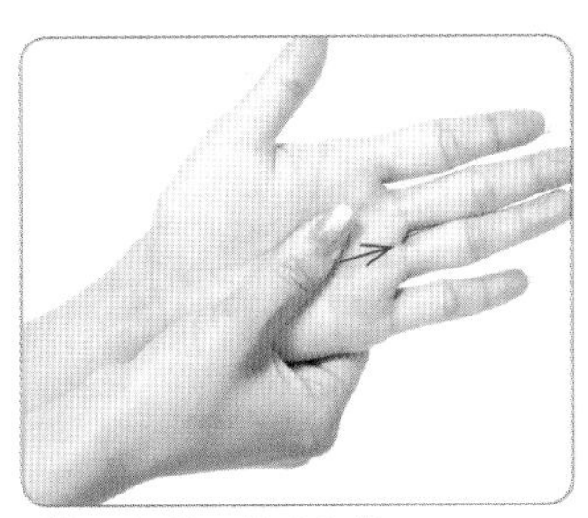

① 推按肾上腺反射区

3.点按子宫、阴道、腹腔神经丛、下身淋巴系统反射区各100次，肺、肝、脾反射区各50次。

4.点揉命门点、会阴点、肝点、肾点各100次，心点、脊柱点各50次。

5.每日按摩1次，10次为1个疗程。连续治疗2个疗程后，如症状明显好转，可逐渐减少操作次数至原来的一半。症状完全消失后，仍须巩固1～2个疗程，以免复发。

足部按摩

1.食指指关节压刮肾上腺、腹腔神经丛、肾脏、输尿管、膀胱、尿道反射区各3～5次。

2.食指指关节点按垂体、肝脏、心脏、脾脏、胃、胰腺、十二指肠反射区各1分钟，其中胃反射区用双食指压刮法。

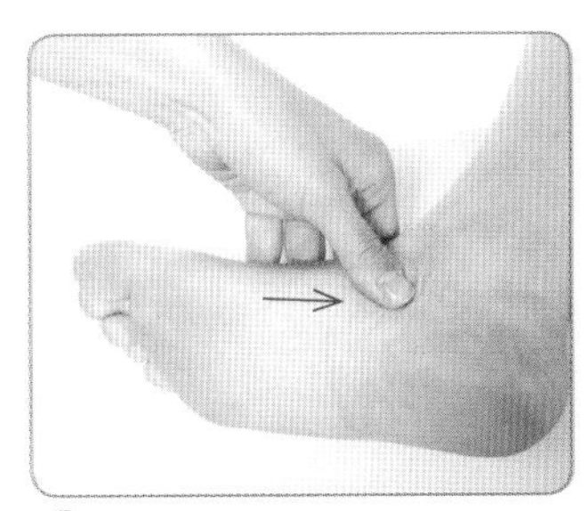

② 压推骶椎反射区

3.拇指压推升结肠、横结肠、降结肠、乙状结肠、肛门、性腺反射区各1分钟。其中小肠反射区用拳刮或拳面叩击法。

4.拇指外侧缘压推腰椎，骶椎（图②），直肠、肛门，尿道、阴道，子宫反射区，反复操作3～5次。

5.拇指指腹推下腹部、生殖腺反射区各2分钟。

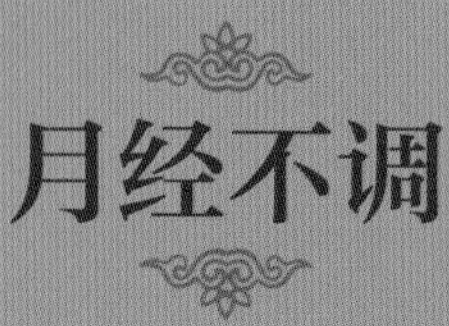

月经不调

月经不调是指各种原因引起的月经周期、量、色、质发生异常，并在经期伴有其他不适症状的多种疾病的总称，包括月经提前、延后和无规律，月经经量过多、过少，月经淋漓、月经色质改变等。

手部按摩

1.按揉合谷、内关、神门、后溪穴各20次。

2.点按或推按肾脏、肾上腺（图①）、肝脏、脾脏、输尿管、膀胱、子宫、生殖腺反射区（图②）各20次。

3.按揉命门点、会阴点、肝点、肾点各50次。

4.掐按手部生物全息图中的卵巢、子宫、肾等部位各50次。痛经者在月经来潮前1周起按摩，每日2次，经期则改为每日1次。1个月为1个疗程，至少应连续按摩3个疗程。

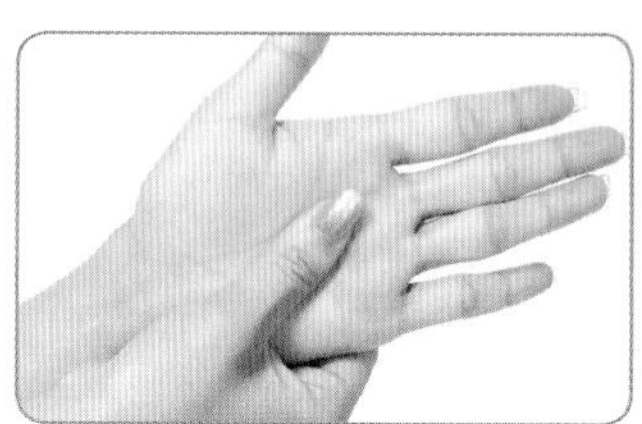
① 推按肾上腺反射区

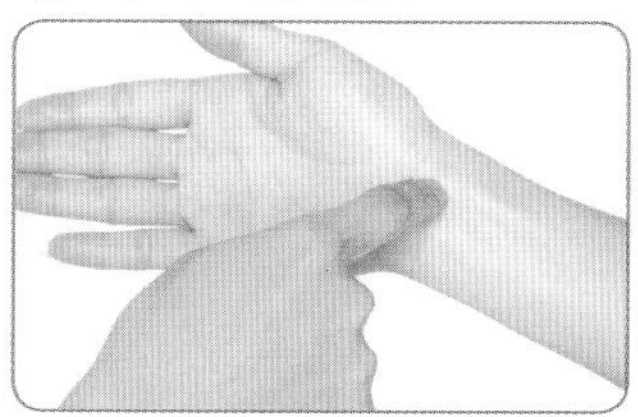
② 点按生殖腺反射区

足部按摩

1.食指指关节压刮肾上腺、腹腔神经丛、肾脏、输尿管、膀胱反射区，反复操作5次。

2.食指指关节按揉垂体、肾脏、心脏、肝脏、胰腺、性腺反射区各10次，以局部产生酸胀感为宜。

3.拇指推压甲状腺，甲状旁腺，脑干、小脑反射区各10次。

4.食指外侧缘刮压腰椎，骶椎，生殖腺，尿道、阴道反射区各50次，至局部有酸麻胀感为宜。

5.拇指推压或用艾条灸下腹部、生殖腺（图③）反射区各20次。

6.按揉上身淋巴系统、下身淋巴系统、腹股沟（图④）反射区各10次，这几个反射区比较敏感，应以轻柔手法为主。

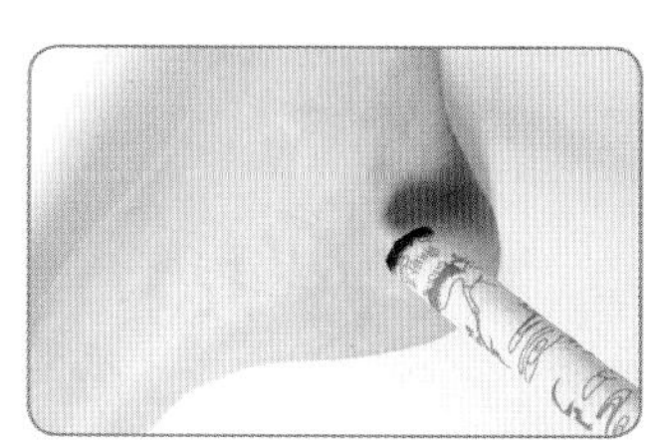
③ 艾灸生殖腺反射区

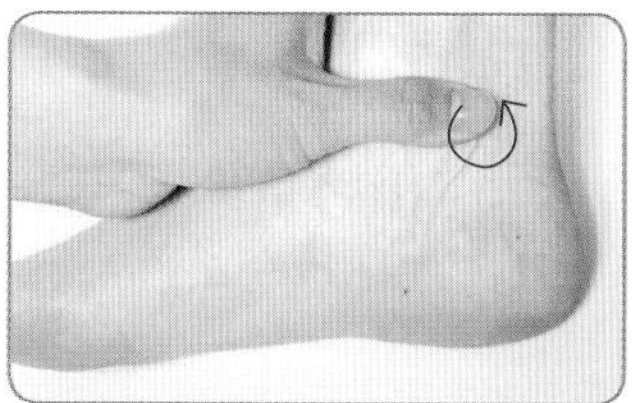
④ 按揉腹股沟反射区

头部按摩

1.双手拇指指腹交替推印堂穴至神庭穴10～20次，以局部有微热感为宜。

2.双手拇指指腹自攒竹穴，经鱼腰穴分抹至两侧太阳穴8～10次，推按速度宜慢。

3.拇指螺纹面按揉百会、睛明、头维、率谷、角孙、四神聪穴各1分钟，以局部感觉酸麻最好。

4.用大鱼际按揉太阳穴30次，以局部有酸胀感为好。

5.由前向后用五指拿头顶，至后头部改为三指拿法，反复3～5次。

6.两手微弯似爪形，用四指指端紧贴头皮沿鬓角向后侧划去，似梳头状，以有酸胀感为宜（图⑤）。

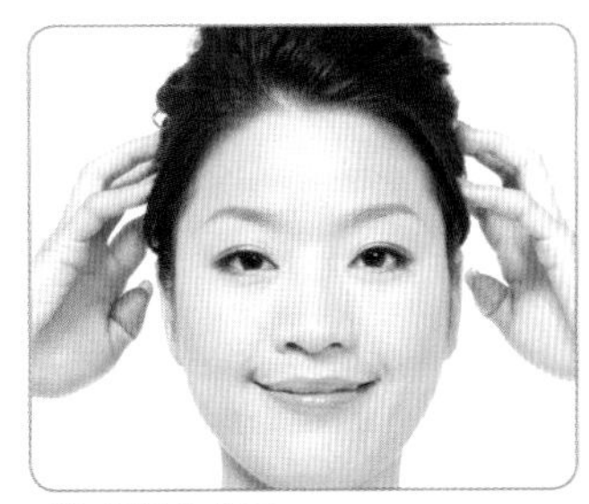

⑤ 划按头侧部

耳部按摩

取穴：心、神门、肾、肝、腹、盆腔、脾、内分泌、内生殖器、皮质下反射区。

操作：每次取2～4个反射区，将王不留行子或莱菔子置于0.5厘米见方的胶布上，贴敷于耳部反射区，用食指、拇指捻压，每日按压5～8次，至酸胀疼痛为佳（图⑥）。每次贴一侧耳，两耳交替进行，每次贴敷2日，月经前7日贴敷，连续3个月经周期为1个疗程，如症状较重，可适当增加贴敷次数。

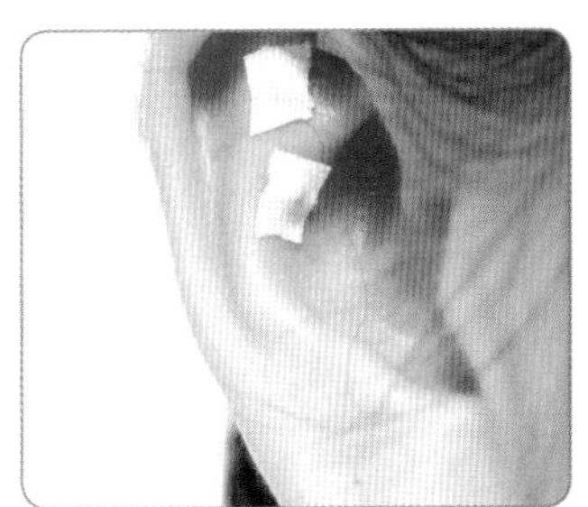

⑥ 贴压内生殖器、盆腔、腹反射区

常用中药方推荐

★ 取牛奶1000毫升，粳米100克，大枣50克，白糖适量。将粳米、去皮大枣用清水洗净，再将大枣切碎。在瓦煲中加入牛奶，烧开后放入粳米，煲约30分钟。再加入大枣，调入白糖，继续煲12分钟即可。佐餐食用。

★ 取阿胶15克，牛肉100克，米酒20毫升，生姜10克。将牛肉去筋切片，与生姜、米酒一起放入砂锅中，加水适量，用文火煮30分钟，然后加入阿胶，待其溶解即可。佐餐食用。

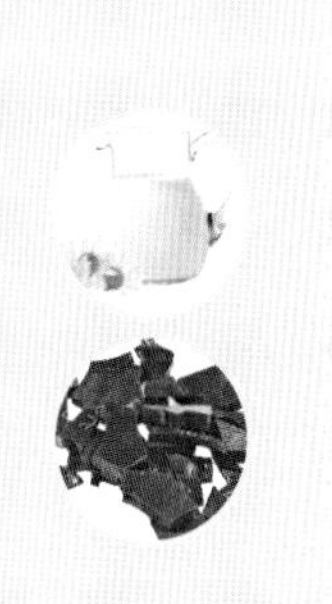

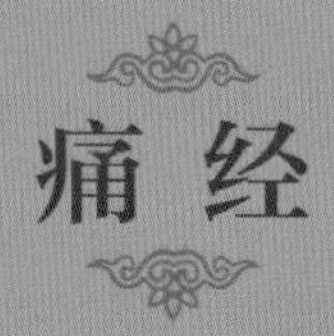

痛经

痛经是指女性经期前后或行经期间，出现下腹部痉挛性疼痛，伴有腰背部不适，或全身症状，严重影响日常生活的一种疾病。手足头耳按摩可缓解痛经之苦。

手部按摩

1.用拇指推按大鱼际、小鱼际各2分钟（图①）。

2.在肾脏、生殖腺反射区，以重手法点按、揉进行按摩，每区持续1～3分钟。

3.用拇指指尖端揉掐心点、头顶点、肾点、颈中反射区或用衣夹夹颈中反射区（图②），逐渐用力，每处持续1分钟。

4.按揉神门、大陵、内关、合谷、劳宫穴各2～3分钟，以局部有轻痛感为宜。

5.点按头、心脏、肺、脾脏、胃、肝脏、胆囊、肾脏反射区各2～3分钟，按摩力度由轻到重，再由重到轻，缓慢结束。

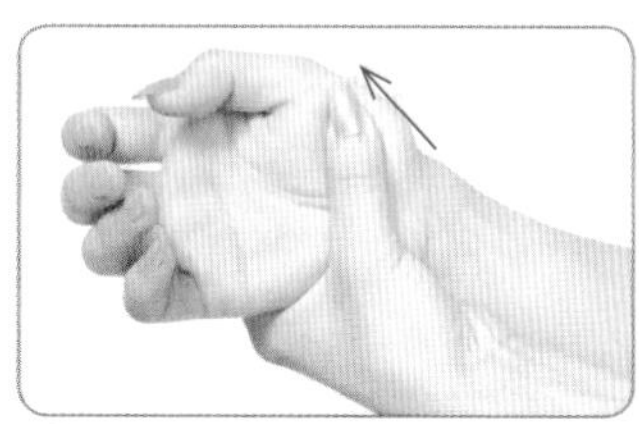

① 推按大鱼际

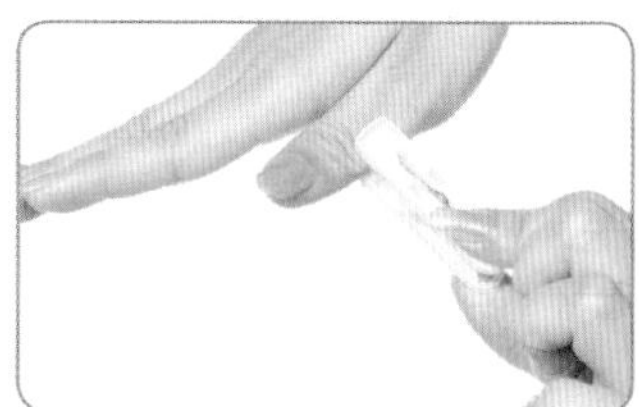

② 用衣夹夹颈中反射区

足部按摩

1.单食指扣拳法点按肾上腺、腹腔神经丛、肾、输尿管、膀胱反射区，反复操作3～5次。

2.食指指关节压刮垂体、肾脏、心脏反射区各30次，以能耐受为度。

3.双拇指压推生殖腺反射区50次，以局部有热胀感为宜。

4.拇指压推下腹部（图③），尿道、阴道，子宫（图④）反射区各20～30次。

5.拇指指端点按腹股沟、上身淋巴系统、下身淋巴系统反射区各20次。

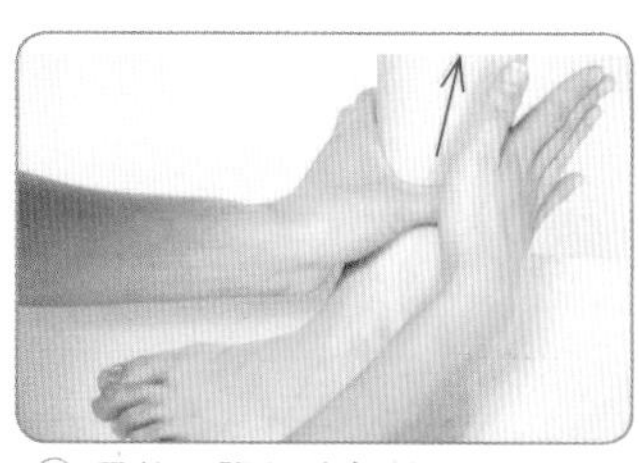

③ 压推下腹部反射区

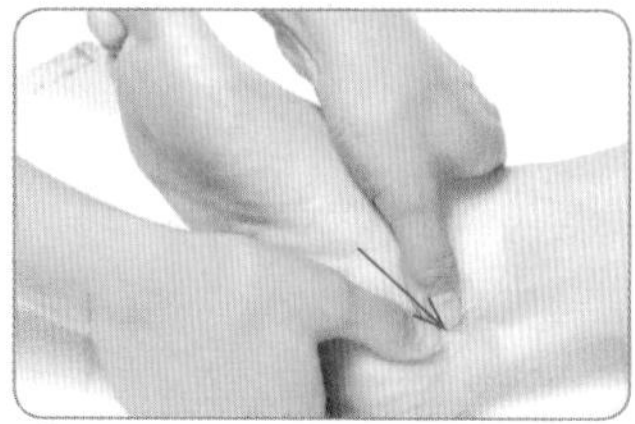

④ 压推子宫反射区

6.最后按摩肾上腺、腹腔神经丛、肾脏、输尿管、膀胱、尿道反射区各2分钟。

头部按摩

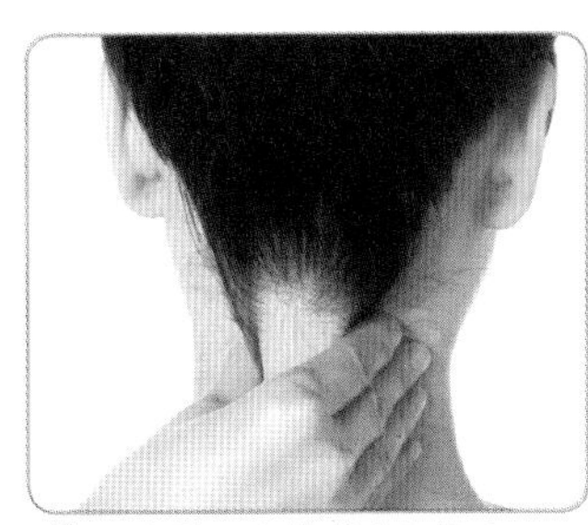
⑤ 四指并拢拿揉颈后部肌肉

1.用一手四指并拢拿揉颈后部肌肉，从上向下缓缓揉动，再从下向上缓缓揉动，至有热感为宜（图⑤）。

2.双手拇指点揉两侧风池穴，适度用力，点按时注意闭目放松。

3.两手微弯似爪形，用四指指腹紧贴头皮沿鬓角向后侧划去，似梳头状，以有酸胀感为宜。

4.双手食指指腹揉捻双侧睛明穴，以有酸胀感为宜。

5.双侧掌根按压住两侧头维穴后缓缓揉动。

6.双手拇指指腹按住双侧太阳穴，轻轻按揉，以产生酸胀感为宜。

7.双手掌大鱼际紧贴前额，自中央向两侧分抹，以产生温热感为度。

耳部按摩

取穴：心、神门、内分泌、内生殖器、盆腔、肾、肝、腹反射区。

操作：每次取2～4个反射区，找准耳部反射区，可在反射区处画点作为标记。将王不留行子或莱菔子1粒，置于0.5厘米见方的胶布上，贴敷于耳部反射区，用食指、拇指捻压至酸沉麻木或疼痛为佳，每日按压8次，每次2分钟。每次贴一侧耳，两耳交替进行，每次贴敷2日，月经来之前7日开始贴敷，连续3个月经周期为1个疗程，如症状较重，可适当增加贴敷疗程（图⑥）。

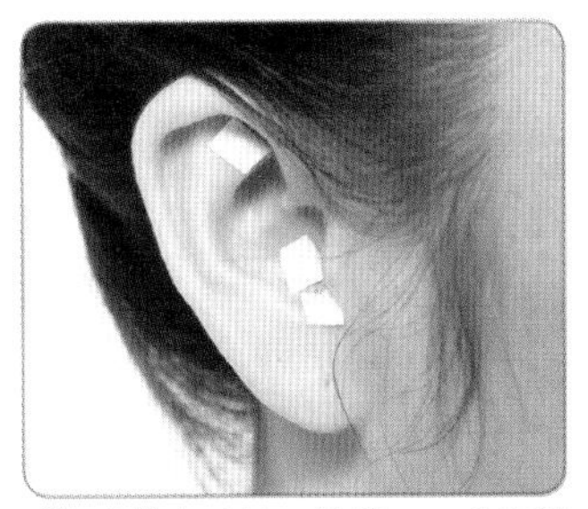
⑥ 贴压内分泌、神门、心反射区

常用中药方推荐

★ 取羊肉500克，当归60克，黄芪30克，姜5片，盐少许。将羊肉洗净切块，与当归、黄芪、姜共炖汤，加盐调味即可。吃肉饮汤。

★ 取山楂肉15克，桂枝5克，红糖40克。将山楂肉、桂枝装入砂锅内，加清水2碗，用文火煎剩1碗时，加入红糖调匀，煮沸即可。每日服用2次。

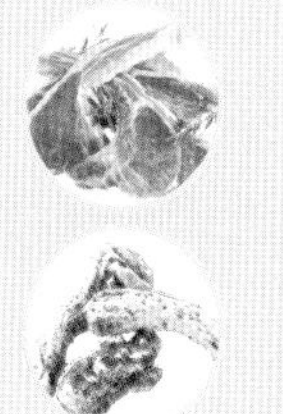

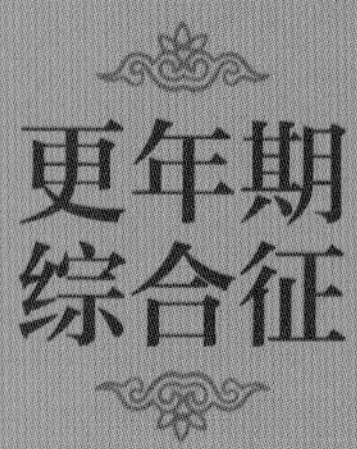

更年期综合征

更年期综合征是指更年期女性（年龄一般在45～52岁），因卵巢功能衰退或者消失，引起内分泌失调和自主神经紊乱的症状。更年期综合征为妇科常见病，约85%更年期女性可发生。

手部按摩

1.点按合谷、神门（图①）、劳宫、外关、内关穴各1～2分钟。

2.点揉或揉掐肝点、心点、肾点、脾点各1～2分钟。

3.点按或推按肾上腺、肾脏、生殖腺（图②）、子宫、腹腔神经丛、心脏、肝脏、脾脏反射区各50～100次，以局部有热感为宜。

4.按揉手部生物全息图中的心包、脾、肺、肝、胆、肾等各部位，以局部透热为宜。

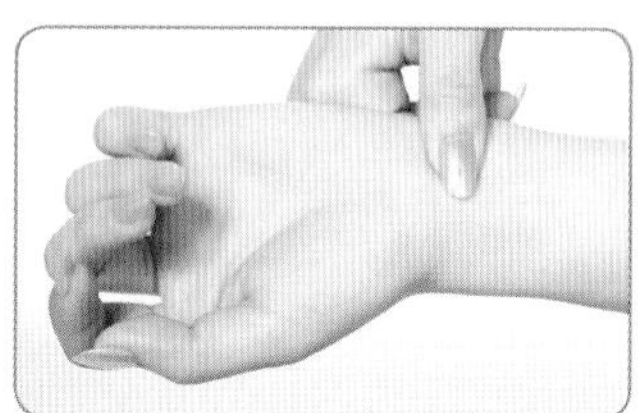

① 点按神门穴

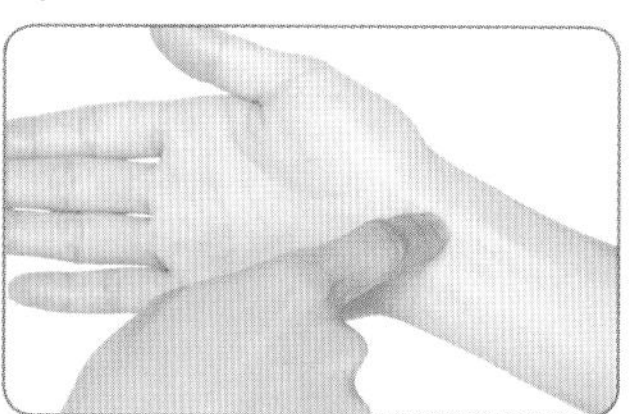

② 点按生殖腺反射区

足部按摩

1.拇指按揉肾反射区30次，以局部有胀痛感为宜。

2.推压肾上腺反射区30次，以局部有胀痛感为宜。

3.单食指扣拳法扣压甲状腺、垂体、腹腔神经丛反射区各30次，至局部有热胀感为宜。

4.单食指扣拳法按揉心脏、肝脏、脾脏、肾脏反射区各30次。

5.单食指压刮生殖腺反射区50次（图③）。

6.食指指关节压刮或艾灸肾上腺、腹腔神经丛、肾脏（图④）、膀胱、尿道反射区，反复3～5次。

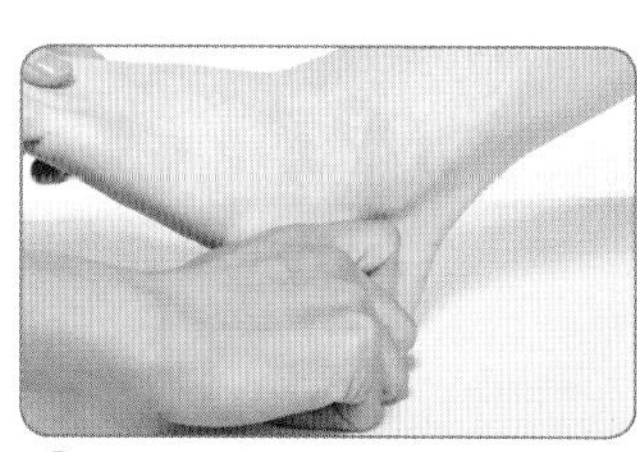

③ 压刮生殖腺反射区

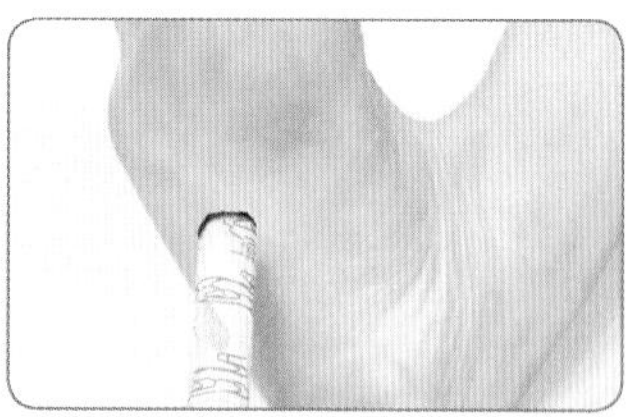

④ 艾灸肾反射区

头部按摩

1.拇指、食指、中指并拢，推印堂穴至神庭穴20次。

2.用双手大鱼际从前额正中间抹向两侧，在太阳穴处按揉3次，再推向耳后，并顺势下推至颈部，反复做5遍。

3.拇指螺纹面按揉百会、太阳、四神聪、安眠、风池穴各2分钟。

4.用手的大鱼际按揉太阳穴30次，有轻痛感为宜（图⑤）。

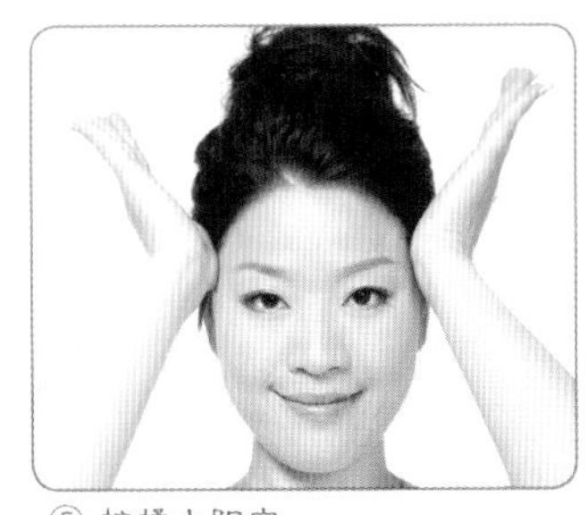

⑤ 按揉太阳穴

5.拇指桡侧缘以率谷穴为中心扫散头部两侧胆经各30次，然后叩击头部各区2分钟。

6.轻轻摇动颈椎，左右各10次，动作宜缓慢轻柔，不可快速转动颈部。

7.由前向后用五指拿头顶，转至后头部时改为三指拿，顺势从上向下拿捏项部肌肉5～10次。

耳部按摩

取穴：耳尖、皮质下、内分泌、内生殖器、肾、神门、交感、心、肝反射区。

操作：每次选2～3个反射区，将六神丸或王不留行子等颗粒状物，置于0.5厘米见方的胶布上，贴于所选耳部反射区，每日按压6～8次，每次按压手法由轻到重，以有热胀痛感且能忍受为度，每2日更换1次，两耳交替操作（图⑥）。

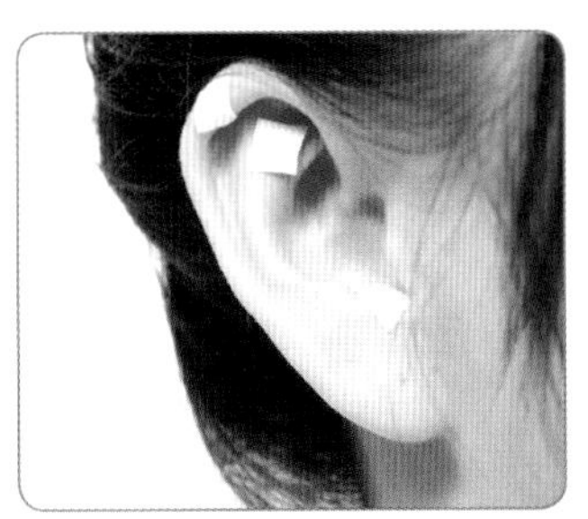

⑥ 贴压耳尖、神门、内分泌反射区

常用中药方推荐

★ 取芝麻15克，粳米100克。芝麻炒黄研泥，与粳米煮粥。空腹食粥。

★ 取丹参30克，红糖15克。丹参加红糖水煎。每日2次。

★ 取当归30克，羊肉250克。当归与羊肉一同炖熟。食肉饮汤。

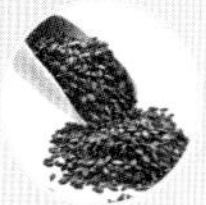

经前乳房胀痛

经前乳房胀痛是由于经前体内雌激素水平增高，乳腺增生，乳腺间组织水肿所致。中医认为是肝郁气滞、肾阴虚所致。

足部按摩

1.单食指压刮肾上腺、腹腔神经丛、肾脏、输尿管、膀胱反射区，反复操作3～5次。

2.单食指扣拳法推压肝脏、胆囊、生殖腺反射区各30～50次，以局部热胀感为宜。

3.捏指法按揉大脑，垂体，脑干、小脑反射区各20～40次。

4.食指外侧缘刮胸椎，腰椎，尿道、阴道，子宫反射区各30～50次。

5.拇指压推胸部淋巴结（图①）、胸（乳房）反射区各20次。

6.食指指间关节点压上身淋巴系统、下身淋巴系统反射区各5～10次，缓慢放松，以局部有胀痛感为宜。

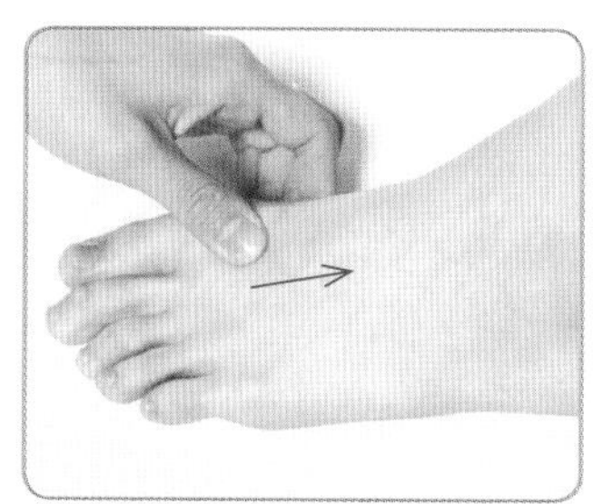

① 压推胸部淋巴结反射区

耳部按摩

取穴：盆腔、交感、生殖器、肾、肝、心、神门反射区。

操作：1.点揉盆腔（图②）、交感反射区各8次，以被按摩者可耐受为度，双耳交替进行按摩。

2.食指指端点按肾、生殖腺反射区各3～5分钟。按摩力度由轻到重，再由重到轻，均匀、有渗透力地按摩，双耳交替进行。

3.食指点按心、脾、神门反射区各2～3分钟，力度适中，至局部皮肤红润为止。

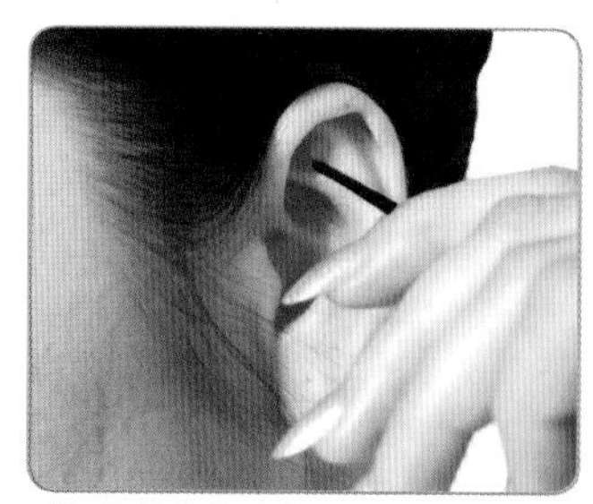

② 点揉盆腔反射区

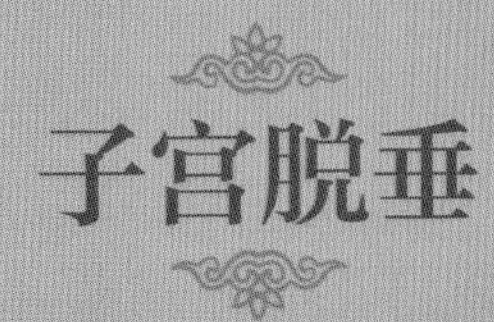

子宫脱垂

子宫脱垂是指子宫位置沿阴道下移，低于坐骨棘水平以下，甚至部分或全部子宫脱出阴道口外者。子宫脱垂常伴有小腹坠胀、带下量多、腰酸腿软、气短、容易疲劳、头晕、尿频等症状。

足部按摩

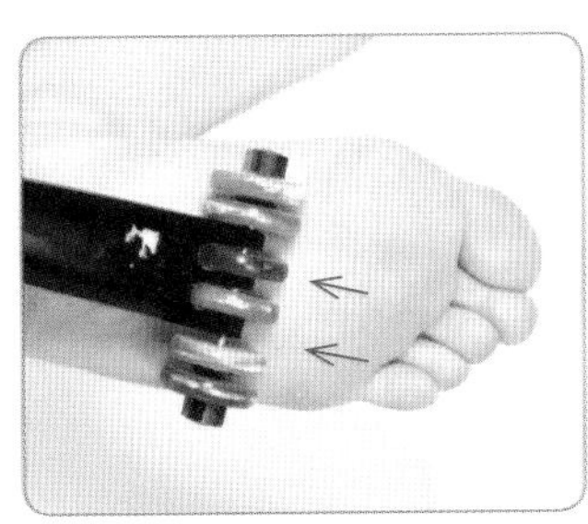
① 刮压小肠、脾反射区

1.食指指关节压刮肾上腺、腹腔神经丛、肾脏、输尿管、膀胱、尿道反射区，反复5次。
2.扣指法按揉垂体及脑干、小脑反射区各20~30次，逐渐用力，以局部有胀痛感为最佳。
3.推压十二指肠、盲肠（阑尾）、回盲瓣、升结肠、横结肠、降结肠、乙状结肠、小肠、生殖腺反射区，反复操作4~6次。
4.以按摩器刮压胰腺、小肠、脾（图①）反射区各50次。
5.拇指推腰椎，骶椎，尿道、阴道，子宫反射区各50次。
6.食指外侧缘刮下腹部、生殖腺反射区各50次，逐渐用力，以局部有酸痛感为宜。

耳部按摩

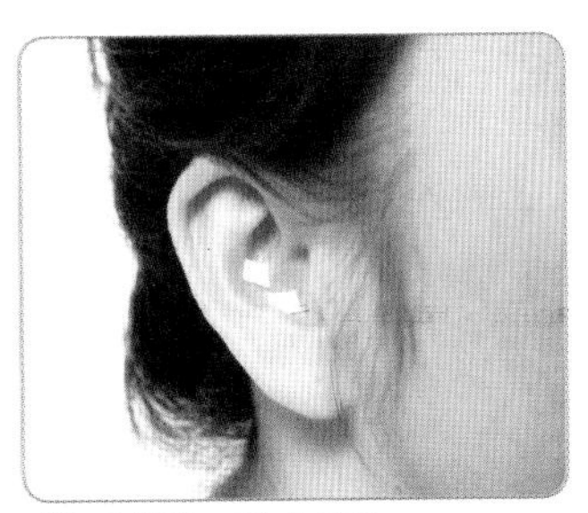
② 贴压脾、肺反射区

取穴：皮质下、交感、内生殖器、脾、肾、肺反射区。
操作：每次选2~3个反射区，用王不留行子或莱菔子以胶布固定于所选的耳部反射区，每次贴一侧耳穴，双耳轮替进行，每日自行做不定时按压，每日按压8次左右，每次2~3分钟，以耳部反射区出现发热效果为佳（图②）。每周换贴3次。

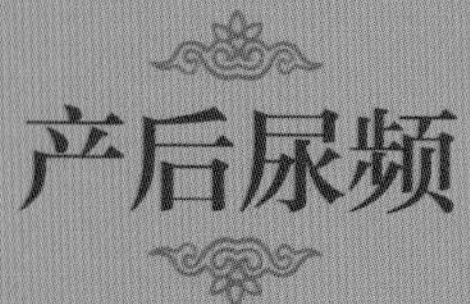

产后尿频

产后尿频多表现为小便次数增多，甚至日夜排尿数十次，或产后不能约束小便而自遗。

足部按摩

1.单食指压刮肾上腺、腹腔神经丛、肾脏、输尿管、膀胱反射区各3～5次。

2.用牙签束点按大脑、垂体（图①），脑干、小脑，甲状旁腺，性腺反射区各20次，以局部产生痛感为宜。

3.拇指压推胸椎，腰椎，骶椎，尿道、阴道，子宫反射区各20次，力度以局部有轻痛感为宜。

4.食指外侧缘刮压下腹部、生殖腺反射区各30～50次，缓慢放松，以局部有胀痛感为宜。

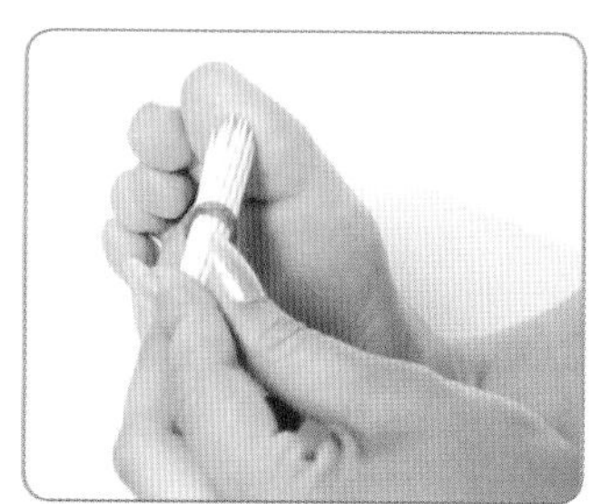

① 用牙签束点按垂体反射区

5.最后按摩肾上腺、腹腔神经丛、肾脏、输尿管、膀胱、尿道反射区，反复操作2分钟。

耳部按摩

取穴：肾、膀胱、肺、脾、内分泌、神门、皮质下、敏感点反射区。

操作：将橡皮膏剪成0.5厘米×0.5厘米的方形，用王不留行子、磁珠或绿豆贴压，每次选3～4个反射区，将橡皮膏粘压固定于所取反射区，用拇指和食指分别对称地捏揉，揉压耳穴贴压物，患者会自感耳压部有痛感，揉压至耳郭发热为度，两耳交替进行。嘱患者每日按压5～8次，每次按摩以局部有酸胀痛感为宜。隔2日更换1次，10次为1个疗程（图②）。

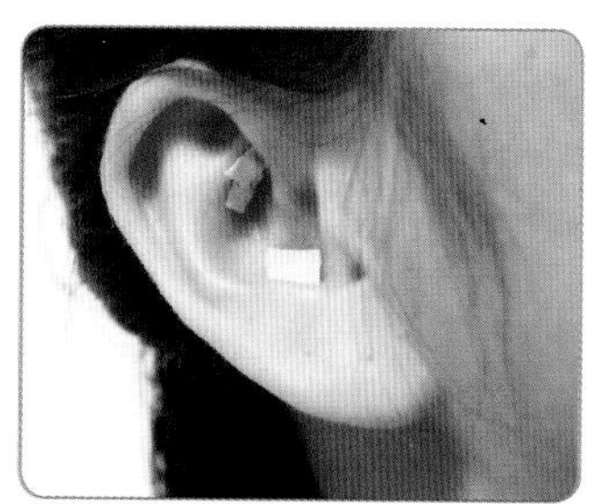

② 贴压膀胱、肺、肾反射区

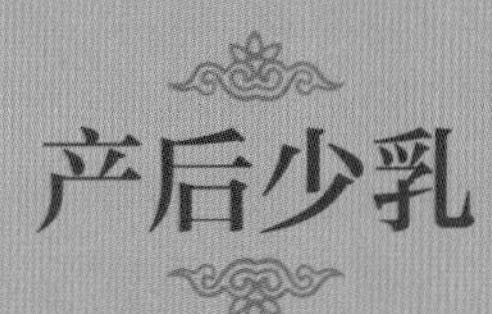

产后少乳

母乳的多少和精神状态密切相关。精神过度紧张、忧虑、悲伤、愤怒或惊恐，都会影响乳汁的分泌。如果母乳少而孩子不够吃，妈妈千万不要着急，着急只会适得其反。

足部按摩

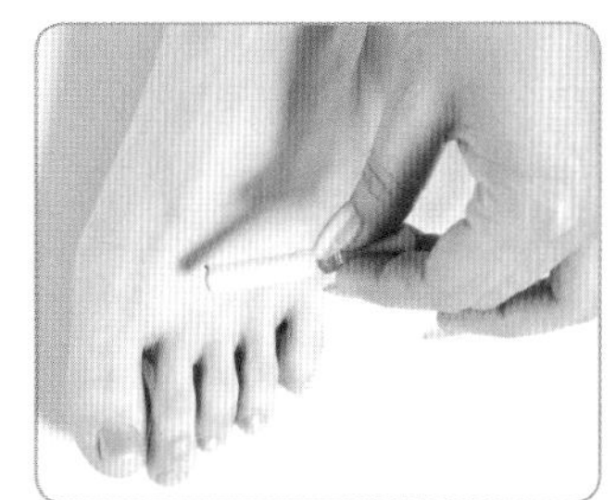

① 烟灸胸部淋巴结反射区

1.单食指压刮肾上腺、肾脏、输尿管、膀胱反射区，反复3~5次。

2.食指指关节按揉垂体、心脏、胃、胰腺、小肠反射区各20次，以被按摩者能耐受为度。

3.食指外侧缘刮压颈椎、胸椎、子宫反射区各20次，至局部有热胀感为宜。

4.用烟灸的方法灸上身淋巴系统、下身淋巴系统、胸(乳房)、胸部淋巴结（图①）反射区各2分钟。

5.最后按摩肾上腺、腹腔神经丛、肾脏、输尿管、膀胱、尿道反射区各2分钟。

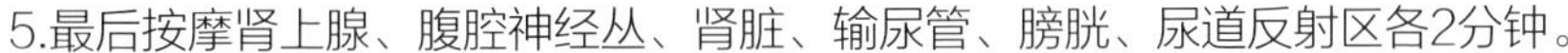

耳部按摩

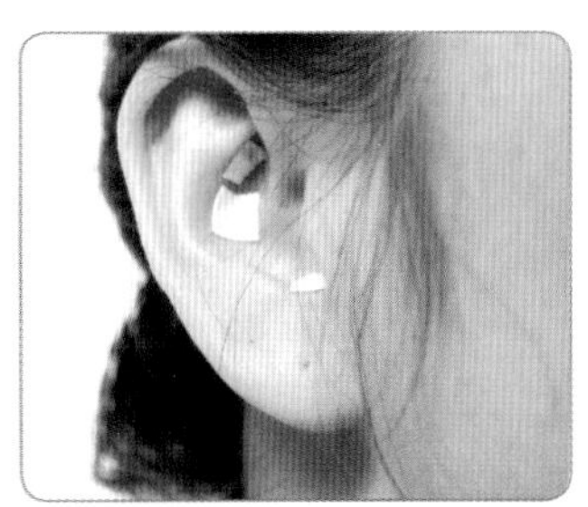

② 贴压脾、肝、内分泌反射区

取穴：心、神门、内分泌、脾、胃、肝、肾、皮质下反射区。

操作：每次取2~4个反射区，将王不留行子或莱菔子1粒，置于0.5厘米见方的胶布上，定准穴位，贴敷于选定的耳反射区上，用食指、拇指捻压至酸沉麻木或疼痛为佳，每日按压4~6次，或更多次。每次贴一侧耳，两耳交替进行，每次贴敷2日，夏季可1日更换1次，10次为1个疗程（图②）。

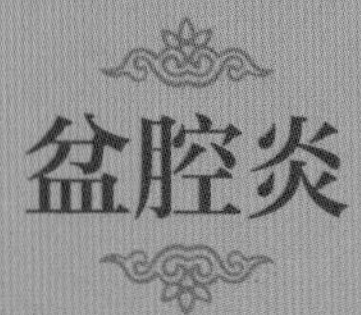

盆腔炎

盆腔炎是指内生殖器官的炎症（包括子宫炎、输卵管炎及卵巢炎）、盆腔结缔组织炎及盆腔腹膜炎。按摩可缓解相关症状。

足部按摩

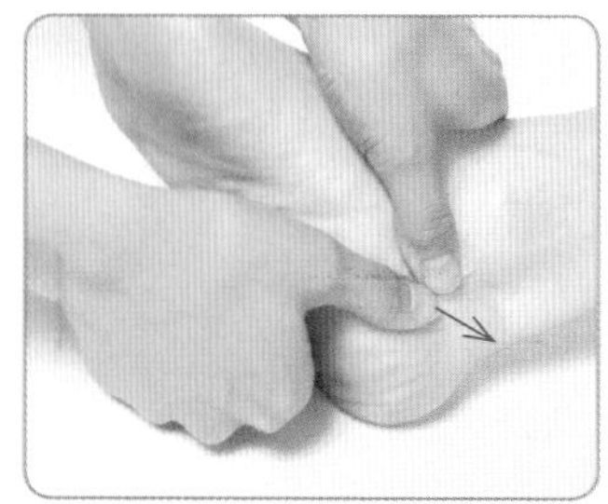

① 压推子宫反射区

1.单食指压刮肾上腺、腹腔神经丛、肾脏、输尿管、膀胱反射区3～5次。

2.单食指扣拳法推压肝脏、脾脏、生殖腺、甲状腺反射区各30～50次，以局部热胀感为宜。

3.用力以可耐受为度，捏指法按揉大脑、垂体反射区各20～40次。

4.以拇指压推髋关节（足内侧），腰椎，骶椎，尿道、阴道，子宫（图①）反射区各20次，力度以局部有轻微痛感为宜。

5.用食指外侧缘刮压下腹部、髋关节（足外侧）、生殖腺反射区各30～50次。

6.拇指压推胸部淋巴结、腹股沟反射区各20次。食指指间关节点上身淋巴系统、下身淋巴系统反射区5～10次，缓慢放松，以局部有胀痛感为宜。

耳部按摩

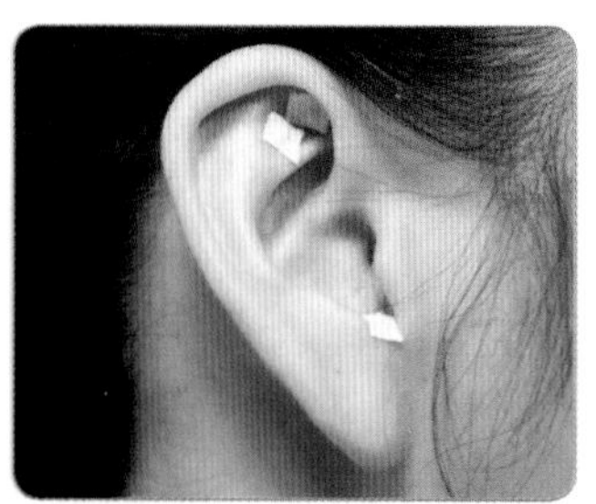

② 贴压盆腔、内生殖器、内分泌反射区

取穴：内分泌、盆腔、内生殖器、肝、脾、肾反射区。

操作：将橡皮膏剪成0.5厘米×0.5厘米的方形，用王不留行子、白芥子或磁珠贴压，定准部位，将橡皮膏粘压固定于内分泌、盆腔、生殖器反射区，每日对称地捏揉，揉压耳穴贴压物，患者自感耳压部有痛感，揉压至耳郭发热为度，两耳交替进行，每日按压8～10次，每次2分钟，按摩以局部酸胀痛感为宜。隔2日贴1次，10次为1个疗程（图②）。

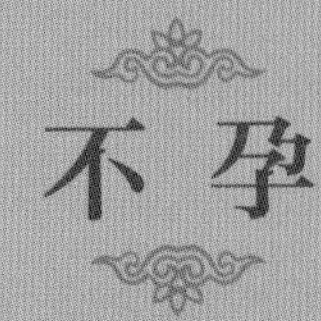

不孕

不孕是指夫妇同居一年以上，配偶生殖功能正常，未避孕而育龄女性不受孕的情况；或曾有孕育史，又连续两年以上未再受孕者。

足部按摩

1.单食指压刮肾上腺、腹腔神经丛、肾脏、输尿管、膀胱反射区各3～5次。

2.单食指扣拳法推压肝脏、胆囊、脾脏、生殖腺反射区各30～50次，以局部有热胀感为宜。

3.以捏指法按揉大脑、垂体反射区各20～40次。

4.拇指压推腰椎，尿道、阴道，子宫反射区各20次，力度以局部有轻痛感为宜。

5.食指外侧缘刮压下腹部、生殖腺反射区各30～50次。

6.拇指压推胸部淋巴结、腹股沟反射区20次；食指指间关节点上身淋巴系统、下身淋巴系统反射区5～10次，缓慢放松，以局部有胀痛感为宜。

7.用电吹风吹肝脏、胆囊、脾脏、生殖腺（图①）反射区。

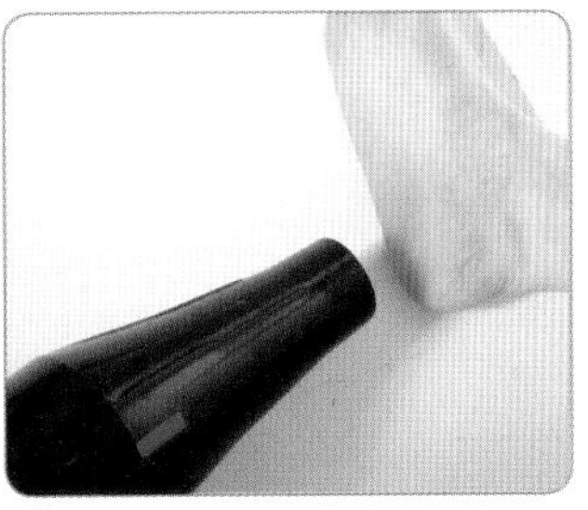

① 用电吹风吹生殖腺反射区

耳部按摩

取穴：内分泌、内生殖器、肾、皮质下、肝、心、神门反射区。

操作：每次取2～4个反射区，将王不留行子、莱菔子或磁珠1粒，置于0.5厘米见方的胶布上，找准部位，贴敷于耳反射区上（图②）。用食指、拇指捻压，至耳部感觉酸沉麻木为佳，每日按压5～7次。每次贴一侧耳，两耳交替进行，每次贴敷2日，夏季可1日更换1次，10次为1个疗程。

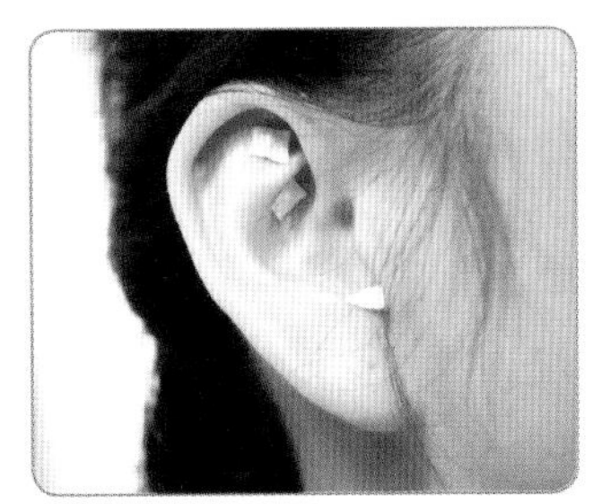

② 贴压肾、内分泌、神门反射区

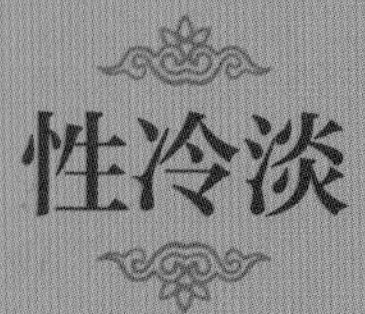

性冷淡

性冷淡是指女性对房事没有兴趣，行房事时不能进入性高潮的妇科病症。性冷淡多是由心理障碍、情绪抑制、恐惧、精神紧张、性生活不协调、卵巢功能不良等因素所致。

手部按摩

1.按摩肾上腺、肾脏、输尿管、膀胱、尿道反射区，每个反射区各10次。

2.按揉神门、支沟、内关（图①）、合谷穴各10分钟，以局部有轻痛感为宜。

3.揉掐心点、头顶点、肾点各10次，有微热、轻微酸胀感最佳。

4.用指端或圆珠笔端点按子宫、生殖腺、腹股沟、乳房反射区各30次，推按速度为每分钟20～40次。

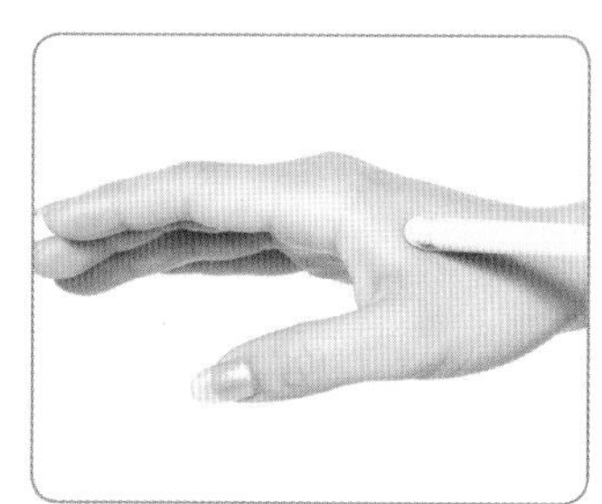

① 按揉内关穴

5.点按手部生物全息图中的全头、心、脾、肺、肝、胆、肾等部位各20分钟，按摩力度由轻到重，再由重到轻，缓慢结束。

耳部按摩

取穴：肾、肝、脾、内生殖器、神门、内分泌、皮质下反射区。

操作：每次选用2～3个反射区，将王不留行子、磁珠或莱菔子放于0.5厘米见方的胶布上，贴敷于耳部反射区，用拇指和食指按揉6～8次，至有酸沉麻木或疼痛感为佳。每次贴一侧耳，两耳交替进行，每次贴敷2日，10次为1个疗程，连续治疗2个疗程后，如症状明显好转，可逐渐减少操作次数至原来的一半。症状完全消失后，仍须巩固1～2个疗程，以免复发（图②）。

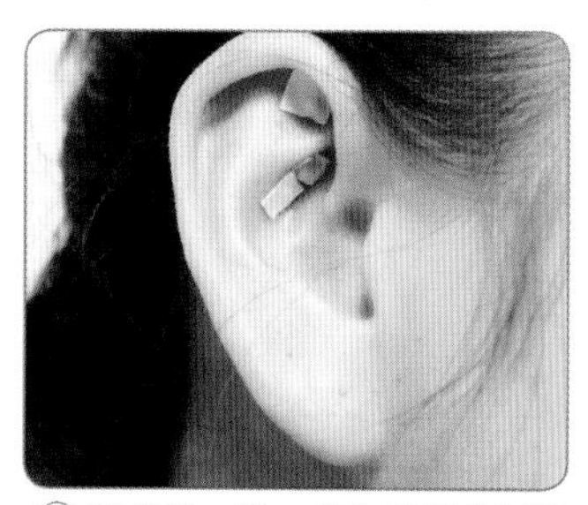

② 贴压肝、肾、内生殖器反射区

前列腺炎

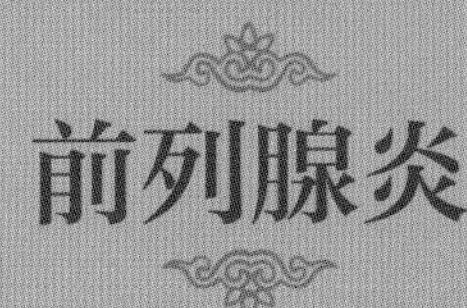

前列腺炎是指发生于前列腺组织的急慢性炎症。主要症状为排尿时灼痛、尿急、尿频、排尿不畅，尿线变细或中断，严重时有尿潴留，尿道烧灼感、蚁行感，会阴、肛门部疼痛。

手部按摩

1.着力揉掐合谷、神门、劳宫、内关穴各2分钟，以局部有胀痛感为宜。

2.推按会阴点（图①）、脾点各2～3分钟，逐渐用力，力度以患者能耐受为度。

3.推按肾脏、生殖腺、膀胱、肺、脾脏反射区各20～30次，推按速度以每分钟30～60次为宜，至局部有明显的热胀感为宜。手法要连贯、均匀、柔和，力度由轻到重，再由重到轻，缓慢放松结束。

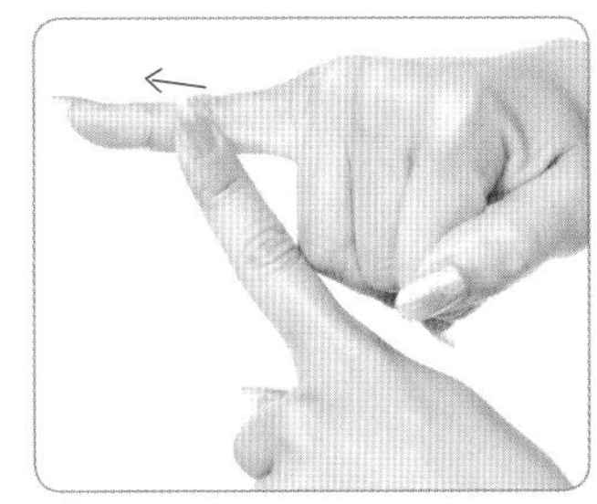

① 推按会阴点

足部按摩

1.揉压两足前列腺（图②）、生殖腺反射区各5分钟。

2.推压肾上腺、肾脏、输尿管、膀胱、尿道、垂体反射区各3～5分钟，每日1～2次。

3.揉按肾上腺、肾、膀胱反射区各5分钟，每日2次。

4.手掌搓擦肾上腺区30次，至足有透热感为度。

一般连续治疗3日即可见效，见效后排尿次数减少、尿量增加，此时患者会出现倦怠感，但不必担心，这是病情好转的表现。

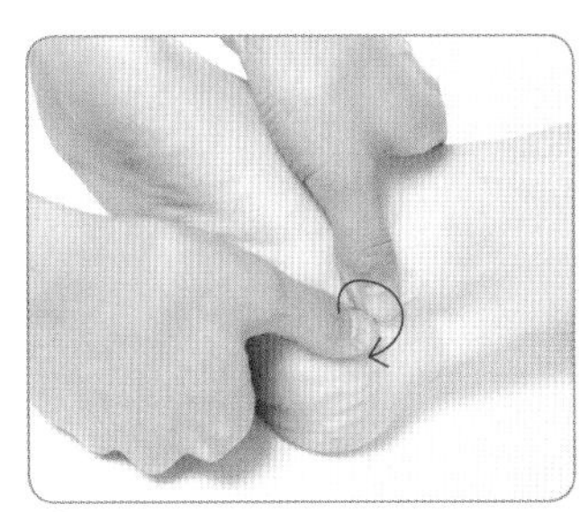

② 揉压前列腺反射区

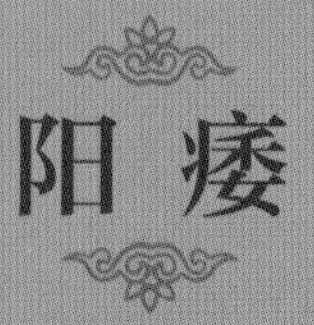

阳 痿

阳痿是指男性阴茎勃起功能出现障碍，长期在有性欲的状态下，持续不能或维持勃起，不能进行正常的性生活。阳痿为男性常见病，持之以恒的按摩法可缓解此病症。

足部按摩

1.食指指关节刮肾上腺、腹腔神经丛、肾脏、输尿管、膀胱反射区各5次，至局部有酸胀感最佳，推压速度以每分钟20～30次为宜。

2.食指指关节按揉垂体、肾脏、心脏、脾脏反射区各20次，以患者能耐受为度。

3.扣指法推压脑干、小脑，颈项，甲状腺，甲状旁腺反射区各10次。

4.单食指压刮生殖腺（图①）、尿道、前列腺反射区各50次，至局部有酸麻胀感为宜。

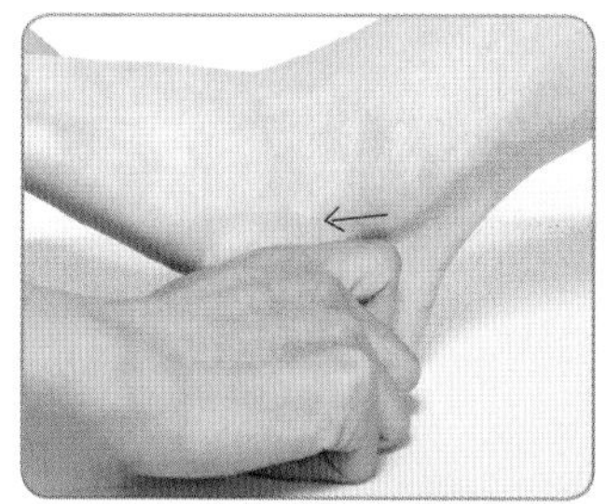

① 压刮生殖腺反射区

5.按揉上身淋巴系统、下身淋巴系统、腹股沟反射区各10次，此反射区比较敏感，以轻手法为主。

6.最后按摩肾上腺、腹腔神经丛、肾脏、输尿管、膀胱、尿道反射区各2分钟。

耳部按摩

取穴：肾、肝、脾、内生殖器、神门、内分泌、皮质下反射区。

操作：1.每次选用2～3个反射区，将1粒王不留行子或莱菔子，置于0.5厘米见方的胶布上，贴敷于耳部反射区，每日自行用拇指和食指不定时按压至酸沉麻木或疼痛。每次贴一侧耳，两耳交替进行，每次贴敷2日。

2.掐按内生殖器、肾、神门反射区各50次（图②）。

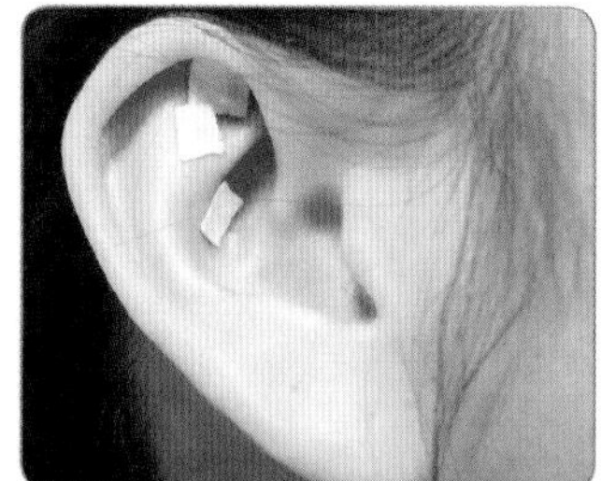

② 贴压内生殖器、肾、神门反射区

10次为1个疗程，连续治疗2个疗程后，如症状明显好转，可逐渐减少操作次数至原来的一半。症状完全消失后，仍须巩固1～2个疗程，以免复发。

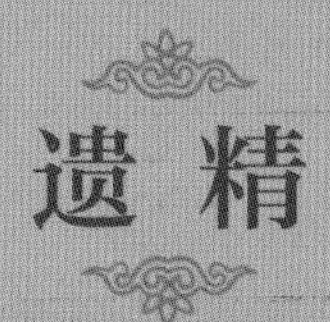

遗精

遗精是指不因性生活等直接刺激而发生的精液自遗的一种病症。主要症状为精液不正常地频繁遗泄，伴有精神萎靡、腰酸腿软、头昏失眠等。治疗遗精的方法很多，除食疗、运动疗法外，按摩也是很好的选择。

足部按摩

1.食指指关节压刮肾上腺、肾脏、输尿管、膀胱反射区，反复操作2~3分钟。

2.食指指间关节点压大脑、垂体、生殖腺反射区各2分钟。

3.艾灸尿道、阴道和前列腺（图①）反射区各5分钟。

4.食指外侧缘刮生殖腺反射区5分钟，以局部有酸麻胀感为度。

5.拇指推腹股沟、胸部淋巴结反射区各2分钟。

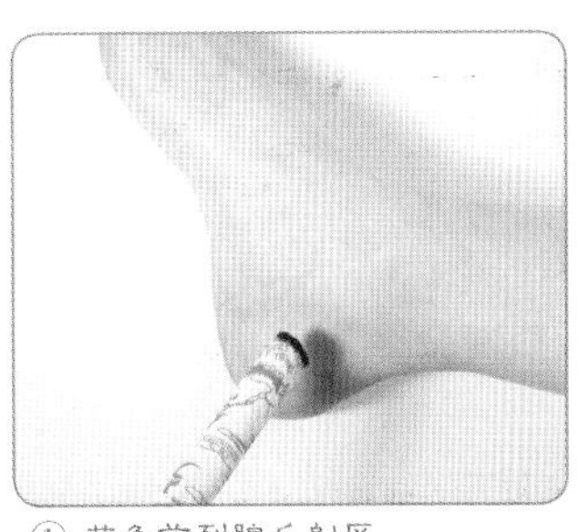

① 艾灸前列腺反射区

耳部按摩

取穴：肝、肾、膀胱、肾上腺、内生殖器、内分泌、神门、尿道、盆腔反射区。

操作：每次选用2~3个反射区，将王不留行子置于0.5厘米见方的胶布上，贴敷于耳部反射区（图②），用拇指和食指做不定时按压至酸沉麻木或疼痛为佳。每次贴一侧耳，两耳交替进行，每次贴敷2日，10次为1个疗程，连续治疗2个疗程后，症状会明显好转。可用绿豆、白芥子、小米粒、莱菔子、磁珠代替王不留行子进行按摩。

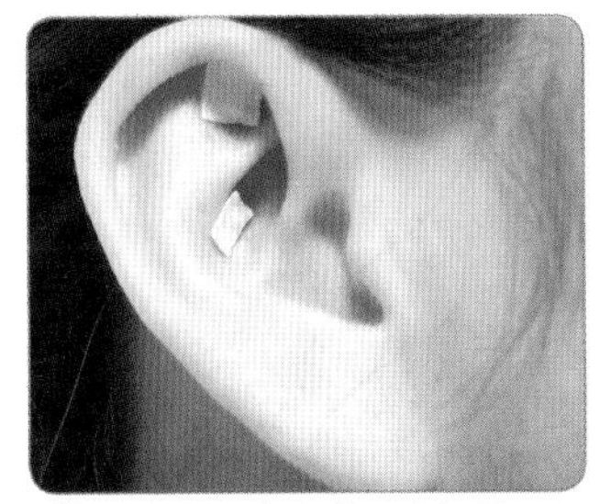

② 贴压肝、内生殖器反射区

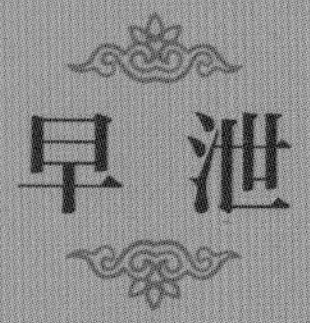

早 泄

早泄是男性性功能障碍的一种。导致早泻的原因，主要可以分为心理和生理两种。随着现代生活节奏的加快和工作压力的增加，早泄患者人数日趋增多。

足部按摩

1.食指指关节压刮肾上腺、腹腔神经丛、肾脏、输尿管（图①）、膀胱反射区，反复按摩5次。

2.食指指关节按揉眼、生殖腺、脾脏、大脑、垂体反射区各20次，以患者能耐受为度。

3.拇指推压颈椎，胸椎，腰椎，骶椎，尾骨（足内侧），直肠、肛门，尿道、阴茎、前列腺反射区各10次。

4.食指外侧缘刮尾骨（足外侧）、下腹部、生殖腺反射区各30次，以局部有酸麻胀感为宜。

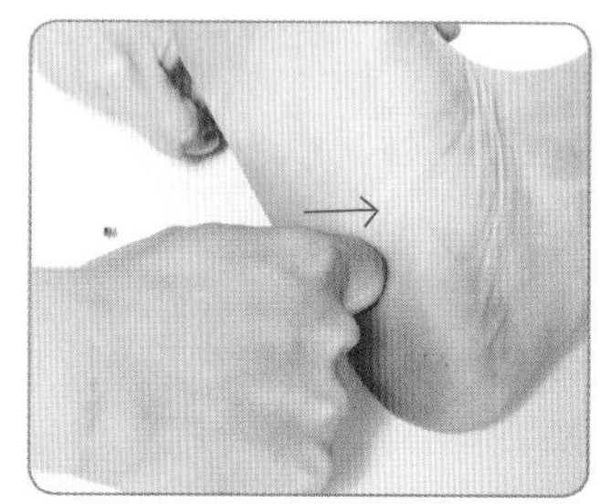

① 压刮输尿管反射区

5.食指指间关节点腹股沟、上身淋巴系统、下身淋巴系统、胸部淋巴结反射区各10次，这几处反射区比较敏感，以轻手法为主。

6.最后按摩肾上腺、腹腔神经丛、肾脏、输尿管、膀胱、尿道反射区各2分钟。

耳部按摩

取穴：外生殖器、内生殖器、肝、额、肾、心、皮质下、神门反射区。

操作：每次选2～3个反射区，将绿豆、莱菔子或王不留行子用0.5厘米见方的伤湿止痛膏贴于耳部相关反射区处（图②），每次按压1～2分钟，每日按压6～8次，手法由轻到重，以有热胀痛感且能忍受为度。此间，大多数患者症状缓解或消失，应常按压以巩固疗效，两耳交替进行。

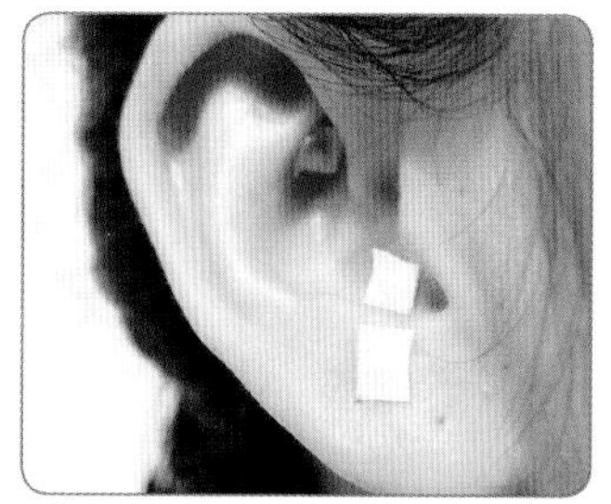

② 贴压额、心、肾反射区